Peter S. Maitland, B.Sc. Ph.D.

# Guía de los
# Peces de Agua Dulce de Europa

Ilustrado por
Keith Linsell

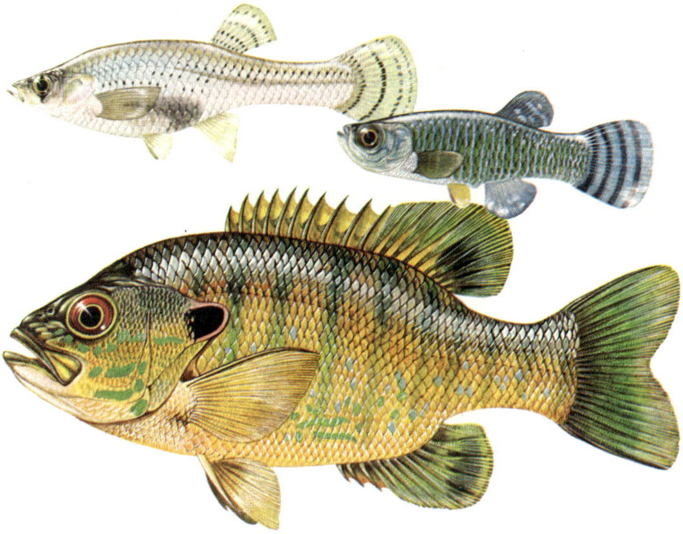

Ediciones Omega, S. A. - Casanova, 220 - Barcelona-36

# Prólogo

La principal finalidad de este libro es proporcionar un recuento popular de los peces de agua dulce de Europa, junto con un método para identificarlos. Debido a la gran cantidad de especies implicadas, solamente pueden presentarse las principales características de la biología de cada una, y esto se hace de una forma totalmente concordante entre las especies a fin de facilitar las comparaciones. Espero que esta guía estimulará el interés por la atractiva y variada fauna piscícola de Europa no sólo entre los que estén directamente interesados, tales como los pescadores, los conservadores y biólogos pesqueros, sino también entre los indirectamente implicados, tales como los agricultores, los industriales y los políticos, cuyos pensamientos y decisiones cuentan entre los principales factores que afectan a la naturaleza futura de las poblaciones de peces de Europa.

En la elaboración de esta guía he sido estimulado y alentado por colegas y corresponsales de muchos países. Estoy muy agradecido por toda su ayuda. Las magníficas ilustraciones en color realizadas por Keith Linsell representan, creo yo, la más excelente colección de pinturas de los peces europeos de agua dulce realizada hasta ahora, y constituyen una enorme ventaja para una guía de este tipo. Los dibujos a pluma realizados por Jennifer Middleton mantienen el mismo nivel. Quisiera agradecer a ambos artistas su esmero e interés por la obra.

La ayuda que durante todo el desarrollo del libro he recibido tanto de Ian Jackson como de Derek Hall de Hamlyn ha facilitado enormemente su realización y estoy muy agradecido por su paciencia y consejo. Finalmente, mi esposa Kathleen ha sido para mí una ayuda continua durante esta obra, habiendo mecanografiado todos los borradores del manuscrito y colaborado de muchas otras formas.

Peter S. Maitland

La edición original de esta obra ha sido publicada en inglés por la editorial The Hamlyn Publishing Group Limited de Londres, con el título

THE HAMLYN GUIDE TO FRESHWATER FISHES OF BRITAIN AND EUROPE

Traducido por

**Josep M.ª Recasens**

*Licenciado en Ciencias Biológicas*



ISBN: 84-282-0566-3
Depósito legal: B. 32622 - 1979
Printed in Spain
Imprenta Juvenil, S. A. - Maracaibo, 11 - Barcelona-30

# Índice de materias

# Cómo utilizar este libro

Esta guía abarca el continente europeo limitado por el Atlántico, el Mediterráneo, el Bósforo, el Mar Negro, las Montañas del Cáucaso, el Mar Caspio, el Río Ural y los Montes Urales y el Océano Ártico (véase figura 1). Esta superficie total cubre una extensión de más de 10 millones de km$^2$ y comprende una amplísima distribución de hábitats de agua dulce, desde los profundos y fríos lagos y ríos del norte, algunos de los cuales permanecen helados la mayor parte del año, hasta los cálidos y poco profundos estanques mediterráneos que no se hielan.

El libro está dividido en cuatro grandes secciones. En primer lugar aparece un informe general sobre los peces —su estructura y fisiología, su comportamiento y desarrollo, y su ecología y distribución. Ello termina con un estudio de su importancia para el hombre, no sólo desde el punto de vista comercial, sino también desde los puntos de vista deportivo, estético y científico. La segunda sección consta de una clave de identificación para las familias de peces encontradas en el agua dulce de Europa. Está basada en el modelo dicotómico normal que se halla en muchas claves, donde en cada punto de la misma el lector que intenta identificar un pez se encuentra con dos alternativas. Se escogerá la que se adapte mejor al ejemplar. Una vez seleccionada una alternativa, el lector es conducido luego a otra, y este proceso continúa hasta que se llega a identificar la familia. Generalmente esto puede confirmarse luego con relación al esquema general suministrado para cada familia. La tercera sección del libro es probablemente la más importante, y es una guía para las especies individuales, familia por familia. Habiendo identificado la familia a partir de la primera clave, el lector se dirige luego a una clave parecida dentro de cada sección de familias con el fin de realizar la identificación final, la cual puede ser confirmada luego por la ilustración en color y en cierto grado por el mapa de distribución, donde para cada especie del interior la distribución se muestra en rojo, y la distribución costera en negro. La última sección del libro es una lista de referencias útiles para una lectura complementaria —en general se refieren a aspectos particulares de la biología de los peces o a informes de la fauna piscícola de un país concreto— un glosario ilustrado, y algunas curvas de edad/longitud (págs. 246-247).

A menudo no es necesaria una identificación formal utilizando la clave entera, especialmente en lo que refiere a las especies más insólitas o a las más evidentes. Así, si el lector desea identificar un pez parecido a una anguila con un par de aletas, puede verse en seguida en la página 58 que tiene que pertenecer a la familia de los Anguílidos. Averiguando la página pertinente en el catálogo de especies se hallará que si es del agua dulce de Europa sólo puede ser —la anguila común *(Anguilla anguilla)*.

Los nombres españoles de esta guía son los de uso más corriente, y cada uno lleva a continuación el nombre científico apropiado. Este último consta de dos partes: el género (apellido), y el nombre específico (nombre de pila).

Sin embrago, debería tenerse en cuenta que el nombre específico se coloca siempre en segundo lugar. Donde no haya nombres españoles apropiados para una especie, se da el nombre extranjero más adecuado o su traducción española. El texto, el mapa de distribución y la ilustración de cada especie se colocan juntos. El texto ha sido normalizado de la mejor manera posible para facilitar las comparaciones, e incluye información sobre el tamaño, hábitat, distribución, costumbres de reproducción, crecimiento, alimentación e importancia de cada especie europea. Los mapas muestran la distribución en agua dulce y, donde interese, también la distribución en agua salada. Debe recordarse que cada especie se encuentra únicamente en tipos de agua apropiados dentro de las áreas presentadas, y no en todas partes. Normalmente se da sólo una ilustración para cada especie, salvo donde haya diferencias importantes entre los sexos, o variedades específicas de color, por ejemplo el idus. Donde se ilustren ambos sexos, ♂ significa macho, y ♀ significa hembra.

**Fig. 1** Mapa de Europa mostrando algunos ríos y ciudades importantes.

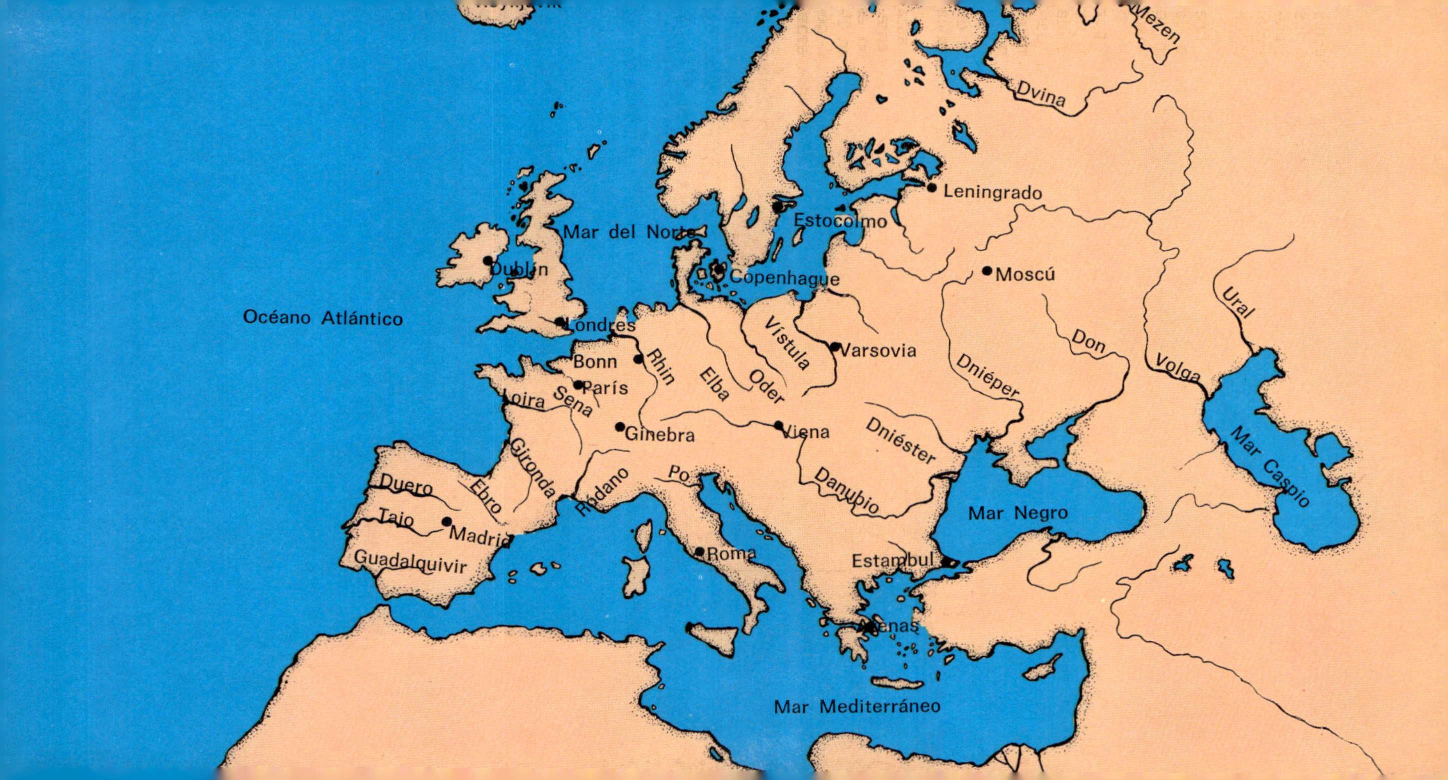
Mezen
Dvina
Leningrado
Estocolmo
Mar del Norte
Dublin
Copenhague
Moscú
Ural
Océano Atlántico
Londres
Don
Vístula
Varsovia
Bonn
Rhin
Elba
Oder
Dniéper
Volga
París
Loira
Sena
Ginebra
Viena
Dniéster
Mar Caspio
Gironda
Ródano
Po
Duero
Ebro
Danubio
Mar Negro
Taio
Madrid
Roma
Estambul
Guadalquivir
Atenas
Mar Mediterráneo

# Introducción

Existen muchos libros escritos sobre diversos aspectos de los peces de agua dulce de Europa, y los más importantes de estos estudios están incluidos en la lista que se halla al final de esta guía. Cada uno de ellos puede contener sucesivamente referencias útiles a tópicos específicos. La identificación de muchas especies que se encuentran en Europa puede obtenerse con frecuencia utilizando algunas de esas publicaciones, simplemente por referencia y comparación con las diversas ilustraciones de las mismas. Éste es con frecuencia un método de identificación lento y preciso y, además, la mayoría de las obras más antiguas sobre los peces de agua dulce de Europa no incluyen aquellas especies relativamente recién introducidas, por ejemplo, la perca americana *(Micropterus salmoides)* y el salmón jorobado *(Oncorhynchus gorbuscha)*. Esperamos que esta guía demostrará ser un método de identificación relativamente sencillo pero preciso para cualquier especie de pez que se encuentre regularmente en aguas dulces o salobres de Europa.

Esta guía incluye tanto a los animales que pertenecen a los Ciclóstomos como a los peces. Técnicamente, ya que los ciclóstomos pertenecen a los Agnatos y por consiguiente carecen de verdaderas mandíbulas, únicamente los últimos son peces verdaderos. Sin embargo, en este libro el término «pez» se entiende que incluye a ambos, Ciclóstomos y peces.

Por desgracia, desconocemos todavía muchos peces europeos, y en realidad dudamos si algunas de las especies incluidas aquí son verdaderas especies. Lo más probable es que sean simplemente razas locales de una especie más extensa. Sin embargo, hasta que los grupos implicados no hayan sido examinados por taxonomistas competentes, la mayoría de esas «especies» serán tratadas individualmente.

Además de aquellas especies de peces que sabemos existen en las aguas dulces de Europa, también se incluyen en esta guía algunas otras categorías. Las más importantes de entre éstas son las formas de agua salada que, aunque básicamente marinas, también se encuentran normalmente en aguas salobres y a veces en aguas dulces. Las especies marinas que sólo se encuentran rara vez en el agua salobre no se incluyen en general en la clave, aunque se hace mención de algunos de esos peces si puede haber confusión con formas verdaderas de agua salobre. Forzosamente, la decisión de incluir o no algunas de esas especies ha sido bastante arbitraria. Las formas indígenas constituyen la mayor parte de la fauna europea de peces de agua dulce, pero existen también varias especies introducidas que se han desarrollado y reproducido en este continente, a veces estableciendo poblaciones en una área bastante extensa. Tales especies se incluyen en las claves mencionadas a continuación. No se han incluido otras especies de peces de agua dulce de posición dudosa: entre ellas se hallan diversas especies tropicales asociadas a los efluentes cálidos, como *Lebistes reticulatus* y descripciones raras de especies templadas para las que no hay ningún indicio de existencia de una población.

Esta guía está pensada para su utilización en el campo, por consiguiente debería ser factible devolver al agua los peces vivos después de su captura, examen e identificación. Durante este proceso, los especímenes deberían mantenerse lo más frescos y húmedos posible. Las características utilizadas para distinguir entre familias y entre especies son principalmente externas, y en este libro los caracteres más objetivos y absolutos han sido escogidos donde ha sido factible. Con todo, en algunos casos es necesario recurrir a las características que implican matar y disecar el ejemplar; los caracteres que interesan aquí se encuentran principalmente en la región de la cabeza: huesos faríngeos (en los Ciprínidos), huesos del vómer (en los Salmónidos) y branquias (en los Clupeidos), etc.

Como ya se ha indicado, las claves que ofrecemos siguen el modelo dicotómico corriente en muchas guías de campo. Donde ha sido posible se han utilizado varios caracteres de distinción en cada punto de la clave y éstos deberían tenerse en cuenta en combinación.

Todas las especies se presentan ilustradas, y debería consultarse tanto el texto como la ilustración pertinente. Debe prestarse siempre especial consideración a la posibilidad de que cualquier ejemplar sea muy joven, defectuoso en cierto modo, o que sea un híbrido.

Las características numéricas más corrientes utilizadas en la clave son los cálculos de radios de aletas y de escamas. En todos los cálculos de radios de aletas indicados, la cantidad para cada aleta contiene tanto los radios ramificados como los no ramificados. Los principales recuentos de escamas han sido tomados a lo largo de la línea lateral, empezando por la primera escama situada detrás del opérculo y terminando con la última escama situada antes de la aleta caudal. También pueden utilizarse algunos recuentos diagonales de escamas: éstas se cuentan normalmente desde la línea lateral hasta la aleta adiposa (donde exista), y desde la línea lateral hasta la aleta anal. De vez en cuando se hacen recuentos desde la línea lateral hasta la aleta dorsal y hasta la aleta pélvica.

El uso de colores en la clave se refiere al pez en estado fresco y debería ser real aparte del tamaño (y más allá de las fases de larva y pececillo), sexo y estado, salvo que se indique de otra manera. En muchas especies es posible determinar con certeza únicamente por disección de los órganos sexuales (esto es especialmente exacto fuera de la época de reproducción), en otras existen constantes diferencias sexuales externas.

Diversas especies de peces europeos se cruzan con bastante frecuencia entre sí en estado natural, dando lugar a híbridos. Tales híbridos son sin duda bastante difíciles de identificar con una clave como ésta y normalmente sus caracteres son intermedios entre los de las dos especies parentales. Por desgracia, y debido a la misma naturaleza de la especiación, normalmente las especies de peces que más se parecen (y por tanto difíciles de identificar) son las que se hibridizan con mayor facilidad. Se ha registrado una extensísima variedad de híbridos en Europa, principalmente dentro de la familia de los Ciprínidos.

conversión en peso

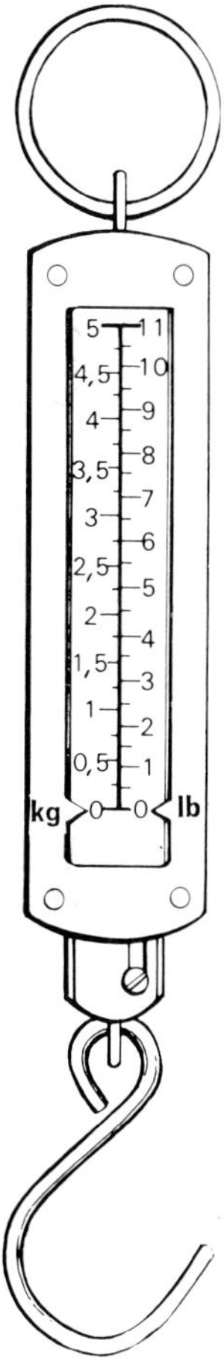


**Fig. 2.** Las medidas presentadas en la parte descriptiva de este libro siguen el sistema métrico decimal.

conversión en longitud

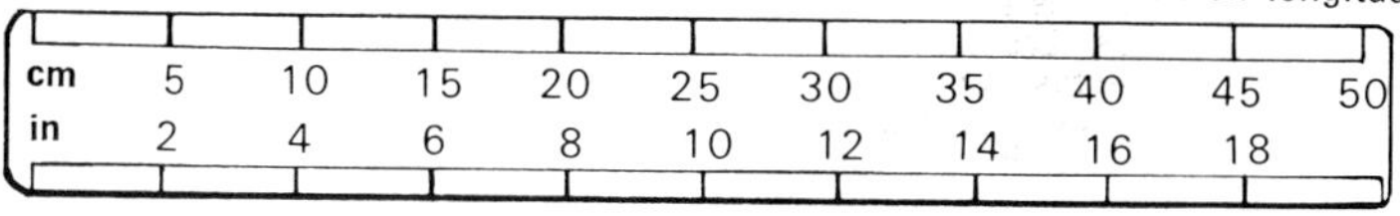

# ANATOMÍA

## La cabeza

La mayoría de los órganos sensoriales externos manifiestos están situados en la cabeza: un par de ojos, los orificios nasales (normalmente pareados) y con frecuencia unos barbillones que pueden variar en número, tamaño y posición según la especie en cuestión. La parte de la cabeza anterior a la boca se denomina normalmente hocico. La misma posición de la boca puede variar: puede ser terminal, superior o inferior. En algunas especies de peces, la boca está modificada formando una ventosa. Unidos a la boca hay varios huesos de importancia taxonómica (véase fig. 3); a veces varios de ellos llevan dientes que pueden ser largos o cortos, permanentes o caducos. En las lampreas adultas se encuentran unos discos orales que poseen unas zonas supra e infraorales que llevan dientes (véase fig. 29). La boca se abre en la faringe y en algunos peces hay, detrás de ésta, unos huesos especializados en la masticación y en la trituración, conocidos como huesos faríngeos; la estructura de éstos es sumamente importante en la identificación de los Ciprínidos (fig. 3). En la figura 4 se muestra una representación diagramática de la forma y posición de los huesos en la boca de un pez.

## El tubo digestivo

La faringe conduce al esófago, que se abre, a su vez, en el estómago. El alimento ingerido por el pez es retenido durante algún tiempo en el estómago antes de ser introducido en el intestino, donde es digerido; los materiales indigestos continúan por el recto, del que salen a través del ano en forma de excrementos. La mayoría de los peces son capaces de controlar su fuerza ascensional en el agua por medio de una vejiga natatoria que se halla situada encima del intestino, y que en algunos grupos va unida al esófago por medio de un conducto.

## Las branquias

Saliendo de los lados de la faringe hay unas cavidades que llevan por delante los principales órganos respiratorios, las branquias; el conjunto

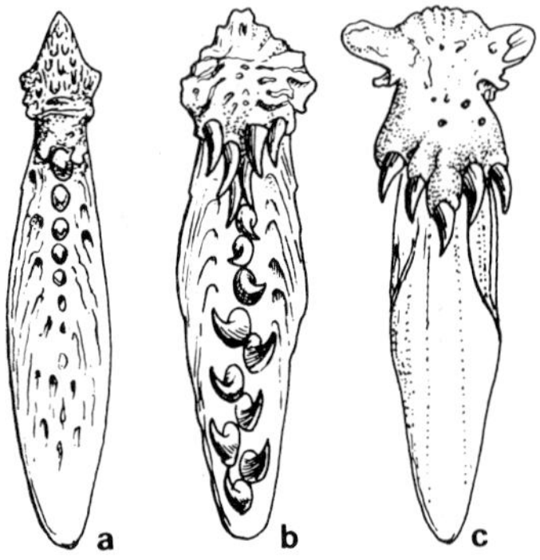


**Fig. 3a** Huesos vómer de salmónidos típicos: a = salmón; b = trucha; c = trucha alpina.

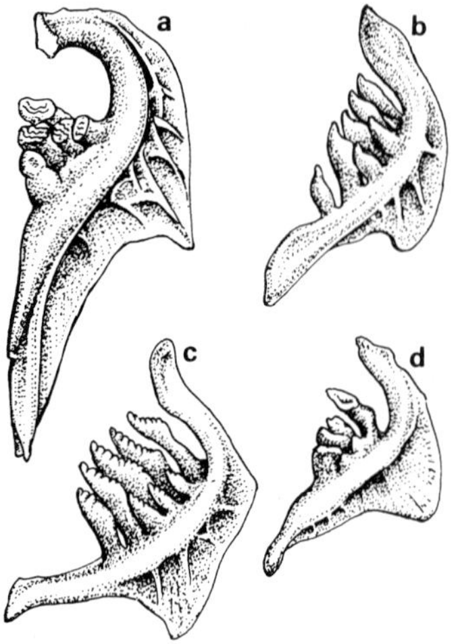


**Fig. 3b** Huesos faríngeos de Ciprínidos típicos: a = carpa; b = brema plateada; c = escardinio; d = tenca.

de ellas forma la región branquial (véase fig. 5). Cada branquia consta esencialmente de un fuerte soporte arqueado, en uno de cuyos lados hay una colección de branquispinas parecidas a un peine, cuya función es evitar que pase material de la boca a las delicadas laminillas respiratorias llenas de sangre, que están alineadas al otro lado de la ar-

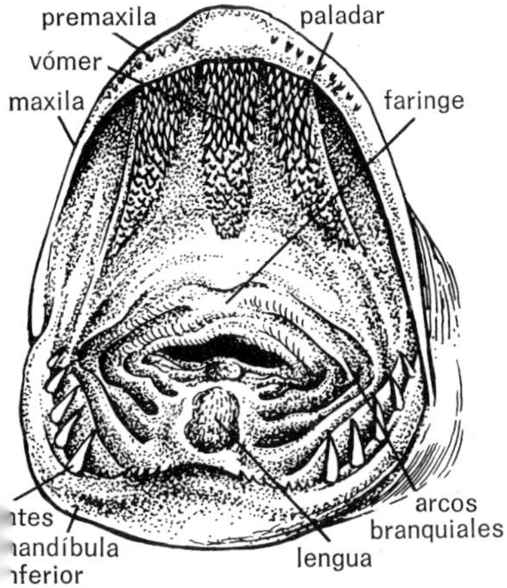

**Fig. 4** Boca abierta de lucio mostrando los huesos principales y los dientes.

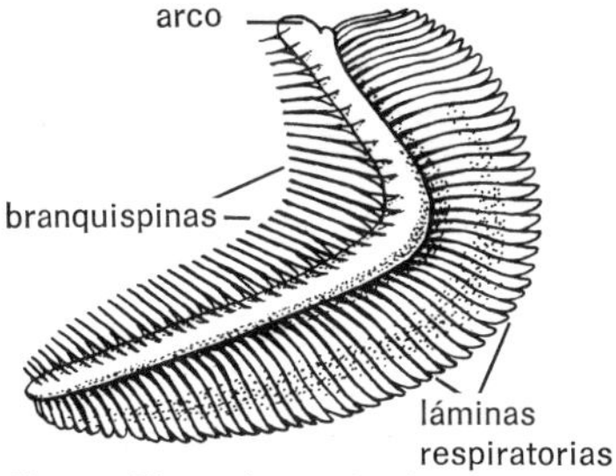

**Fig. 5** Típica branquia de pez.

queada branquia. Normalmente hay cuatro branquias a cada lado, que conducen los tubos que hay entre ellas hacia el exterior del cuerpo a través de las aberturas branquiales. En la mayoría de las especies éstas están protegidas por una simple cubierta branquial ósea a cada lado, conocida por el nombre de opérculo.

## La piel

Todo el cuerpo está cubierto por la piel; en la mayoría de los peces yacen dentro de ésta unas pequeñas placas óseas conocidas como escamas formando una cubierta protectora pero sumamente flexible sobre la mayor parte de las zonas con excepción de la cabeza, cuya protección la proporcionan los mismos huesos craneales. El número y la estructura de las escamas varía de unas especies a otras y muchas veces son útiles para fines de identificación (vaése fig. 6). Sin embargo, debería tenerse en cuenta que por lo menos en una especie, *Cyprinus carpio,* existen variedades cultivadas que carecen de escamas corrientemente (llamada carpa de cuero), o poseen unas cuantas escamas muy grandes (corrientemente llamada carpa de espejo). Algunas otras especies de peces carecen de escamas, y en otras son sustituidas por púas óseas aisladas que sobresalen de la piel. Dentro de la piel existen unas células pigmentarias responsables de la mayor parte del colorido del pez. Aunque el diseño del color es un criterio útil para distinguir diversas especies de peces, debería considerarse con prudencia, ya que dentro de una sola especie el color puede variar enormemente con la edad, sexo, época, hora del día, estado emocional, etc.

Para el ictiólogo las escamas representan algo más que una parte de la anatomía del pez. Debido a la estructura de las escamas y a la manera como están colocadas en la piel del pez, cada una representa un registro permanente del crecimiento de su poseedor más o menos al igual que los anillos de crecimiento en los troncos de los árboles de los bosques (véase fig. 7). De esta manera, dada una sola escama en buen estado de un pez maduro, un ictiólogo competente a menudo puede identificar la especie, dar su edad en años y decir cuántas veces ha frezado. En los peces migratorios, el ictiólogo normalmente puede decir cuánto tiempo ha pasado el ejemplar en el agua dulce y cuánto tiempo en el mar, o cuánto tiempo en su arroyo de cría y cuánto tiempo en el lago actual. De este modo, un conocimiento detallado de la anatomía de las escamas es indispensable para cualquier ictiólogo competente. La figura 6 muestra las características generales de las escamas de los peces.

Hay muy pocas familias de peces que carezcan de escamas. En aquellos que las tienen existen normalmente diferencias entre las escamas de las distintas partes del cuerpo —las de la región de la cabeza, de la línea lateral y las inmediatas a

**Fig. 6** Piel y escamas de pez: a = vista lateral de escamas próximas a la línea lateral; b = sección a través de la línea lateral mostrando sus conductos que atraviesan las escamas individuales; c = escama individual; d = carpa de cuero; e = carpa de los espejos.

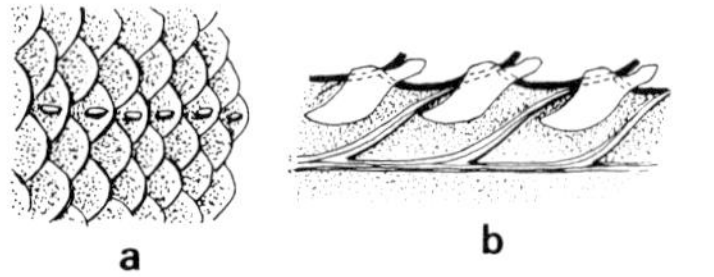


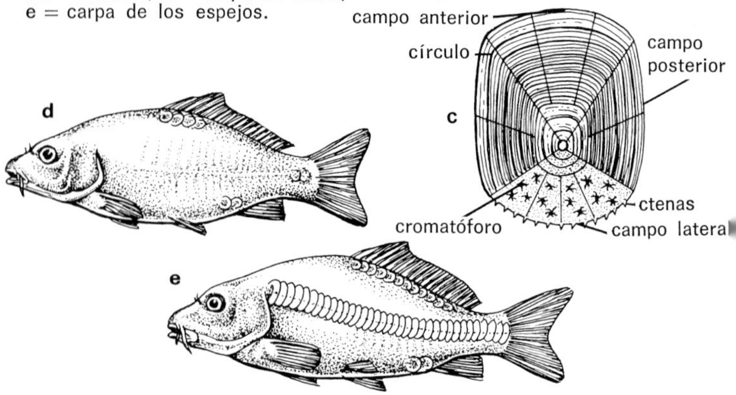


las aletas que presentan normalmente alguna modificación en la forma. La mayoría de las claves hacen referencia a las escamas típicas del cuerpo (siempre la gran mayoría) que se encuentran por encima y por debajo de la línea lateral entre la cabeza y la cola. Las escamas yacen imbricadas a lo largo del cuerpo del pez al igual que las pizarras de un tejado, pero a diferencia de éstas, normalmente está expuesta a la vista mucho menos de la mitad de cada escama. La amplitud de los círculos (arrugas en las escamas del pez parecidas a anillos) y el número de ellos extendidos está relacionado con el crecimiento del pez: los círculos anchos indican buen crecimiento (generalmente verano), los círculos es-

**Fig. 7** Crecimiento proporcionado: relación entre la longitud anual del cuerpo y el tamaño de la escama en un Ciprínido.

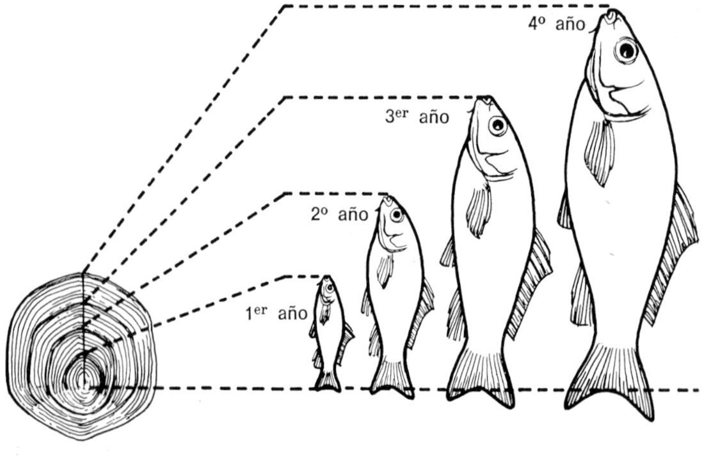

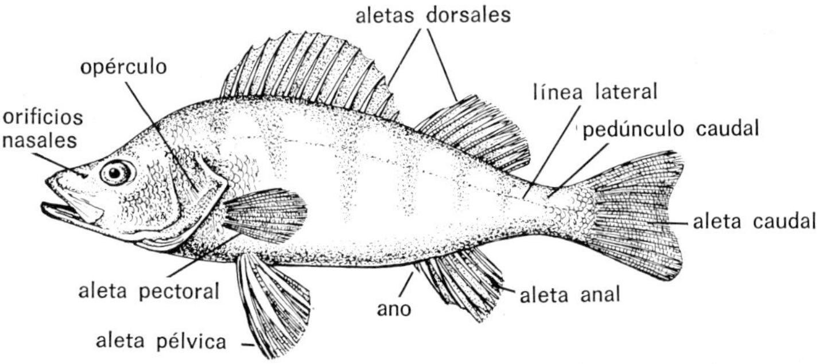


**Fig. 8** Principales características externas de un pez típico (vista lateral).

trechos indican un crecimiento pobre (generalmente invierno). Los grupos con círculos estrechos se forman normalmente cada invierno y se les llama anulares. Aparte de las escamas también pueden utilizarse otras partes óseas del cuerpo para determinar la edad: entre las más importantes de ellas están los huesos operculares y los otolitos.

En la mayoría de los peces y recorriendo ambos lados del cuerpo está la línea lateral; se trata de un largo canal sensorial situado exactamente debajo de la piel, pero unido con el exterior mediante una serie de poros. Éstos atraviesan con frecuencia las escamas individuales. La función primordial de la línea lateral es sensorial —la sutil detección de diversos tipos de vibraciones a través del medio acuoso. Unas ramas del mismo sistema continúan hasta la región de la cabeza donde terminan en órganos sensoriales que se encuentran por lo general en surcos y cavidades.

## Las aletas

En la figura 8 podemos ver la disposición típica de las aletas en un pez. Hay dos grupos de aletas pares —las aletas pectorales y las aletas pelvianas— ambas situadas ventralmente. Éstas equivalen respectivamente a las patas anteriores y posteriores de los vertebrados terrestres. En el dorso está la aleta dorsal; en algunos casos ésta puede constar de dos partes diferenciadas, o bien puede estar dividida en dos aletas separadas, o estar la anterior de ellas representada por varios radios espinosos aislados. Detrás de la aleta dorsal, en los Salmónidos y familias emparentadas, se encuentra una pequeña aleta carnosa sin radios llamada aleta adiposa. En la porción ventral, precisamente detrás del ano, ésta lleva la aleta anal, mientras que posterior-

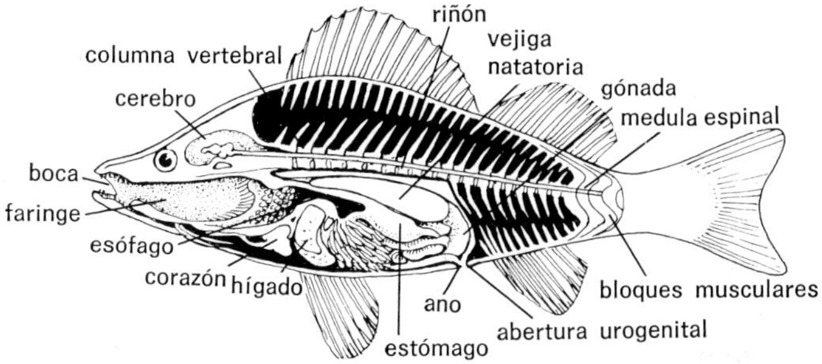


**Fig. 9** Principales órganos internos de un pez típico (vista lateral).

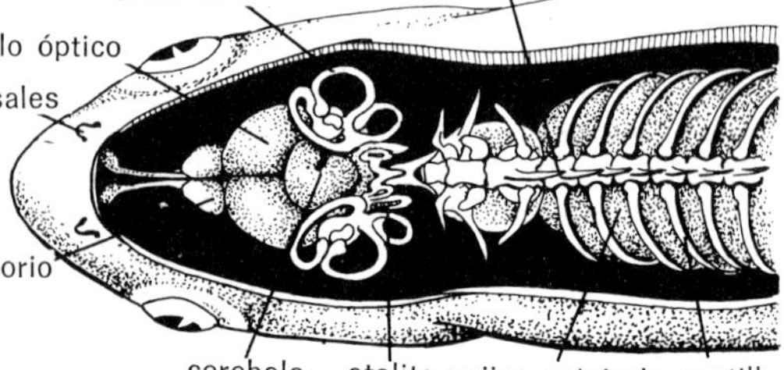


**Fig. 10** Cerebro y órganos de equilibrio de un Ciprínido (vista dorsal).

mente, detrás y donde el cuerpo se estrecha para formar el pedúnculo caudal, hay una sola aleta caudal. Las estructuras de soporte de las aletas se conocen con el nombre de radios; éstos pueden ramificarse o no (cuando generalmente se les clasifica como espinosos u óseos), y a menudo son caracteres taxonómicos útiles.

## El esqueleto y los órganos internos

Internamente existen algunas características importantes que es conveniente conocer. Como en otros vertebrados, el cuerpo de un pez es sostenido por una columna vertebral ósea pero flexible. A ella están unidas la cabeza y las aletas del pez y los numerosos bloques musculares a menudo entremezclados con delgados huesos que recorren ambos lados del cuerpo. Ésta es la parte del cuerpo que proporciona impulso, pero también la que es codiciada como alimento por el hombre y otros depredadores.

Debajo de la columna vertebral se halla la mayor cavidad corporal del pez, que contiene muchos de sus órganos vitales (véase fig. 9); éstos sólo pueden ser examinados debidamente por disección y normalmente se separan del todo en el destripamiento. Hemos hablado ya del intestino. Relacionado con él está el hígado, que suele ser utilizado por el hombre como alimento o como fuente de rico aceite. Encima del intestino y a ambos lados yacen normalmente los órganos sexuales. Son relativamente sencillos en la mayoría de los peces y constan de dos bolsas alargadas que se abren al exterior a través de un conducto genital situado junto al ano. El sexo de muchos peces solamente puede conocerse después de un examen de estos órganos: los ovarios contienen normalmente lo que son evidentemente óvulos globulares —generalmente amarillentos o de color naranja— mientras que los testículos de los machos son normalmente bastante lisos y de color blanquecino. Inmediatamente debajo de la columna vertebral de la mayoría de los peces yacen los riñones y la vejiga natatoria. La última, modificando su volumen a través de los gases desprendidos o absorbidos por la sangre del pez, permite la conservación de la flotación en equilibrio. Esto significa que el pez no tiene que gastar ningún esfuerzo para conservar su posición vertical en el agua.
Debajo de la cabeza y exactamente detrás de las branquias se halla el músculo del corazón, que es responsable del bombeo de la sangre a través de las branquias para su oxigenación, y luego por el cuerpo del pez.

El cerebro del pez se halla bien protegido dentro de una cápsula ósea y, aunque mucho más sencilla que la estructura equivalente en aves y mamíferos, es sin embargo, un complejo órgano lobulado (véase fig. 10). Detrás de la cabeza y revestidos también de huesos, se hallan los oídos internos o canales semicirculares que son especialmente importantes para la conservación del equilibrio del pez. Dentro de una cámara situada en el interior de ellos se segrega una pieza móvil de carbonato de calcio, conocida con el nombre de otolito. Éste, al igual que las escamas, crece en proporción al tamaño del pez.

# FISIOLOGÍA

## La digestión

Al igual que todos los demás animales, los peces necesitan alimentarse para vivir y crecer. Este alimento es producido siempre en primer lugar por las plantas, pero puede llegar al pez indirectamente por medio de un invertebrado o de una cadena alimentaria más compleja. Mediante la observación en el campo y los experimentos realizados en el laboratorio, los ictiólogos han llevado a cabo numerosas investigaciones con respecto al comportamiento alimenticio y a las clases de alimento ingerido, así como el valor nutritivo de los diferentes alimentos de los peces. Gran parte de este trabajo es muy reciente y relacionado con las explotaciones de cultivos de peces que serán tratados más adelante.

Hemos dado ya una descripción breve de la boca e intestino de un pez. A menudo se pasa por alto el hecho de que no sólo la boca está adaptada a la clase de alimento comido, sino que también el intestino está con frecuencia modificado por ello. De esta manera, el esófago y el estómago son muy distensibles en los peces carnívoros, permitiéndoles tragar peces enteros que son muy grandes en relación con su propio tamaño. La finalidad principal del aparato digestivo consiste en descomponer los alimentos en materiales solubles que puedan ser absorbidos por la pared del intestino y utilizados por el pez para su crecimiento y metabolismo. Después que el alimento ha sido tragado, es atacado por diversos enzimas segregados por el intestino y los órganos relacionados con él. Entre ellos hay que destacar el hígado, que segrega la bilis, la cual constituye una importante ayuda para la digestión y que actúa también como órgano de almacenamiento y de tratamiento de la comida después de su ingestión.

El material alimenticio baja por el intestino por medio de unas ondas peristálticas de contracción de los músculos de la pared de este órgano. Aunque en algunos peces tiene lugar una pequeña absorción ya en el estómago, es en el intestino donde el material alimenticio entra en su mayor parte en la corriente sanguínea en forma de grasas solubles, proteínas e hidratos de carbono. Una vez el alimento ha sido digerido, puede ser utilizado para proporcionar energía para el movimiento, materiales para sustituir o regenerar viejas células, o bien para el crecimiento del animal. Puesto que la temperatura corporal de un pez es controlada por la de su ambiente, todos estos procesos metabólicos son rápidos a temperaturas elevadas y lentos a bajas temperaturas. La eficiencia de los peces en la conversión alimenticia es muy variable, pero se sabe que en condiciones de incubación, por ejemplo, las truchas arco iris tienen una eficiencia de conversión de aproximadamente 3,5; es decir, por cada 3,5 kg de alimento ingerido aumentan 1 kg en peso.

## El crecimiento

El crecimiento de los peces tiene relación directa con la calidad y la cantidad del alimento ingerido, aunque también están implicados en el mismo muchos otros factores (espacio, temperatura, etc.). Una de las características más destacadas de los peces es su extraordinaria plasticidad en cuanto al crecimiento se refiere. Cuando hay disponibilidad de alimento y otras condiciones, muchos peces son capaces de crecer a un ritmo muy rápido, pero en condiciones adversas, a veces por falta de comida durante mucho tiempo, son capaces de mantenerse sin crecer en absoluto. Esto representa un contraste considerable frente a la mayoría de aves y mamíferos que son mucho menos flexibles en cuanto a esto, y en general mueren después de un período relativamente corto de falta de alimento. A diferencia de las aves y los mamíferos, los peces continúan creciendo durante toda su vida y no cesan de ser sexualmente maduros. Muchas pequeñas especies de peces —especialmente las de regiones tropicales— viven sólo 1 ó 2 años, pero algunas especies grandes pueden vivir hasta los 30 años.

## El aparato circulatorio

El aparato circulatorio de un pez es uno de los aspectos más importantes de su fisiología, que enlaza con la digestión, la respiración y la excreción. Su función primordial consiste en el transporte de oxígeno y dióxido de carbono, desechos celulares y productos de excreción, minerales y alimentos disueltos por el cuerpo. La sangre de los peces, como la de otros vertebrados, consta de un plasma fluido en el que están disueltos varios materiales, y en el que son transportadas las células sanguíneas. Estas células sanguíneas son de dos clases: linfocitos y leucocitos blancos, y eritrocitos rojos. La hemoglobina roja de los últimos ayuda enormemente al transporte de oxígeno en la sangre. La cantidad efectiva de sangre presente en el cuerpo de un pez es bastante baja, y en general es sólo de un 2-3 % del peso del cuerpo (es más del 6 % en los mamíferos).

El aparato circulatorio de los peces es relativamente sencillo, pues consta básicamente de un sistema tubular continuo de corazón, arterias, capilares y venas (véase figura 11). El corazón (que contiene válvulas de dirección única) bombea la sangre hacia el interior de las branquias donde atraviesa finos capilares en íntimo contacto con el agua exterior. Luego la sangre se reúne en vasos que la transportan a los diversos tejidos del cuerpo donde atraviesa de nuevo unos sistemas de capilares. La sangre entra luego en las venas y regresa directamente al corazón, aunque una parte de ella fluye por el hígado y los riñones donde vuelve a atravesar otro sistema de capilares antes de dirigirse al corazón. La presión sanguínea es máxima al salir del corazón, pero baja considerablemente después de atravesar cada sistema de capilares y es bastante baja antes de atravesar las últimas venas principales situadas dentro del corazón.

## La respiración

La respiración en los peces, como en otros animales, tiene la misión de tomar oxígeno y eliminar el dióxido de carbono de desecho, uno de los principales productos de la actividad celular interna. Las branquias de los peces son equivalentes a los pulmones de muchos animales terrestres, y constituyen el lugar donde el oxígeno del agua en la que vive el pez entra en la corriente sanguínea, y el dióxido de carbono la abandona. En algunos peces adultos y en muchos pececillos, una parte de la respiración tiene lugar a través de la piel. Resulta evidente que la respiración en los peces va íntimamente unida con el aparato circulatorio, especialmente en la zona de las branquias.

Entre los peces se encuentran dos clases principales de branquias. En las branquias tipo bolsa de las lampreas (y otros Agnatos), cada bolsa posee una abertura interna a la faringe y una abertura externa al agua. Sin embargo, las branquias ramificadas de los peces superiores son transportadas en arcos a ambos lados del esófago y conectan individualmente con el exterior a través de una serie de hendiduras branquiales (como en los tiburones y las rayas) o a través de una abertura única protegida y controlada por la cubierta branquial u opérculo. En algunas clases de peces poco comunes, especialmente aquellos que tienen que soportar la sequía de vez en cuando, existen unos órganos de respiración especializados que comprenden el intestino o la vejiga natatoria. En todos los sistemas branquiales, el objetivo principal es el mismo: permitir el máximo contacto de la sangre de los capilares branquiales (revestidos por un delgado tejido epitelial) con el agua que circula por delante de las branquias.

El agua que circula por encima de las branquias es mantenida en constante movimiento unidireccional por el pez. Cuando se abre la boca de éste, el agua es sorbida hacia dentro y llena la totalidad de la boca y cavidad bucal, a ambos lados de la cual se encuentran las branquias. Luego se cierra la boca y el agua queda obligada a salir por entre las branquiales y por los opérculos que se encuentran abiertos al llegar a este punto. De esta manera, la boca y los opérculos están en constante movimiento alterno a una velocidad que depende de las necesidades de oxígeno del pez. El flujo de agua va siempre en dirección única, salvo en el caso de las lampreas, en que, cuando el uso de la ventosa impide la entrada del agua, ésta entra y sale de las branquias mediante la acción de bombeo de la cavidad bucal. El aparato respiratorio de los peces llega a ser incluso más eficaz por el hecho de que el flujo de sangre del interior de las branquias y el agua que rodea las mismas van en direcciones opuestas, circulando la sangre desde el corazón hacia delante, y el agua desde la boca hacia atrás. Los flujos contrarios de esta clase son los sistemas de transferencia de materiales más eficaces desde una disolución a otra.

La mayor parte del oxígeno absorbido por la sangre de los peces es transportado por las células sanguíneas rojas. Esto permite transportar cantidades mucho mayores que las contenidas en el mismo volumen de agua. A medida que el oxígeno es absorbido, el dióxido de carbono es eliminado, y cuando por fin la sangre pasa de las branquias a los tejidos, es rica en el primero pero deficiente en el último.

ayudar al control del equilibrio agua-sal. La sangre de los peces está en un equilibrio constante y dinámico con su ambiente; en otras palabras, puede experimentar cambios como respuesta a la cambiante concentración salina externa. Éste es el resultado del proceso conocido con el nombre de ósmosis, en que el agua de las disoluciones separadas por una membrana semipermeable pasará de una disolución más diluida a la más concentrada hasta que se encuentren a la misma concentración. Así, en el agua marina, que está más concentrada que la sangre, el líquido tiene tendencia a salir del pez principalmente a través de las branquias, y los peces tienen que beber agua regularmente para compensar,

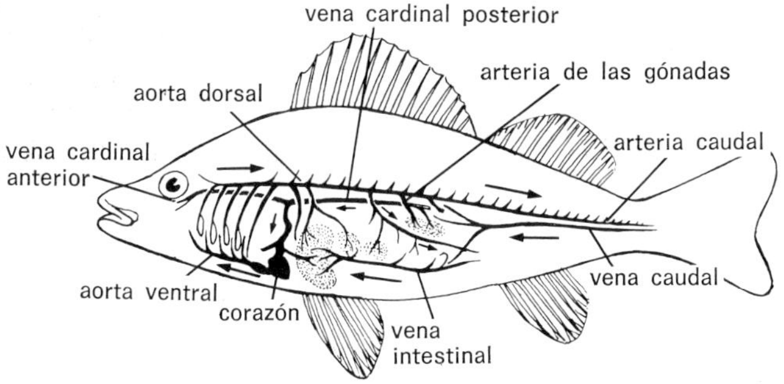


**Fig. 11** Principales vasos sanguíneos y dirección de la circulación en un pez típico (vista lateral).

mientras que en el agua dulce el líquido tiene tendencia a entrar a través de las branquias y tiene que ser descargado constantemente por medio de los riñones para compensar. La capacidad para controlar la calidad de la sangre con relación a la concentración salina exterior es el factor principal que impide vivir a los peces de agua dulce en el mar, y viceversa. Los peces capaces de pasar del agua marina a la dulce y regresar, poseen unas aptitudes excretoras especiales.

Los riñones de los peces constan de numerosos pequeños túbulos. Éstos, bajo la presión de la sangre, actúan como filtros diminutos que eliminan diversas sales, principalmente nitrogenadas, de la sangre y las transportan, junto con el exceso de agua, al exterior por medio de los conductos renales. Éstos se abren muy cerca del ano del pez.

## La excreción

Una función complementaria de las branquias del pez que no debería olvidarse es la relativa a la absorción y excreción de diversas sales. Los peces excretan sus desechos corporales de diversas maneras, en parte a través de las branquias, en parte dentro del intestino para salir con los excrementos, pero principalmente, al igual que en los otros vertebrados, a través de los riñones, a partir de los cuales los productos de desecho pasan al exterior a través de unos conductos especiales. En los peces, los riñones tienen la doble función de eliminar los desechos corporales y de

## COMPORTAMIENTO

El comportamiento de los peces, al igual que el de los otros vertebrados, consta de dos componentes: instinto y aprendizaje. No puede existir la menor duda de que la mayor parte de la vida del pez está dominada por el primero, pero el proceso de aprendizaje no debería subestimarse, como lo puede demostrar una visita a un moderno criadero de peces. Allí, un pez como la trucha arco iris aprende rápidamente a reunirse en lugares determinados para ser alimentada, o incluso a alimentarse ella misma a partir de dispositivos automáticos que sueltan alimento si el mismo pez aprieta una palanca.

### Formación de bancos de peces

Una de las clases de comportamiento más sencillo es el que presentan las especies que forman cardúmenes. Muchas de las especies de peces son virtualmente solitarias toda su vida, excepto para reunirse con los miembros del sexo opuesto para fines de freza, mientras que otros pasan la mayor parte de su vida en compañía de otros miembros de su misma especie, formando cardúmenes que con frecuencia pueden comprender muchos miles de ejemplares. La mayoría de las especies puramente solitarias son depredadoras y generalmente grandes: el lucio es un buen ejemplo. Fuera de los sedimentos de desove, los miembros de esta especie se encuentran raramente juntos en grandes cantidades. Uno de los motivos de ello es porque el lucio grande regularmente se come al más pequeño, y en ciertas situaciones donde las especies alimenticias idóneas son raras o ausentes, no comen otra cosa.

Las especies que forman cardúmenes tienden por otra parte a ser más pequeñas, herbívoras, o más frecuentemente omnívoras, son peces que permanecen juntos en bandadas, la densidad de las cuales depende en general de la actividad en la que estén ocupados. Los peces que forman cardúmenes, a menudo, aunque no siempre, tienen tendencia a ser de color plateado, viviendo en zonas abiertas del agua. El escarcho es un buen ejemplo de una especie formadora de bancos de peces. Casi en seguida después de haber hecho eclosión las crías empiezan a reunirse y a desplazarse como una unidad. Esta unidad se halla en su mayoría dispersa por la noche o a veces cuando se alimentan, pero cuando se desplazan —especialmente a gran velocidad si amenaza peligro— se forma un banco muy apretado. Estos cardúmenes pueden disolverse para formar grupos más pequeños o unirse para formar otros más grandes, pero muchos de los peces pueden permanecer juntos la mayor parte de su vida. El desove es igualmente una actividad llevada a cabo por bancos de peces, precedido a veces por una migración manifiesta en la que enormes cardúmenes se trasladan a una parte del lago o migran aguas arriba en los ríos para la puesta de huevos.

Se cree que el papel del comportamiento de la formación de bancos de peces es en general de protección mutua. Para los depredadores es mucho más difícil acercarse sin ser vistos, mientras que es muy probable que una nueva fuente de alimento descubierta por uno de los miembros del cardumen atraiga pronto la atención de la mayor parte de sus miembros. A veces los peces se presentan juntos en grandes cantidades, pero su reunión es casual y no existe interacción o reacción entre sus componentes como en un verdadero banco. Así, durante el invierno, algunos peces como por ejemplo el esturión, pueden reunirse en profundos agujeros de lagos o ríos y permanecer juntos muchas semanas en un estado de semiletargo.

### La migración

Este aspecto del comportamiento de los peces ha recibido una atención considerable por parte de muchos biólogos. Muchos más peces de los que se supone emprenden comúnmente migraciones, pero éstas son a menudo de tipo local y no suponen los espectaculares desplazamientos emprendidos ni los problemas de situación solucionados por las especies mejor conocidas. Un buen ejemplo de migración a pequeña escala lo tenemos en la trucha que aparece poblando miles de lagos de todo el norte y regiones montañosas de Europa. Las truchas adultas de estos lagos son territoriales y a menudo ocupan una pequeña zona de los mismos durante la mayor parte del año. Sin embargo, en otoño se trasladan a las desembocaduras de los ríos que penetran en el lago y emigran río arriba hacia los sedimentos de desove. Normalmente las truchas sólo emigran hacia el río concreto en el que ellas mismas nacieron.

Tanto el salmón del Atlántico como el del Pacífico presentan un modelo parecido de comportamiento migratorio, pero las distancias recorridas y los obstáculos vencidos son impresionantes. Actualmente se sabe que muchos salmones del Atlántico alcanzan la madurez en los mares situados frente a Groenlandia. Con el fin de llegar a la costa europea (o norteamericana), estos peces tienen que emigrar en una dirección determinada muchos centenares de kilómetros y luego localizar la desembocadura del río del que emigraron (véase figura 12). A continuación tienen que emigrar a través del estuario con sus violentos cambios de salinidad (y en los tiempos actuales con una contaminación nada despreciable) y río arriba hacia el nacimiento de éste saltando a veces cascadas de más de 2 metros de altura. En contraste, la migración de los pocos peces adultos que viven para volver al mar, o la de los jóvenes, parece un acontecimiento mucho más sencillo y más pasivo, pero en realidad llevan implicados muchos de los mismos problemas. Aunque muy estudiados, algunos de los modelos de comportamiento responsables de la capacidad migratoria de estos peces todavía no son completamente conocidos. En general se-

**Fig. 12** Ciclo vital del salmón del Atlántico.

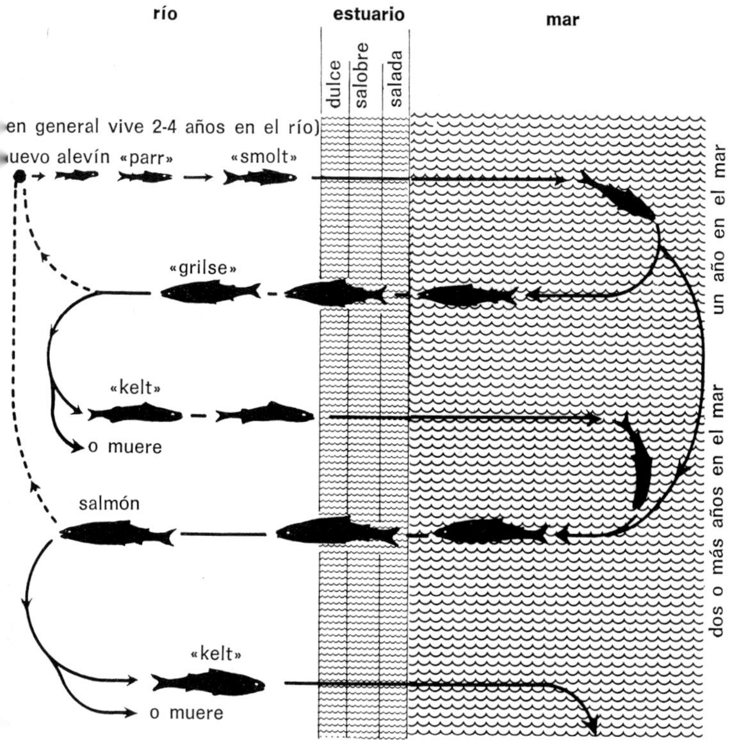

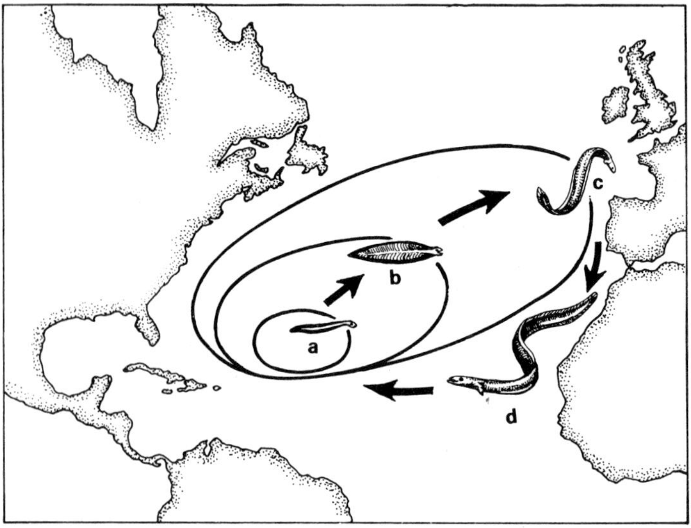


**Fig. 13** Ciclo vital de la anguila: a = joven larva que abandona la región de los Sargazos donde nació; b = larva madura (leptocephalus) flotando por el Atlántico; c2= anguila joven (angula) a punto de entrar en el agua dulce de la costa europea; d = anguila adulta regresando al mar de los Sargazos para frezar.

cree que la orientación durante los desplazamientos más largos, digamos en el mar, está relacionada con características físicas tales como las corrientes de agua, pero en lo relativo a la situación y elección de los ríos paternos, la química es lo que prevalece.

Las especies de peces migratorios como los salmones, que se trasladan al agua dulce para frezar pero luego pasan al mar para crecer hasta la madurez se llaman *anadromas*. El esturión y algunas otras especies pertenecen a esta categoría. Por el contrario, las especies *catadromas* presentan la clase de comportamiento opuesta, desarrollándose hasta la fase adulta en el agua dulce y emigrando río abajo al mar para frezar. Las anguilas y algunas poblaciones de platijas son buenos ejemplos de esta categoría (véase la figura 13).

## La reproducción

Los aspectos del comportamiento de la biología de los peces alcanzan su punto más complicado y pintoresco en la época de la reproducción. Sólo entonces es posible distinguir externamente los sexos de muchas especies, algunas veces sencillamente porque la hembra está rolliza y llena de huevos, pero más generalmente debido a que el macho ha llegado a adquirir una coloración brillante o ha desarrollado unos tubérculos. Éstos son unas pequeñas protuberancias blancas que aparecen en la cabeza y a veces incluso en las aletas y cuerpo de peces sexualmente maduros durante la época de freza. Son más corrientes entre los Ciprínidos, pero se encuentran también en otras familias (por ej., los Coregónidos). Durante la época de reproducción, una sola especie de peces puede presentar muchas clases de comportamiento; aparte del mismo acto de la freza, éstas varían desde la agresión hacia los machos de la misma especie o hacia los depredadores de los huevos y de las crías, pasando por unas complicadas actividades para la construcción del nido, hasta ventilar los huevos en el nido y reunir activamente en manada a los peces jóvenes hasta que puedan desenvolverse por su cuenta.

Los Ciprínidos en conjunto presentan en este sentido relativamente pocos comportamientos sofisticados de freza, aunque una clara excepción en cuanto a ello se refiere la constituye el ródeo. Se trata de un pequeño pez no demasiado visible que vive en los estanques, canales y ríos de corriente lenta; durante la mayor parte del año los dos sexos son parecidos. Al principio de la época de reproducción, que tiene lugar a finales de primavera, el macho se vuelve mucho más coloreado y presenta bellos azules y rojos en el cuerpo y aletas. En esta época la hembra desarrolla desde la abertura genital un largo tubo, delgado y flexible, que en realidad es un oviscapto. Una pareja de estos peces establece su territorio en una zona en la que haya un mejillón de agua dulce. Después de un preliminar comportamiento de cortejo, la pareja se acerca al mejillón y la hembra, utilizando el oviscapto, deposita uno o más huevos dentro del mismo a través de su sifón inhalante; éstos son inmediatamente fecundados por el macho (véase figura 14). El proceso se repite hasta que todos los huevos son puestos. Dentro del mejillón y a través de su sifón inhalante, aquéllos son oxigenados por las corrientes de agua creadas por el mismo hasta que hacen eclosión y los pececillos pueden nadar hacia el exterior. Después de la época de freza, los adultos pierden sus características sexuales externas así como su interés por los mejillones.

Uno de los mejores ejemplos de comportamiento sexual estudiado en el reino animal es el del espinoso común. Fuera de la época de reproducción los sexos son muy parecidos: en general son de un verde-gris pálido moteado, pero en primavera el macho muestra un cuello y un estómago de color rojo brillante, y unos ojos y flancos verde-azules irisados. La hembra adopta un color plateado y se pone muy rolliza.

**Fig. 14** Comportamiento de la freza en el ródeo.

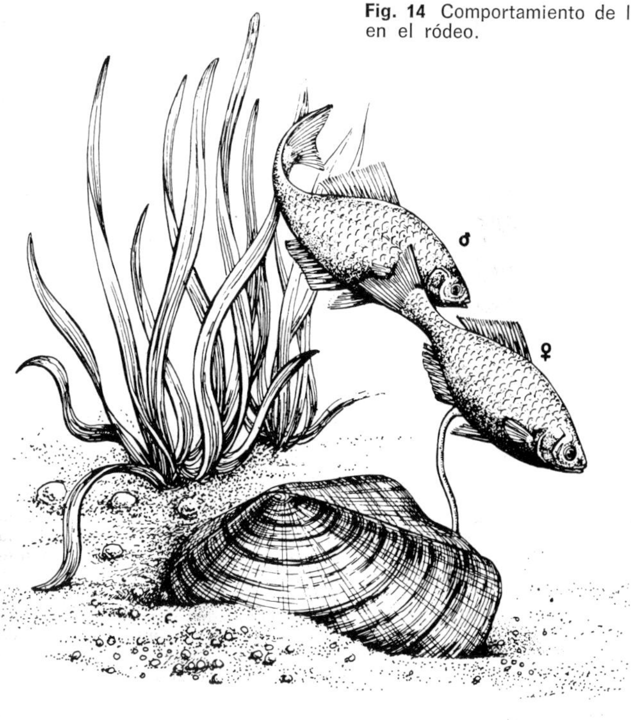

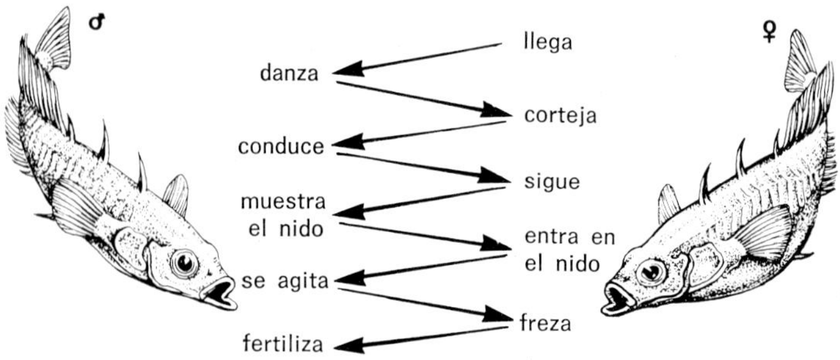


**Fig. 15** Comportamiento de cortejo ritualizado del espinoso (según Tinbergen).

Siendo una especie bastante agresiva de por sí, el macho llega a serlo especialmente en esta época, estableciendo un territorio y ahuyentando a toda clase de intrusos. Dentro de esta zona empieza a construir el nido, preparando una depresión poco profunda en la que construye un nido tubular hecho de menudos trozos de materia vegetal. Toda hembra madura de la zona es cortejada activamente y conducida al nido donde pone sus huevos. Generalmente el proceso se repite con dos o tres hembras. Éstas son ahuyentadas después de la freza y el macho defiende el nido, manteniéndolo limpio y ventilando periódicamente los huevos para conservarlos oxigenados. Incluso después de que los huevos han hecho eclosión, el padre sigue protegiendo a las crías durante algunos días hasta que éstas pueden nadar bien y arreglárselas por su cuenta. Después de la época de reproducción, los peces pierden sus colores y su interés por los territorios.

Unos análisis completos y esmerados de este comportamiento aparentemente complejo han demostrado que es totalmente estereotipado y cada parte del mismo tendrá lugar solamente cuando el pez haya sido «provocado» por algún mecanismo de liberación. El modelo de la freza está esquemáticamente representado en la figura 15. El macho sólo realizará la característica danza en zigzag en presencia de una hembra madura. Las dos características importantes de la hembra parecen ser su color plateado y su gordura, ya que el macho puede ser persuadido a danzar ante un reclamo tosco con tal que éste sea plateado y tenga un vientre voluminoso. Cada exhibición o movimiento realizado por uno de los sexos desencadena el movimiento siguiente en el otro hasta que se lleva a cabo la secuencia entera o deja de avanzar por falta de una respuesta adecuada.

## La alimentación

El comportamiento de los peces durante la alimentación es también de excepcional interés para los biólogos, pescadores y otros interesados en los peces. Es en este momento cuando los peces presentan su mayor capacidad de aprendizaje, y la naturaleza oportunista de muchos peces conduce a su considerable éxito en algunas aguas. Los modelos de alimentación de algunas especies, sobre todo de los depredadores tales como la lucioperca por un lado, y los de los que se alimentan por filtración tales como las larvas de lamprea por otro, son muy instintivos y estereotipados. Otros peces son más adaptables. Así, las truchas de un río pueden alimentarse activamente de los invertebrados bentónicos del fondo un día, pero ignorarlos totalmente al día siguiente para alimentarse de efímeras que aparezcan cerca de la orilla. Al tercer día ambas fuentes de alimentación puede que no aparezcan en su dieta, y en cambio ésta constará de insectos terrestres caídos a la superficie del agua desde los árboles cercanos. En circunstancias cambiantes como ésas, las especies de peces oportunistas tienen la tendencia a escoger la fuente alimenticia que esté más fácilmente disponible para ellas con el menor gasto de energía.

## DESARROLLO

Casi todos los peces europeos son ovíparos, es decir, el esperma y los óvulos son expulsados juntos en el agua, y después de la fecundación el huevo experimenta un desarrollo completamente independiente de sus padres, aunque éstos pueden protegerlo, conservarlo limpio, etc. Una excepción a este sistema es la gambusia, cuya aleta anal sufre una modificación para formar un pene alargado. Éste es utilizado para fecundar los huevos en el interior de la hembra, donde permanecen protegidos hasta que hacen eclosión y las crías nacen vivas. No obstante, no reciben ningún material alimenticio de la hembra después de la fecundación.

En todas las demás especies de Europa, los aparatos reproductores son esencialmente de una sola clase, que consta de gónadas pareadas (ovarios en la hembra, testículos en el macho) y sus conductos que se dirigen al exterior. En los testículos un proceso conocido con el nombre de espermatogénesis origina el desarrollo de unas células sexuales especializadas conocidas por el de espermatozoides. Éstos transportan los caracteres hereditarios del padre, y a fin de asegurar con éxito la fecundación se producen en cantidades enormes. Cada espermatozoide posee una larga cola parecida a un látigo (flagelo) que le permite nadar por el líquido seminal segregado por los conductos espermáticos y más tarde por el agua.

La ovogénesis es el proceso equivalente a la espermatogénesis en la hembra, y conduce al desarrollo de diversos óvulos dentro del ovario de ésta. Al igual que los espermatozoides, cada óvulo transporta las características hereditarias de su madre, pero la célula misma es muchísimo más grande, habiendo sido provista durante el desarrollo de grandes cantidades de vitelo y grasa. La cantidad de óvulos producidos por un pez hembra aumenta generalmente con su tamaño y varía extraordinariamente entre las especies. Así, pequeños peces como los espinosos y el ródeo, a cuyos huevos y alevines se les proporciona una protección considerable después de la puesta, ponen relativamente pocos huevos (50-100) en cada freza. Con todo, las especies mayores cuyos huevos son arrojados al agua y no se les procura una protección complementaria ponen grandes cantidades de ellos (hasta 1 millón en el caso de la platija). La cantidad de huevos puestos por una hembra es lo que se llama su fecundidad.

La reproducción de la mayoría de peces europeos consiste en un proceso cíclico, relacionado en general con las estaciones del año. Es controlada por las hormonas reproductoras, cuyas secreciones dependen a su vez de factores externos tales como la temperatura y la duración del día. Las gónadas, especialmente los ovarios, pueden sufrir cambios notables en su tamaño y aspecto durante el año, empezando con un mínimo precisamente después de la época de freza y aumentando hasta un máximo exactamente antes de la época siguiente, en que los productos sexuales son arrojados (véase fig. 16). Aunque el período efectivo de freza es por lo general relativamente corto para cualquier población de una especie (normalmente unas cuantas semanas), la época del año en la que frezan las diferentes especies puede variar extraordinariamente. Así, en Europa algunos peces frezan cada mes del año.

Después de la freza, los huevos de las diferentes especies de peces pueden encontrarse en situaciones muy cambiantes. Muchas especies construyen un nido para proporcionar a los huevos un poco de protección durante su desarrollo. Este «nido» puede ser simplemente un hoyo practicado en el sustrato, como en el caso del róbalo de las rocas; un hoyo parecido en el que se desova y luego se cubre con sustrato adicional, como en el caso del salmón y de la trucha; un espacio vaciado debajo de una roca, como en el caso del coto; o una estructura más complicada hecha de trozos de hierba, como en el espinoso. Algunas especies protegen a sus huevos y con frecuencia a los peces jóvenes en estos nidos (por ejemplo, el róbalo de las rocas), mientras que otras los abandonan inmediatamente después de la freza (por ejemplo, el salmón).

Los huevos que son frezados sin la protección de ninguna clase de nido pueden ser puestos de diversas formas. Algunas especies, como por ejemplo la perca, frezan largas hileras de huevos que se enredan entre la vegetación. Muchas otras frezan unos huevos pegajosos que pueden adherirse a las piedras (como el esturión), a las plantas (como en la carpa y el lucio), o a la arena y a las raíces de las plantas (como en el gobio y la colmilleja). La freza del ródeo dentro de los mejillones ya ha sido tratada con detalle. Finalmente, otras especies frezan en el agua, y sus huevos pueden flotar (como en el caso del galupe) o van al fondo donde quedan sueltos (como en el caso del corégono blanco).

El tiempo que necesita un huevo para desarrollarse varía extraordinariamente de una especie a otra, y

**Fig. 16** Vista ventral de las disecciones de un pez mostrando el típico ciclo del desarrollo del ovario.

dentro de ellas depende mucho de la temperatura. En general, los huevos de los peces que frezan en primavera —y especialmente en verano— hacen eclosión rápidamente. El período de incubación de la carpa dura sólo 3-5 días. En cambio, en peces como el salmón, que freza en otoño e invierno, los huevos pueden tardar hasta 150 días en hacer eclosión, o incluso mucho más.

Lógicamente, durante la incubación el huevo experimenta unos cambios profundos. La mayor parte de su volumen está ocupada por el vitelo, siendo muy pequeña la célula que resulta de la unión del espermatozoide y el óvulo. Esta célula (zigoto) sufre un proceso conocido por el nombre de división para dar 2 células, luego 4, luego 8, 16, 32 y así sucesivamente, y cada grupo

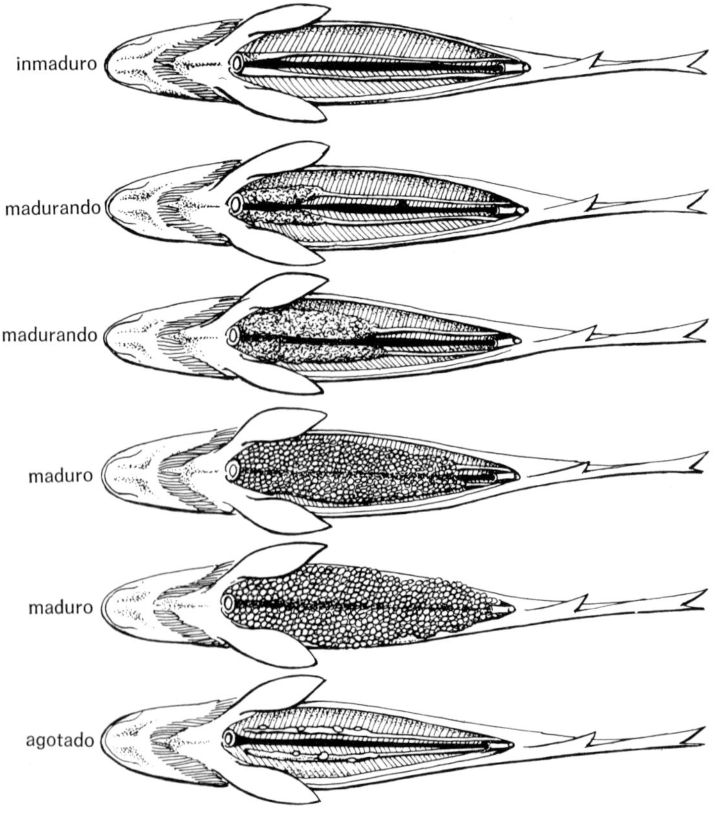

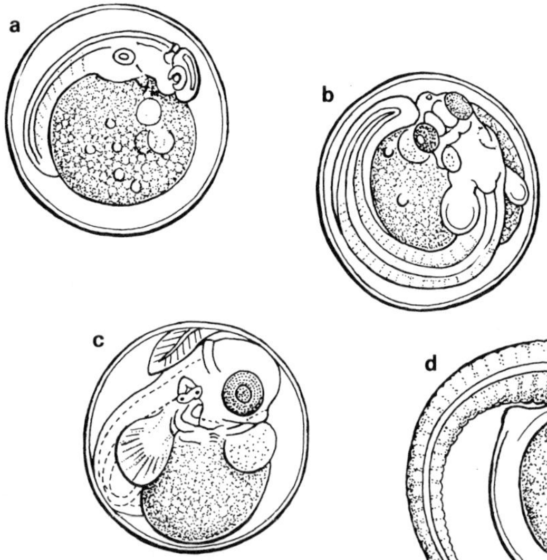


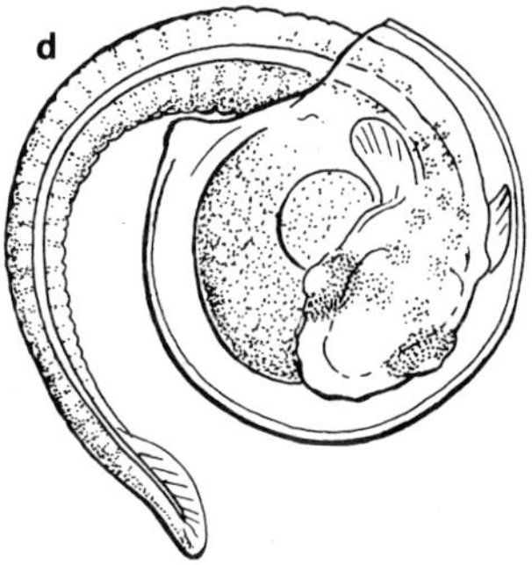


**Fig. 17** Desarrollo prematuro del lavareto (según Slack et al.): a-c = crecimiento de la larva y absorción del vitelo; d = eclosión; e = larva prematura con el saco vitelino; f = larva tardía; g = pececillo.

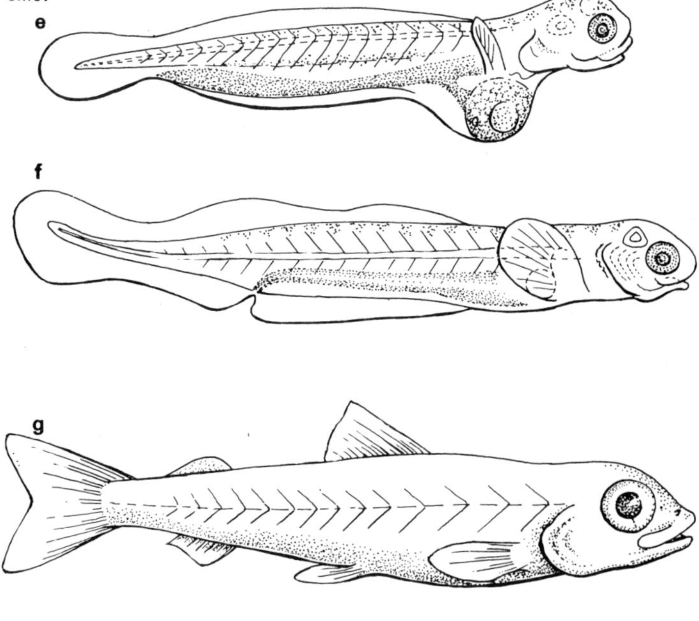

de células empieza a crecer y a diferenciarse en una región del embrión. El vitelo se va agotando paulatinamente durante este proceso y finalmente el huevo consiste en una membrana esférica dentro de la cual se enrolla un pequeño embrión de pez. En esta fase pueden verse con claridad los ojos y el corazón.

Después de la eclosión, el joven pez puede empezar a nadar en seguida y seguir haciéndolo más o menos el resto de su vida (por ejemplo, el corégono) o, más corrientemente, permanecerá durante algún tiempo en un lugar protegido hasta que los restos del saco vitelino sean absorbidos por completo. Los salmones se quedan en su nido situado entre la grava durante este período, mientras que los lucios poseen un órgano adhesivo temporal mediante el cual penden, descansando, pegados a la vegetación. En algún momento de este período la mayoría de las especies realizan una rápida visita a la superficie del agua ante todo para llenar la vejiga natatoria.

Las fases más jóvenes del pez reciben diversos nombres, el significado de los cuales es con frecuencia bastante impreciso. El término de larva describe la fase desde la eclosión hasta el adulto miniatura. Esta fase puede durar únicamente unos cuantos días en el caso de la carpa, pero hasta varios años en el de las anguilas y el de la lamprea marina. En algunas especies, incluidas las dos que acabamos de citar, las dos formas son tan diferentes que originariamente fueron descritas por los científicos como especies diferentes. La misma fase larvaria se divide a veces en prelarvaria, en la que está presente el saco vitelino, y postlarvaria, cuando aquél ha desaparecido. En general, las larvas se caracterizan por su transparencia, la ausencia de escamas y la presencia de grandes células pigmentarias y aletas embrionarias sin diferenciar. Más allá de la fase larvaria, los peces tienden a parecerse muchísimo más a sus adultos aunque muchas características, especialmente el color y las diferencias sexuales, no se ponen de manifiesto hasta que no se alcanza la plena madurez. Como ya se ha indicado anteriormente, la mayoría de las claves de identificación, incluida la de este libro, se refieren a los ejemplares maduros de las especies implicadas y puede hallarse cierta dificultad si solamente se dispone de los peces jóvenes. Si es necesario identificar los ejemplares larvarios, tienen que utilizarse claves especializadas.

La edad en la que los peces alcanzan la madurez (es decir, en que son capaces de reproducirse) varía muchísimo entre las diferentes especies e incluso entre las diferentes poblaciones de la misma especie. En general, la madurez sexual está relacionada con el tamaño, que a su vez depende del crecimiento. De este modo, los peces de poblaciones de rápido crecimiento tienen tendencia a madurar antes que los de las poblaciones de crecimiento lento. Tanto el alimento como la temperatura influyen sobre el crecimiento; los peces de las latitudes más elevadas maduran más tarde que los de las más bajas. En Finlandia, el escarcho no madura hasta que tiene 5-6 años, mientras que en el sur de Europa la misma especie puede ser madura a los 2-3 años.

Las especies pequeñas tienden a madurar y a morir pronto. El góbido renacuajo estrellado, por ejemplo, madura y muere en 1 año, mientras que el huso no madura hasta que tiene 15-20 años y puede vivir 10 o más años más. Algunos peces frezan solamente una vez; el salmón del Atlántico pasa 2-3 años en el agua dulce y 1-2 años más en el mar antes de que llegue a madurar, pero muy pocos peces viven

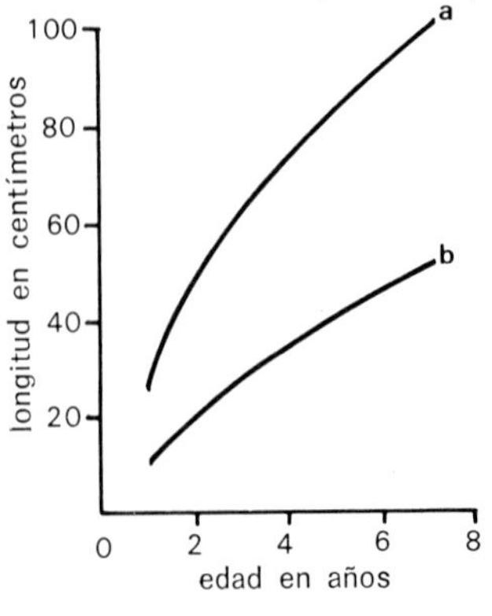


**Fig. 18** Crecimiento rápido y crecimiento lento del lucio: a = Lough Rea, Irlanda; b = Dubh Lochan, Escocia.

más tiempo para frezar una segunda vez. En el caso del salmón jorobado y en el de la anguila parece que se produce una mortalidad total después de la primera freza. Otras especies, tales como la trucha, pueden frezar varias veces durante su vida.

Como ya se ha mencionado previamente, el crecimiento de la mayor parte de especies de peces europeos se realiza durante cortos períodos anuales, en general durante los meses más cálidos del año. Estas variaciones estacionales producen unas diferencias físicas en las escamas y en diversos huesos, diferencias que son de gran importancia para los biólogos pesqueros a fin de determinar la edad y el crecimiento del animal. Su crecimiento mismo está controlado por muchos factores, entre los cuales los más importantes son: el alimento, la temperatura y la constitución genética de la población, así como del individuo implicado. Una comprensión de éstos y otros factores es imprescindible para la previsión acertada de las provisiones de peces, especialmente en los criaderos de peces y en las pequeñas pesquerías exclusivas para deporte, cuyo éxito puede determinarse de acuerdo con la capacidad del criadero de peces para alcanzar un crecimiento óptimo (véase fig. 18).

Se ha demostrado que tanto en el caso de los peces que se alimentan en la región bentónica como en el de los que lo hacen en la región pelágica, el crecimiento está directamente relacionado con la cantidad de alimento disponible. De este modo, las poblaciones de carpas de los estanques con densidades elevadas de invertebrados crecen más de prisa que las de los estanques con densidades bajas de los mismos. El crecimiento de esta última clase de peces puede mejorarse bien reduciendo su número, o bien aumentando la densidad del bentos (los animales que viven en o sobre el fondo del hábitat). Los cambios en la calidad y en la cantidad de alimento pueden influir con gran rapidez sobre el ritmo de crecimiento.

**Fig. 19** Procedimientos utilizados para medir la longitud de un pez.

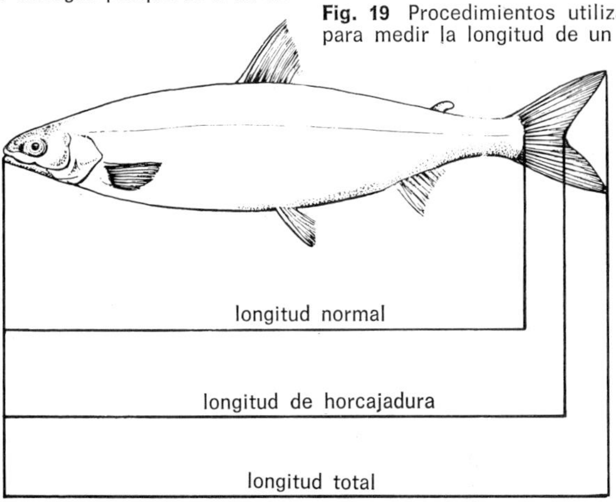


En el salmón del Atlántico, por ejemplo, tiene lugar un aumento espectacular del crecimiento inmediatamente después de la migración del agua dulce al mar. Durante sus primeros años, la trucha marina y la trucha parda pueden vivir juntas en los ríos y crecer a idéntico ritmo. Sin embargo, tan pronto como las truchas marinas se dirigen al agua salada, empiezan a crecer a un ritmo muchísimo más rápido que las truchas pardas que han permanecido en el agua dulce. En general, el crecimiento se mide por el aumento en el peso o en la longitud. Existen tres maneras distintas de medir la longitud de los peces (véase figura 19), siendo la longitud de horcajadura la medida de uso más corriente.

## ECOLOGÍA

La ecología es el estudio de los animales y de las plantas con relación a su ambiente. En el caso de cualquier especie concreta de pez, esto no sólo significa el conocimiento de su ambiente fisicoquímico, sino también su ambiente biológico: vegetación, depredadores y presa. Toda la base de la especiación del mundo biológico está relacionada con el hecho de que durante generaciones enteras las especies de animales y de plantas se desarrollan de modo distinto unas de otras como resultado de que un ejemplar tiene un especial éxito al menos en un ambiente. Esto significa que, aunque vivan juntas en las mismas aguas, las diferentes especies generalmente tienden a explotar sus diferentes partes.

Físicamente, las aguas dulces pueden dividirse en dos grandes categorías: aguas corrientes y aguas estancadas. La principal distinción evidente entre las dos es el constante flujo de agua en una dirección en las primeras, y su ausencia en las últimas. Cada una presenta diferentes categorías en cuanto a su extensión. Las aguas corrientes, por ejemplo, varían desde pequeños y finos chorros y arroyos pasando por riachuelos hasta los grandes ríos. Los canales constituyen una importante clase de agua corriente artificial. Las aguas estancadas van desde pequeñas (y a veces temporales) charcas, pasando por los estanques y hasta los grandes lagos (véase figura 20). El modelo más importante de sistemas artificiales de esta categoría son los embalses que en algunas regiones constituyen el género de masa de agua dominante.

Superpuesto a la extensión y a otros atributos físicos de una masa de agua (su altitud, geología, etc.), está su química. Aparte de la influencia de la salinidad en las aguas de las zonas costeras, la naturaleza química del agua depende básicamente de la geología de su zona de captación. En términos generales, las rocas y los suelos de fondo rico (piedras calizas, algunas piedras areniscas, etc.) originan un agua químicamente rica, mientras que las rocas de fondo pobre (granitos y otras rocas ígneas) van asociadas a las aguas pobres. Con frecuencia las primeras se encuentran en las zonas de tierra baja y las últimas en las regiones de montañas. La influencia del hombre es muy importante aquí, y los sistemas agrícolas llevados a cabo en una zona de captación pueden afectar más tarde a la calidad del agua. Las aguas de las tierras bajas tienen tendencia a estar más afectadas que las aguas de las regiones montañosas en este sentido.

Biológicamente hablando, los limnólogos reconocen la existencia de dos grandes categorías de agua. Las aguas *eutróficas* son en general bastante turbias, con un agua químicamente rica caracterizada por un pH y una alcalinidad elevados. La fauna de invertebrados está compuesta de grandes cantidades de gusanos, sanguijuelas, caracoles, mejillones y camarones, mientras que los peces grandes, especialmente los Ciprínidos, son los vertebrados dominantes. En las aguas *oligotróficas,* por otro lado, el agua clara es deficiente en elementos químicos y es típicamente ácida, con un pH bajo. La fauna de invertebrados está dominada por los insectos, sobre todo moscas de las piedras, efímeras y larvas de moscas y mosquitos, mientras que los Salmónidos son los principales peces encontrados. En algunas regiones se encuentra una tercera clase de aguas conocidas como *distróficas.* Éstas se caracterizan por las elevadas cantidades de ácidos húmicos de la turba que mancha el agua de un color pardusco.

Aunque las aguas pueden clasificarse en estas diferentes categorías, suele haber categorías intermedias, y en realidad un solo sistema puede dividirse de varias maneras diferentes según qué parte del mismo se examine. Esto es especialmente cierto en el caso de los grandes ríos (véase fig. 21). En la parte alta de un río típico el sustrato más importante es frecuentemente la turba cerca del nacimiento, seguida de la roca desnuda y los cantos rodados más lejos y río abajo. Primero el río es muy pequeño (con frecuencia nada más que un chorro en tiempo seco) y la pen-

**Fig. 20** Típico lago de las altas montañas mostrando los principales hábitats de los peces: la región poco profunda llena de malas hierbas o la *zona* rocosa del *litoral;* la *zona pelágica* del agua libre, y la *zona profunda.*

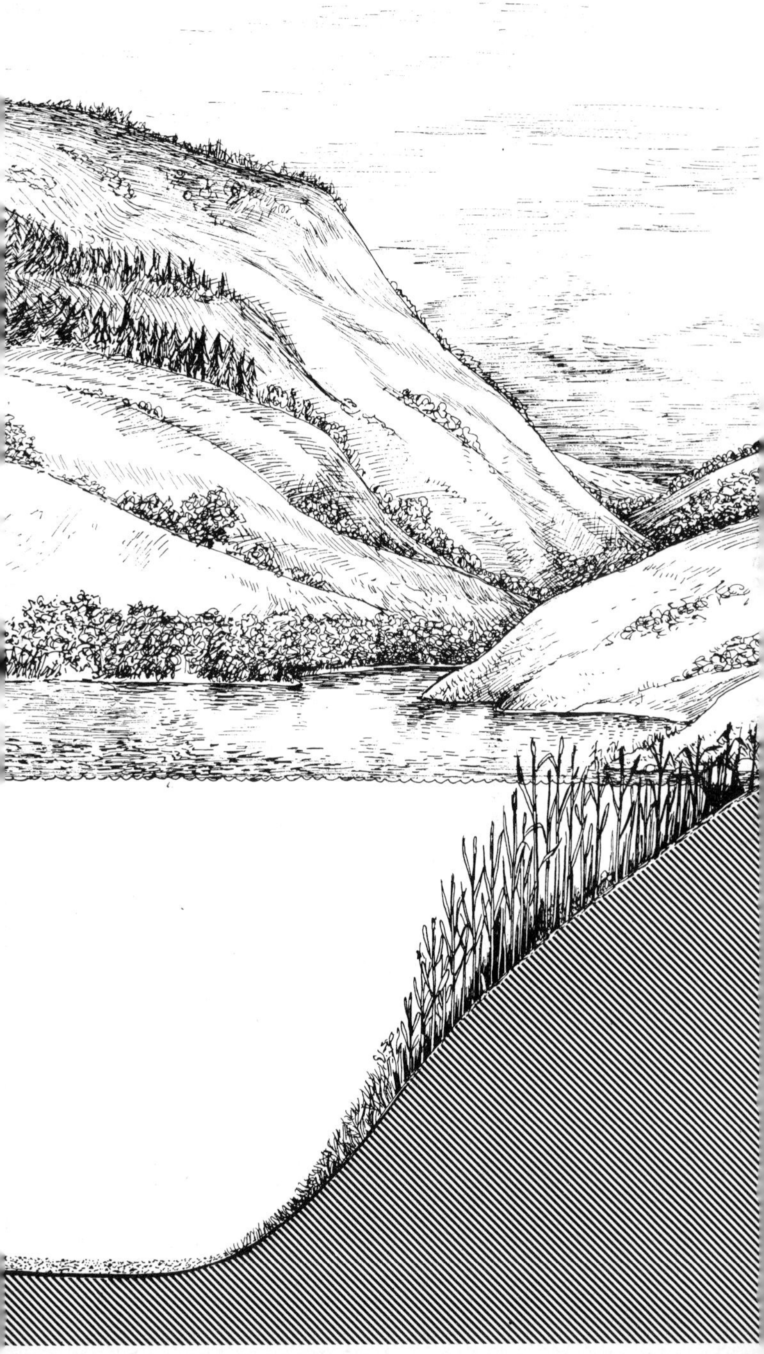

diente es abrupta. El contenido en sales disueltas del agua y la temperatura media son bajos, y las plantas superiores están representadas por los musgos. Los invertebrados dominantes son las moscas de las piedras y aparecen muy pocos peces. Los que aparecen en general son únicamente truchas, aunque a veces también aparecen los cotos comunes y unas cuantas especies montañosas más.

En la parte central del río, su volumen aumenta y el sustrato principal cambia paulatinamente desde los cantos rodados hasta las piedras, y después de las piedras a la grava. La pendiente es ahora mucho menos abrupta, y el contenido en sales disueltas del agua es más elevado que río arriba. Aquí se encuentran algunas plantas superiores, y gran diversidad de invertebrados, especialmente efímeras y fríganos. Aparece una diversidad mayor de peces y con frecuencia incluso truchas, cotos comunes, tímalos, toxinos y lochas. En el curso bajo del río el sustrato de grava gruesa cede el paso a la arena y finalmente al menudo aluvión cerca de la desembocadura. Aquí el río es amplio y la pendiente de poca importancia, mientras que el contenido e sales disueltas es relativamente ele vado. El río fluye por bajas altitude y la temperatura media del agua e mucho más elevada que cerca de nacimiento. En esta parte aparec una extensa variedad de invertebra dos y plantas, algunos característ cos de los ríos y otros que puede también encontrarse fácilmente e los estanques y lagos. La fauna pis cícola es variada y comprende mu chos Ciprínidos tales como la bre ma, la tenca, el escarcho y la carpa así como la perca, el lucio, la anguilas y muchos más.

Cerca del mar, el río se extiend en un ancho estuario y la situació ecológica viene dominada por l constante presencia de agua salad o al menos salobre. Muchos de lo peces encontrados río arriba sufre inmediatamente una restricción a llegar aquí, pero unos cuantos so tolerantes (por ejemplo, los espino sos y el leucisco común), y mucho otros pasan mientras emigran a agua dulce o emigran de la misma Entre estos peces se hallan las lam preas, las anguilas, el salmón y la platijas. Las especies típicas de lo estuarios son: los sábalos, los epe lanos y los salmonetes.

Las zonas caracterizadas por l presencia de diferentes especies d peces no tienen que ser tratada demasiado en serio porque eviden temente dependen de las especie interesadas que están presentes e el sistema fluvial. Así, la mayorí de los ríos del norte de Escoci

**Fig. 21** Típico río nacido en una región de tierra alta en que la corriente es rápida y el cauce pedregoso, que termina en las tierras bajas en que la corriente es lenta y el fondo lleno de sedimentos o de hierbas.

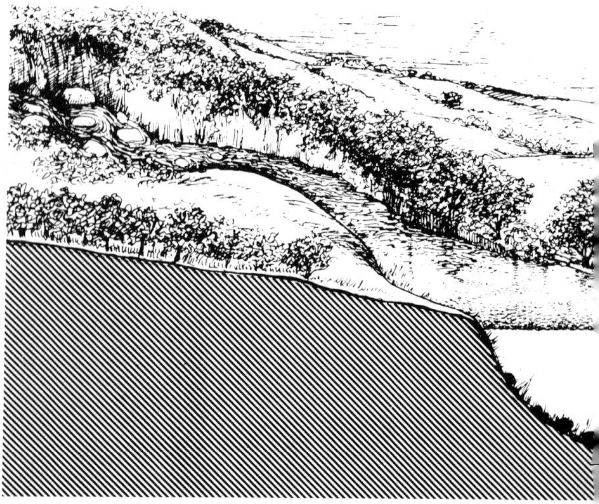

poseen sólo dos especies no migratorias de agua dulce (la trucha y los espinosos), mientras que los ríos del sur de Europa pueden tener de veinte a treinta especies. Los esquemas de clasificación desarrollados por los ecólogos para una región suelen ser transplantados a otras con resultados muy interesantes.

El alimento disponible para los peces es naturalmente una parte muy importante de su ambiente, y en realidad de él depende la supervivencia de cada población (véase la figura 22). Muchos peces son mucho más oportunistas en su comportamiento alimentario de lo que creen los pescadores o los científicos, y aunque su dieta puede consistir virtualmente en un 100 % de una sola clase de alimento un día determinado, puede que sea completamente diferente al siguiente. Sin embargo, a grandes rasgos los peces pueden dividirse en categorías según la clase de alimento que coman, aunque no debe olvidarse nunca que la dieta de los peces jóvenes con frecuencia difiere de la de los adultos.

Algunos peces se alimentan de los menudos detritus orgánicos y de los organismos microscópicos del cauce de los ríos. Las larvas de la lamprea se alimentan por entero de dicho material que es transportado a la boca por las corrientres y filtrado en su faringe. El zooplancton, esos pequeños invertebrados transparentes que pasan toda su vida flotando libremente en el agua, constituye una fuente importante de alimento para muchos peces jóvenes y algunos adultos, principalmente la trucha alpina y el corégono. Los invertebrados bentónicos son una importante fuente de alimento para los peces, y muchas especies están altamente modificadas (por la posesión de barbillones, etc.) para localizar a estos pequeños animales y arrancarlos del fondo. Buenos ejemplos de ello son el esturión, la carpa y la locha. Hay muy pocos peces de Europa que coman plantas en grandes cantidades, aunque el escardinio y algunos más las comen como parte de una dieta omnívora. Algunos peces son piscívoros y se alimentan de varias especies. Buenos ejemplos de ello son el lucio y la lucioperca. Dichos peces son a menudo caníbales y en realidad pueden subsistir perfectamente bien en ausencia de cualquier otra especie de pez. Así, se conocen varios casos de poblaciones puras de lucio, en que los peces jóvenes se alimentan de invertebrados, mientras ellos mismos se constituyen en alimento de los peces adultos.

De este modo, la transferencia de material de una clase de organismo a otro, que a continuación es comido por un tercero, se denomina cadena alimentaria o red alimentaria. La cantidad de materia orgánica acumulada en cada etapa se conoce con el nombre de *producción,* que con mayor frecuencia se mide en peso, o menos corrientemente, pero con más precisión, en

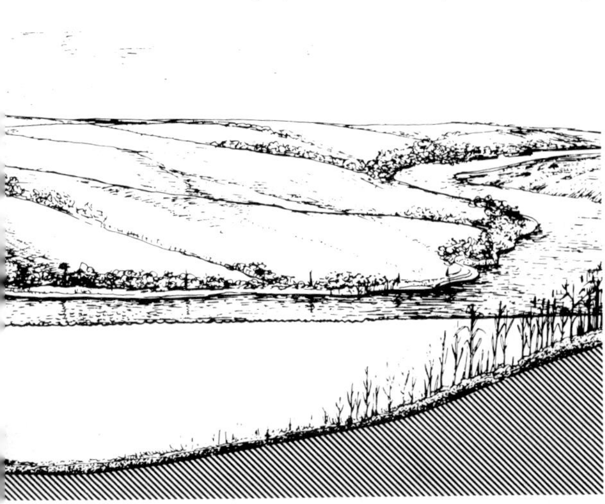

unidades de energía (tales como las calorías y los julios). En cada etapa de la cadena hay una pérdida considerable de energía debido al metabolismo y otros procesos, y en general sólo se transfiere al siguiente nivel entre un 10 y un 30 %.

La base de la mayor parte de las cadenas alimentarias de la naturaleza es la energía suministrada por el sol. Ésta es utilizada por las plantas verdes (mediante un proceso conocido como fotosíntesis) para elaborar más tejido vegetal a partir del dióxido de carbono, sales nutritivas y agua. Estas plantas (llamadas productores primarios) son luego consumidas por los animales herbívoros (llamados productores secundarios) tales como las larvas de los insectos, que a su vez se convierten en el alimento de los peces carnívoros (los productores terciarios) tales como la trucha. Las cadenas alimentarias pueden ser bastante sencillas, por ejemplo: diatomea - escardinio - lucio, o más complejas, por ejemplo: diatomea - pulga de agua - escarabajo de agua - trucha - lucio - águila pescadora.

**Fig. 22** Dietas de cinco peces corrientes en una comunidad fluvial (río Endrick, Escocia).

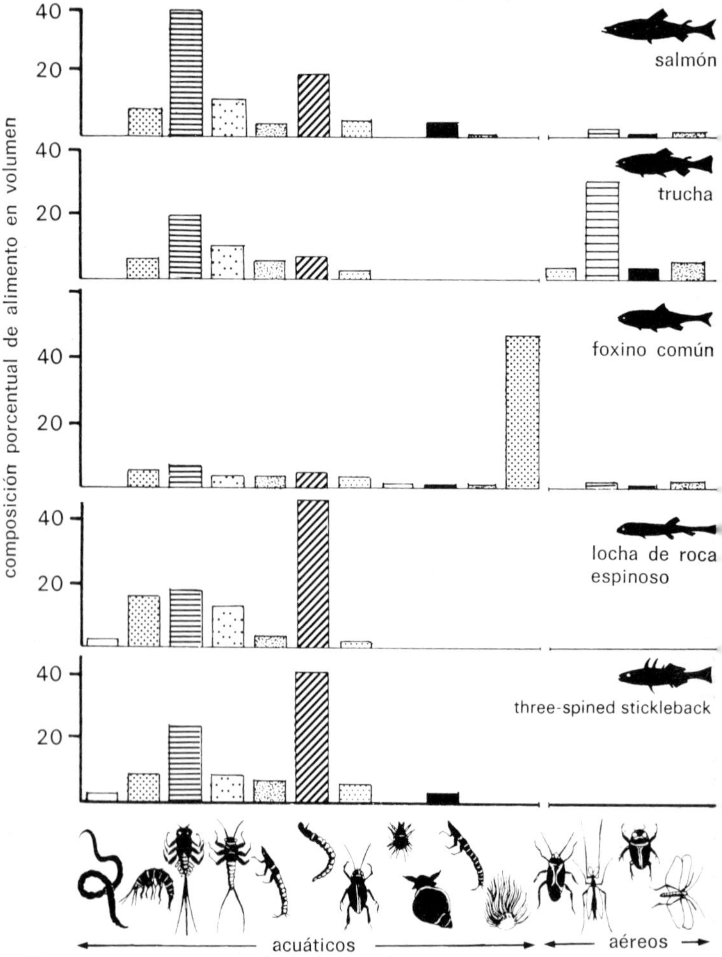

## DISTRIBUCIÓN

La distribución de las especies de dentro de una región geográfica dada puede considerarse en dos niveles: su aparición o ausencia general por toda la zona, y su presencia y abundancia detalladas en las aguas específicas de allí. Los motivos para la distribución espacial general de cualquier especie son principalmente históricos, mientras que los lugares específicos donde la especie tiene éxito generalmente están determinados por los factores ecológicos.

Aunque la posición de unas cuantas de las especies y subespecies mencionadas en este libro presenta alguna duda, en total pueden cifrarse en unas 215 las especies de Europa (cerca de 10 millones de km²). Éstas se distribuyen en 29 familias diferentes. Se trata de una fauna pesquera mucho menos rica que la de cualquier otro continente y las causas de ello son de un interés considerable. Por ejemplo, América del Norte (cerca de 24 millones de km²) posee 687 especies repartidas en 34 familias, y África (cerca de 30 millones de km²) posee 1425 especies repartidas en 50 familias. Muchas de las causas de ello pueden conocerse mediante un estudio de la historia de la región, y en particular del impacto de los Períodos Glaciares (Glaciaciones).

Durante la última glaciación, que terminó hace aproximadamente diez mil años, casi la totalidad de las Islas Británicas y gran parte del norte y centro de Europa estaban totalmente cubiertos de hielo. Esto en aquel tiempo significó que la fauna piscícola de Europa estuvo constituida en parte por formas tolerantes al frío que fueron capaces de sobrevivir en los lagos y ríos asociados al casquete de hielo, en parte por peces marinos, y en parte por peces que vivían en el sur de Europa más allá del límite del casquete de hielo. Es probable que la mayoría de las especies indígenas que en la actualidad forman parte de la fauna piscícola de Europa se encontraran en las aguas meridionales de Europa en aquella época. En los tiempos actuales, en Europa existen muy pocas capas de hielo permanente y muchas especies de peces se han trasladado a las aguas de las regiones septentrionales en concreto. Se puede considerar que la fauna piscícola europea en conjunto se ha originado a partir de cuatro elementos diferentes durante los últimos 10 000 años: **1** Especies indígenas que paulatinamente se han trasladado desde el sur al norte de Europa. **2** Especies con afinidades marinas que procedentes del mar han colonizado la zona. **3** Especies nativas de los continentes contiguos a Europa que han conseguido invadir las aguas europeas por medios naturales. **4** Especies extrañas (principalmente de América del Norte) que han sido introducidas por el hombre.

Las especies indígenas se han desplazado dentro de Europa de distintas formas, y algunos peces tienen lógicamente mucho mayor poder de dispersión que otros. Éste es un aspecto de la biología de los peces sobre el que sabemos muy poco, y aunque se han propuesto diversas ideas sobre la posibilidad de que los huevos de los peces sean transportados en las patas de las aves acuáticas, de que los peces se trasladen de una zona de captación a otra a través de cabeceras contiguas de un río, y de que los peces naden desde la desembocadura de un río a la de otro contiguo a través de las extensiones de agua dulce o salobre situadas a lo largo de la costa, existen en realidad muy pocas pruebas firmes para sostener cualquiera de esas teorías. En general, la fauna piscícola de Europa se empobrece más según se va del sur al norte o del continente a las islas contiguas, y parece probable que todavía tenga lugar un proceso activo, pero muy lento, de dispersión natural.

Muchos peces europeos son anadromos o catadromos, o al menos capaces de soportar salinidades bastante elevadas durante mucho tiempo. Es muy fácil imaginarse a esos peces propagarse con bastante rapidez mientras el casquete de hielo desaparecía y en realidad dichos peces se encuentran entre los más difundidos en la actualidad en Europa, con inclusión de la trucha, la anguila y los espinosos. Algunas especies que son puramente de agua dulce en el límite meridional de su distribución poseen razas migratorias más al norte. La trucha alpina es un buen ejemplo de ello, con muchas poblaciones aisladas de agua dulce en las Islas Británicas y en

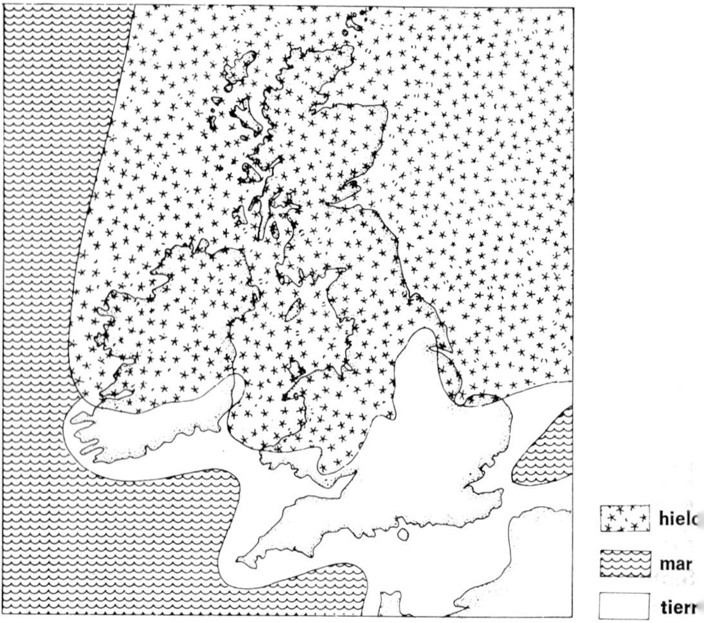


**Fig. 23** Extensión máxima del casquete de hielo sobre las Islas Británicas durante la última glaciación, hace 10 000 años.

las tierras altas de Europa, pero con razas anadromas en Islandia y Noruega septentrional.

La invasión de peces desde los continentes contiguos es probablemente la fuente menos probable de nuevas especies porque Europa está separada de la mayor parte de los demás continentes por mucho espacio marino. La mayor conexión terrestre es con Asia al este, al norte del mar Caspio. Sin embargo, aquí se extiende la alta montaña, y el hecho de que el Asia septentrional misma estuviera cubierta de un modo parecido por el casquete de hielo, ha indicado que existe muy poca probabilidad de que los peces entrasen de este modo. El principal movimiento de especies ha tenido lugar probablemente en la región transcaucasiana, donde aparecen algunas especies que no se encuentran en ninguna otra parte de Europa.

El hombre ha transportado peces de un lugar a otro durante muchos centenares de años, pero probablemente sólo dentro de los últimos 200 años se han realizado grandes cantidades de introducciones significativas en todas partes del mundo. La mayoría de las introducciones en Europa han procedido de Norteamérica, y de la relación de especies conocidas en la actualidad aquí, algunos de los Salmónidos y todos los Ictalúridos y los Centrárquidos, así como otras diversas especies, han llegado a través del Atlántico. Cambios como éstos, junto con los provocados por la contaminación y diversas costumbres pesqueras y terrestres en uso, indican que la mayoría de las futuras tendencias de distribución serán debidas a las actividades del hombre y no a los agentes naturales. Esto hace que sea imprescindible para cada país en concreto el considerar el estado de su población piscícola particular con más cuidado si se quieren preservar las especies endémicas menos comunes. El hecho de que todavía sepamos muy poco acerca de la biología básica y de la distribución de muchas de las especies europeas menos corrientes de peces de agua dulce significa que queda muchísimo por hacer en este campo.

# PESCA COMERCIAL

Es muy probable que el hombre se haya alimentado de peces desde los principios de su historia, y hay indicios disponibles de ello desde la época prehistórica bajo la forma de pinturas rupestres y trampas de piedras. Más recientemente, la historia ha demostrado la importancia de los peces para el hombre en abundantes alusiones literarias, escudos de armas, dibujos, etc. Se consumen peces de casi todos los tamaños y clases (salvo aquellos que en realidad son desagradables o venenosos), oscilando desde especies pequeñas cocinadas y consumidas enteras como los boquerones, hasta los peces muy grandes tales como el esturión y los tiburones. Los peces pueden ser consumidos crudos, o bien después de su conservación por diversos sistemas tales como el secado, el ahumado, la salazón, el enlatado o la congelación, aunque la mayor parte del pescado es cocinado antes de ser consumido.

## Sistemas

Existen muchas formas distintas de pescar peces y los procedimientos utilizados en el agua dulce son en su esencia parecidos a los empleados en el mar, aunque en general a más pequeña escala (véanse las tablas adjuntas). Los arpones fueron uno de los sistemas más primitivos para pescar peces, y fueron muy empleados para los pleuronéctidos como las platijas en agua no muy profunda o para la captura de peces grandes como el salmón en los ríos pequeños. En la actualidad la pesca con arpón se practica en Europa solamente como un deporte más, generalmente para la pesca de platijas u otras especies por parte de los buceadores.

Los anzuelos para cebos fueron también utilizados muy pronto en la historia de la pesca, siendo hechos en sus orígenes con hueso tallado o espinas, y más recientemente de metal en su mayoría. El tamaño del anzuelo (al igual que el tamaño de la malla en una red) está íntimamente relacionado con el tamaño del pez que tiene que pescarse. En las pesquerías comerciales se colocan por períodos cortos (normalmente durante la noche) largas hileras que contienen centenares o incluso millares de anzuelos, cebados de diversas maneras, pero generalmente con trozos de pescado o de molusco en aguas idóneas. Entre las especies de agua dulce pescadas de este modo encontramos anguilas, siluros, lotas y, en el mar, salmones. Sin embargo, el procedimiento es relativamente de poca importancia en las pesquerías de agua dulce comerciales.

Además de los arpones y de los anzuelos, las trampas sencillas se encontraban entre los procedimientos primitivos para pescar, pero hoy en día se utilizan otros tipos mucho más sofisticados. Casi todas estas trampas se basan en una especie de embudo que equivale a un cercado. Los peces nadan hacia

**Cantidad y porcentaje de pesca total mundial por continente (promedio de pesca para 1955-57)**

| Continente o región | Millones de toneladas m. | % |
|---|---|---|
| Asia | 12,13 | 42,0 |
| Europa | 7,78 | 27,0 |
| América del Norte | 4,09 | 13,0 |
| Unión Soviética | 2,55 | 9,0 |
| África | 1,76 | 6,0 |
| América del Sur | 0,85 | 2,5 |
| Oceanía | 0,12 | 0,5 |
| | 29,28 | 100,0 |

**La pesca de peces de agua dulce en diversas regiones en 1938 y 1956**

| Región | 1938 (1000 toneladas m.) | % | 1956 (1000 toneladas m.) | % |
|---|---|---|---|---|
| Asia | 1270 | 55 | 1780 | 58 |
| Unión Soviética | 610 | 26 | 660 | 22 |
| África | 180 | 8 | 380 | 12 |
| Europa | 130 | 6 | 90 | 3 |
| América del Norte | 70 | 3 | 120 | 4 |
| América del Sur | 40 | 2 | 40 | 1 |

el centro del cercado del que tienen dificultad para alejarse nadando. Esto se debe principalmente a que nadan alrededor del exterior del cercado y casi nunca cerca del centro donde se halla el pequeño agujero de salida. Las trampas más primitivas de Europa estaban hechas de piedra o de artículos de mimbre. Éstas se utilizaban para capturar el salmón, las anguilas y otros peces que tienen tendencia a seguir distintos rumbos (en los cuales se emplazaban las trampas), especialmente durante las migraciones. La mayoría de las trampas modernas están hechas de redes sostenidas por estacas, pesos y flotadores. Muchas de ellas son bastante complejas y comprenden una larga red de sonda que conduce a los peces hacia la entrada, y dos trampas en túnel, una comunicando con la otra. De hecho, existe una probabilidad muy pequeña de que los peces se escapen del interior de éstas. Las trampas conservan todavía una importancia considerable en muchos países de Europa, tales como Escocia e Irlanda, para la captura de diversas especies como el salmón y la anguila.

No obstante, la mayor parte de la pesca comercial actual se basa en diversos tipos de redes fijas o móviles (véase fig. 24). Al principio se hacían de fibras naturales tales como lana y algodón, que tenían tendencia a pudrirse, pero en la actualidad la mayoría de las redes están hechas de materiales sintéticos tales como el nylon y el terylene, que son ligeros, fuertes y tienen mucha menos probabilidad de deteriorarse. La fabricación de las redes de pesca constituye un oficio especializado y una importante industria en muchos países tales como Noruega y Suecia. En general hoy día se utilizan tres tipos principales de redes tanto en las pesquerías comerciales de agua dulce como en las de agua marina. Se trata de las redes de enmalle, la jábega y las redes barrederas.

Las redes de enmalle son cubiertas de red que cuelgan en el agua por medio de un sistema de flotadores, hileras emplomadas y áncoras. Puesto que dichas redes dependen en realidad de los peces que entran en ellas, normalmente se hacen de materiales muy finos, con frecuencia de un color apropiado para el agua en la que han de utilizarse. La mayoría de ellas resulta más provechosas en una visibilida pobre (es decir, en aguas turbias o en la oscuridad. Las redes de er malles cuentan con que los pece naden en parte a través de un ori ficio concreto de la malla y lueg lleguen a ser atrapados por las ma llas que se deslizan detrás de la cubiertas de enmalle con el fin d que los peces no puedan dirigirs ni hacia adelante ni hacia atrás. E otros casos, el pez puede continua nadando hacia adelante hasta que s cuerpo llegue a quedar firmement atrapado en las mallas. El tamañ de las mallas utilizadas es crític en relación con el tamaño del pe capturado.

Las jábegas funcionan según e principio de ir fabricando una em palizada de red desde un bote a fi de circundar una zona determinad de agua y encerrar a los peces all dentro; éste es un procedimient muy popular y fructuoso. Al jabega en la orilla, la red se coloca e semicírculo desde un pequeño bot y es arrastrada a la orilla por do grupos de hombres. Las jábegas d orilla pueden o no poseer una bol sa en el centro de la red par ayudar a retener la pesca. La mayo parte de las jábegas de agua libr poseen en efecto dicha bolsa, y l red se dispone desde un bote e círculo completo antes del arrastre A menudo se necesitan dos bote para la operación. Un tipo de já bega bastante especializada es l conocida como jábega en bolsa red en círculo: no se lanza, com ocurre con la jábega de agua libre en un círculo completo. Normalmen te es mucho más profunda que la otras jábegas y a lo largo del fond de la red, atravesada por grande círculos, se halla la línea de la bol sa; mientras se recoge, esta líne es apretada para cerrar el fondo d la red.

Las redes barrederas son en esencia unas bolsas de redes abierta arrastradas por el agua a una velocidad constante, normalmente desd un bote con motor. Las principale características de dichas redes so la forma y la longitud de la bolsa y el procedimiento empleado par sostener la boca abierta de la red En las aguas dulces se utilizan corrientemente dos tipos principales d red barredera: las redes barrederas en bao, donde uno o más postes rí-

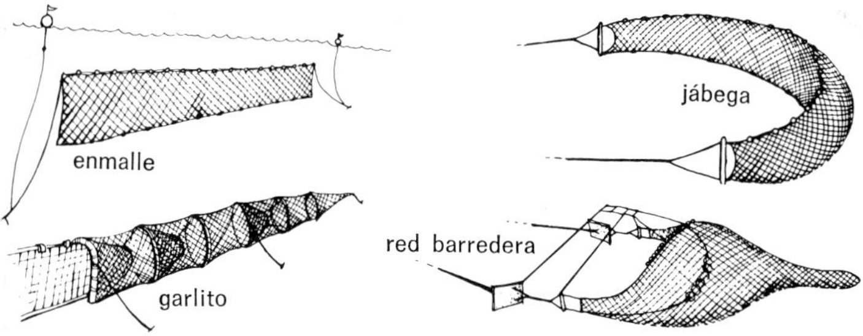


**Fig. 24** Cuatro tipos de red de pesca comercial utilizados corrientemente hoy día.

gidos mantienen abierta la boca de la red, y las redes barrederas nutria, donde las superficies de acepilladera conocidas como tablas de nutria son utilizadas para mantener la red abierta a ambos lados mientras que los flotadores y una hilera cargada de pesos la mantienen abierta en el centro. Las bolsas de dichas redes tienen que ser suficientemente largas para asegurar que la pesca, encuentre dificultad en encontrar la salida otra vez.

## Productos pesqueros

Un elevado porcentaje del peso corporal de los peces (en general más del 50 %) está compuesto de músculo, que es la parte comestible en realidad. Las especies más populares para el consumo humano poseen una carne de color claro (generalmente blanca o rosada) con pocas espinas y un sabor u olor bastante suaves. Muchas especies menos populares son sumamente espinosas o poseen fuertes olores oleaginosos. La importancia alimenticia de la carne de pescado es elevada, comparable favorablemente con la carne de vaca de alta calidad u otras carnes. Los principales constituyentes de la carne de pescado son: agua, proteínas y grasas (muy aproximadamente en la razón de 70:20:10) y algunas vitaminas importantes para la alimentación humana. El contenido en grasas de los peces varía muchísimo según una base estacional de acuerdo con su estado, y estas grasas —a diferencia de las de los mamíferos— son insaturadas y por consiguiente mejor adaptadas para el consumo humano.

Ya que la mayor parte de los países europeos limitan con el mar, gran parte del pescado consumido es de origen marino; en realidad solamente en Europa central y en alguna otra región los peces de agua dulce figuran en gran proporción en la dieta humana. La cantidad de especies consumidas en la mayoría de los países es pequeña, en su mayor parte debido al conservadurismo o al prejuicio frente al consumo de peces procedentes de lagos y ríos regionales. Unas cuantas especies son sumamente importantes y pueden ser catalogados como alimentos de lujo.

Los peces suministran al hombre productos útiles además de la carne; el aceite es un producto importante procedente de muchas especies —especialmente de los Clupeidos y de los Gádidos— al igual que las harinas y fertilizantes de pescado. Éstos se obtienen o a partir de las fábricas de preparación de pescado, donde, después de cortado en filetes, los trozos de desecho de los peces son procesados para la preparación de harinas, o directamente desde las pesquerías donde los peces son demasiado pequeños o de poca importancia para su venta como alimento. La harina se da como alimento a las aves de corral, cerdos y ganado junto con hidratos de carbono para proporcionarles una dieta equilibrada. La piel de algunos peces se utiliza para la preparación de cola, mientras que las aletas nadadoras de muchas especies de agua dulce (por ejemplo el esturión y la carpa) constituyen otra fuente importante de colas de pescado. Éstas se utilizan principalmente para aclarar vinos y cervezas. Las escamas del alburno son sometidas a un tratamiento especial para producir un pigmento iridescente utilizado en la fabricación de perlas artificiales.

## CRÍA DE PECES

El principal objetivo de la cría de peces es la producción, en grandes cantidades, de una o más especies de peces, generalmente para los siguientes fines: bien para poblar las aguas de cara al deporte o a la pesca comercial, o bien para su venta directa como alimento. De vez en cuando se crían peces adultos, se los coloca en aguas naturales y luego son pescados en seguida por los pescadores. Con los peces de mesa, el objetivo final está en el tamaño y en la calidad del pez concreto producido para la venta. El carácter intensivo de la cría de peces significa que a menudo los peces viven en condiciones sumamente antinaturales y se les alimenta con sustancias insólitas. Esto ha dado muchos problemas a la cría de peces junto con el hecho de que, si bien algunos tipos de cría de peces son de una larguísima antigüedad, su ciencia está muy atrasada respecto a otras ciencias agrícolas. Sin embargo, se ha convertido en una industria muy importante.

Dentro de los últimos cien años, y especialmente durante los últimos diez, en Europa la cría de peces ha crecido enormemente, ya que ha aumentado el número de especies diferentes que se cultivan en nuestros días. Existen algunas causas de esta expansión: la escasez de alimento, especialmente de proteínas, lo cual ha significado que ha tenido que utilizarse más tierra y agua para su producción; la disponibilidad de fertilizantes y de nuevas clases de alimento para mejorar el desarrollo humano, así como la creciente demanda de alimentos de lujo en muchos países (el avance actual en la producción de Salmónidos para la mesa es un buen ejemplo de ello).

La considerable variedad de especies de agua dulce criadas actualmente en Europa viene en la tabla de la página 37. Se puede ver que muchos de los peces considerados no son especies indígenas, sino que han sido importadas de Norteamérica y de Asia especialmente para su cría. No existe la menor duda de que todavía se efectuarán más introducciones, y que la genética jugará un papel creciente en el manejo de los peces.

Tres de las especies catalogadas en la tabla de la página 37 no son naturales de Europa sino que han sido introducidas y sólo se conservan en los criaderos de peces, principalmente de Europa central. Son: la carpa de la hierba (grass carp), *Ctenopharyngodon idella* (Valenciennes) de China; la carpa plateada (silver carp), *Hypophthalmichthys molitrix* (Valenciennes) de China, y la carpa orgullosa (bighead carp), *Hipophthalmichthys nobilis* (Richardson), también de China.

La mayor parte de la cría de peces se lleva a cabo en estanques artificiales, y a veces en jaulas dentro de los mismos estanques. A veces se utilizan las aguas naturales (generalmente lagunas), y de vez en cuando se colocan en los lagos jaulas o grandes cercados, pero raramente en los ríos o en el mar. Los estanques, en particular aquellos diseñados especialmente para la cría de peces, poseen ventajas contundentes sobre otros tipos de agua: pueden ser vaciados o llenados con facilidad; los peces pueden ser pescados sin dificultad mediante una red o por vaciado, y la alimentación es sencilla; los depredadores tales como las garzas reales y las gaviotas, y las enfermedades (incluidos los parásitos), son mucho más fáciles de controlar. Los estanques utilizados en la cría de peces pueden variar en tamaño desde una fracción de una hectárea hasta centenares de ellas; la mayor parte de los de Europa están entre 1/10 y 1 ha de su superficie.

Al proyectarse un criadero de peces tienen que recordarse dos puntos principales: el suelo y el agua. Económicamente, es a menudo mejor un suelo arenoso, pantanoso u otro de pobre calidad (hablando en términos agrícolas), aunque no siempre es apropiado. Un suelo demasiado poroso es con frecuencia inadecuado, y los mejores sitios se encuentran en suelo impermeable o que esté permanentemente anegado (pero no sujeto a inundación). La pendiente del terreno también es importante. En el mejor de los casos, el terreno debería ser suficientemente bajo en algún punto —preferiblemente cerca de un río o de algún arroyo para que los estanques puedan ser drenados sin necesidad de bombeo. Hay que tener en cuenta que el suministro de agua disponible ha de tener presión, o bien la fuente de agua hacia el criadero de peces debería estar suficientemente elevada por encima de él con el fin de proporcionar un flujo razonable.

El agua efectiva utilizada para el criadero debería estar libre de contaminación y ser suficiente en cantidad y en calidad para la clase de cría de peces que se lleve a cabo. Hablando en términos generales, las especies de peces que han sido criadas están incluidas en dos categorías ecológicas: los salmónidos y formas afines que requieren grandes cantidades de agua fresca (inferior a 20 °C) y pura, con un elevado contenido de oxígeno, y los ciprínidos y peces parecidos que son mucho menos exigentes en la cantidad y en la calidad del agua requerida, incluyendo el oxígeno. También requieren temperaturas más elevadas (preferiblemente superiores a los 20 °C) durante la mayor parte del año si quiere alcanzarse un desarrollo suficiente. Existe una tendencia a que los cultivos de salmónidos predominen en los criaderos de peces de las regiones montañosas septentrionales de Europa, y que los cultivos de ciprínidos sean importantes en las tierras bajas y meridionales de Europa.

Igual que el ambiente del criadero piscícola debe estar de acuerdo con el requerido por la especie

**Las principales especies de peces de agua dulce cultivadas en Europa**

| Nombre vulgar | Nombre científico | Finalidad del cultivo |
|---|---|---|
| **Esterlete** | *Acipenser ruthenus* | alimento |
| **Esturión** | *Acipenser sturio* | alimento |
| **Sábalo** | *Alosa alosa* | alimento |
| **Keta** | *Oncorhynchus keta* | alimento |
| **Salmón jorobado** | *Oncorhynchus gorbuscha* | alimento |
| **Salmón** | *Salmo salar* | alimento/deporte/cría |
| **Trucha** | *Salmo trutta* | alimento/deporte/cría |
| **Trucha arco iris** | *Salmo gairdneri* | alimento/deporte/cría |
| **Trucha alpina** | *Salvelinus alpinus* | deporte |
| **Trucha de fontana** | *Salvelinus fontinalis* | deporte |
| **Trucha lacustre americana** | *Salvelinus namaycush* | deporte |
| **Corégono blanco** | *Coregonus albula* | alimento/cría |
| **Lavareto** | *Coregonus lavaretus* | alimento/cría |
| **Tímalo** | *Thymallus thymallus* | deporte |
| **Lucio** | *Esox lucius* | alimento/deporte |
| **Rutilo común** | *Rutilus rutilus* | deporte |
| **Alburno rayado** | *Leucaspius delineatus* | especie para cebo |
| **Idus** | *Leuciscus idus* | pez de estanque ornamental |
| **Foxino común** | *Phoxinus phoxinus* | especie para cebo |
| **Escardinio** | *Scardinius erythrophthalmus* | deporte |
| **Tenca** | *Tinca tinca* | deporte |
| **Alburno** | *Alburnus alburnus* | especie para cebo/ perlas artificiales |
| **Carpín** | *Carassius carassius* | alimento/cría |
| **Carpín dorado, Pez rojo** | *Carassius auratus* | pez de estanque ornamental |
| **Carpa** | *Cyprinus carpio* | alimento/deporte/cría |
| **Carpa de la hierba** | *Ctenopharyngodon idella* | cría/control de malas hierbas |
| **Carpa plateada** | *Hypophthalmichthys molitrix* | cría/control de algas |
| **Carpa orgullosa** | *Hypophthalmichthys nobilis* | cría |
| **Siluro** | *Silurus glanis* | alimento/deporte |
| **Anguila** | *Anguilla anguilla* | alimento/cría |
| **Cabezudo** | *Mugil cephalus* | alimento |
| **Capitón** | *Mugil capito* | alimento |
| **Perca** | *Perca fluviatilis* | alimento/deporte |
| **Lucioperca** | *Stizostedion lucioperca* | alimento/deporte |

criada, el procedimiento de cría también tiene que concordar con la biología de los peces. El proceso de cría normalmente se lleva a cabo en tres etapas: incubación, cría de los alevines y cría de los adultos. Aunque los huevos utilizados en los criaderos de peces se obtienen a veces por freza natural en los estanques, o incluso en estado salvaje, la mayoría de las especies son capturadas en la época de freza y despojadas de sus óvulos y espermatozoides. Éstos son mezclados en un recipiente donde permanecen antes de ser lavados y colocados en recipientes para la incubación.

La mayor parte de la incubación tiene lugar en un lugar cerrado, donde pueden mantenerse condiciones exactas de flujo y calidad de agua (especialmente temperatura, oxígeno y contenido de sedimento). Los huevos se colocan, en general, por millares o incluso por millones, en depresiones poco profundas o en recipientes abiertos en los cuales se conserva un flujo de agua durante toda la incubación. Además de mantener unas condiciones apropiadas para las especies que se críen, cada lote de huevos debe examinarse con regularidad para comprobar que tiene lugar el desarrollo y para separar los huevos muertos que podrían pudrirse y exterminar rápidamente a otros miembros del lote. Después de la incubación, que puede durar desde 5-10 días en una carpa hasta 100-150 días o más en la trucha, las larvas son trasladadas a otro lugar del criadero.

Las larvas pueden no requerir alimento durante varios días si presentan un saco vitelino grande después de la eclosión, como ocurre generalmente con los salmónidos. Sin embargo, tan pronto como comienza la alimentación, tienen que suministrarse con regularidad cantidades suficientes de alimento, en general varias veces al día. Esto tiene que bastar para la estimulación de un sano desarrollo de las larvas sin provocar su desoxigenación. Los restos de comida junto con los excrementos de peces roban al agua su oxígeno disuelto, provocando elevadas mortandades de peces. En esta etapa es muy importante que haya suficiente suministro de agua para traer oxígeno y llevarse los desperdicios. Después de pasar de larvas a pececillos, los cuales pueden variar en tamaño desde 3-10 cm o más, los peces son retirados para la siguiente etapa de la cría.

Es en este momento cuando la mayor parte de los peces utilizados para la repoblación son recogidos y soltados en las aguas naturales. Muchos programas de repoblación piscícola son correctamente verificados por biólogos, y todavía se requeriría mayor investigación al respecto. Se sabe, por ejemplo, que durante muchos días después de haber sido soltados, los peces procedentes de los criaderos encuentran cierta dificultad en adaptarse al ambiente natural y son mucho más vulnerables en su modo de vida.

La fase final de la cría de peces es la de engorde hasta obtener ejemplares lo suficientemente grandes para ser vendidos para la mesa, o que sean de un tamaño pescable para su venta a los sindicatos de pesca con caña para las pesquerías de «poner y sacar» (put and take). Esta etapa es la más cara del proceso, ya que requiere la inversión más cara: alimento y mano de obra. El alimento varía de acuerdo con la especie pero a menudo es muy caro, especialmente para los salmónidos, que requieren una dieta rica en proteínas. Este alimento, en general en forma de bolitas, se basa frecuentemente en harina de pescado procedente de los desechos de las fábricas que cortan los peces en filetes o bien directamente de las especies recogidas con este fin. Durante la etapa final de cría los peces son clasificados regularmente por tamaño a fin de que solamente se críen juntos aquellos que sean de un tamaño parecido. Hay que observar una constante vigilancia frente a los parásitos y a las enfermedades.

La cría de peces en Europa va extendiéndose cada vez más, pero pronto será insuficiente para paliar la escasez mundial de comida, ya que los sistemas utilizados para la cría de peces se basan en dietas de proteínas de alta calidad, la mayor parte de las cuales se pierden en la reconversión a carne de pescado. Sólo los pocos peces herbívoros criados en la actualidad en Europa pueden convertir la materia vegetal (generalmente desechos) en proteínas de alta calidad, y son estos sistemas los que deberían fomentarse si el objetivo principal es la producción de alimento barato.

## PESCA DEPORTIVA

Ningún deporte al aire libre tiene más aficionados activos que la pesca con caña. El informe más reciente indicaba que más de 3 millones de personas iban a pescar por lo menos una vez al año sólo en Inglaterra, y se dice que Francia tiene 5 millones de pescadores de caña. Se ha desarrollado una enorme industria para satisfacer sus necesidades, produciéndose la mayor parte de los aparejos de pesca en Inglaterra, Francia y Suecia, y fabricándose en Alemania casi todo el hilo de monofilamento de nylon. Tan extenso es el negocio relacionado de una manera o de otra con la pesca con caña, que si este deporte dejara de practicarse de repente afectaría no sólo a los fabricantes de aparejos de pesca, sino a todos los niveles de la industria pesquera, desde el reproductor de gusanos para cebo hasta el propietario de un lugar privilegiado para la pesca del salmón, que cobra una importante suma de dinero por una semana de pesca.

El deporte de la pesca con caña en agua dulce se divide en dos clases fundamentales —pesca ordinaria y pesca deportiva— y ambas categorías se subdividen en diversas subcategorías independientes. Dentro de la pesca ordinaria hay pescadores de caña de concurso que pescan unos junto a otros simplemente por el incentivo competitivo, por dinero o por las dos cosas, llamados «pescadores de caña de recreo», que pescan todo lo que pueden, y cazadores de ejemplares que se dedican sólo a la captura de peces excepcionalmente grandes. A veces prestarán atención únicamente a una especie concreta, y existen clubs para especialistas en la obtención por ejemplo del lucio, de la carpa, de la tenca o de la anguila.

La pesca deportiva se halla bastante menos fragmentada, pero hay pescadores que se especializan en peces migratorios tales como la trucha marina y el salmón, y otros que encuentran su paraíso en la pesca fluvial de truchas pardas y truchas arco iris. Los avances más recientes de la pesca deportiva son la pesca de truchas en embalses y la pesca en poca agua de peces muy grandes —la trucha arco iris criada con el fin de alcanzar proporciones máximas por los propietarios de pesquerías y criaderos de peces con fines publicitarios.

Una descripción extensa de los aparejos de pesca que necesitan los pescadores de caña y de los numerosos procedimientos utilizados por ellos llenaría un libro voluminoso. Lo que sigue está pensado para que sea nada más que un breve resumen de los aparejos de pesca y cómo se utilizan. El artículo más universal de aparejo de pescar es la caña, que en la actualidad se fabrica casi únicamente con fibra de vidrio, aunque también está causando impacto la fibra de carbón, especialmente en el campo de la pesca con caña en embalses. Antiguamente las cañas de pescar se hacían con diversas clases de madera, y la mejor caña de pescar de este material era el bambú partido y ahuecado. Muchos pescadores deportivos tienen que convencerse todavía de que las cañas de pescar hechas de caña y a mano son inferiores a las de vidrio, pero pagan caro sus principios. Las cañas de pescar tienen tres funciones principales. La primera consiste en dar el cebo al pez, la segunda en permitir que se produzca un «tirón», enganchando de esta manera al pez, y la tercera consiste en amortiguar la tensión ejercida sobre el hilo cuando se ha cogido un pez. Ya que la presa de los pescadores de caña varía en peso desde unos gramos hasta 90 kg o más, y sus cebos varían de peso desde casi nada hasta 100 g o más, se deduce que las cañas de pescar tienen que variar enormemente en longitud, peso, resistencia y longitud del hilo. Una caña de concurso ligera como una pluma y con 4 m de longitud capaz de arrojar un flotador del tamaño de un mondadientes cuando se pesquen gobios pequeñitos, no sacará nunca un salmón del agua. De igual modo una caña para pescar salmones sería inútil para un pescador de caña que desee capturar gobios, y por tanto debe entenderse claramente que existe una caña para cada finalidad. Aunque muchos pescadores de caña utilizan una sola de ellas para la mayoría de sus actividades pesqueras, en realidad no existe una caña de pescar para fines generales. En la pesca ordinaria un pescador de caña podría precisar una caña de hasta 4 m para la pesca de competición, una caña de potencia mediana de 3 m para la pesca del leucisco cabezudo, la tenca y el barbo, y una versión más resistente de la misma longitud para peces mayores como la carpa y el lucio. También necesitaría cañas de pescar más cortas para fines especializados tales como el «spinning», que serán mencionados luego.

Toda caña de pescar es capaz de manejar una limitada extensión de hilo. Un hilo que sea demasiado débil para una determinada caña de pescar se romperá al tirar un pez, y de poco sirve utilizar un hilo bastante resistente como para encorvar una caña doble. Una caña de pescar de competición resistirá satisfactoriamente con hilo de carrete hasta 1,35 kg de tensión máxima, una caña de pescar carpas 6,3 kg y una caña para lucios en aguas donde se encuentran grandes ejemplares será capaz de soportar 11 kg. En casi todos los casos el hilo es un monofilamento de nylon, aunque a escala limitada se utiliza terylene trenzado para la pesca del lucio. En la pesca con mosca, en la que el pescador de caña intenta engañar a su presa con una reproducción de un insecto acuático, el hilo es totalmente distinto. Cada caña de pescar está hecha para arrojar una extensión de hilo determinada, y es el mismo peso del hilo el que dobla la caña y le proporciona fuerza de lanzamiento. Estos hilos, generalmente de 30 metros de longitud, están recubiertos de plástico y se fabrican para realizar funciones concretas una vez lleguen al agua. Existen hilos con plomo en el centro que se hunden hasta llegar a los peces que se alimentan en la profundidad; hilos con burbujas incorporadas para hacerlos flotar e hilos que flotan pero que tienen dos o tres metros de cabo hundido. A fin de facilitar ciertos tipos de lanzamiento los hilos también varían de forma.

El lanzamiento con aparejos de pesca con mosca es una tarea de precisión que se aprende bien con un instructor experto, pero es bastante fácil resumir el objetivo del pescador con mosca. Consiste en presentar una reproducción identificable del alimento natural lo más cerca posible de la nariz de un pez que se esté alimentando o incitar a un pez a que muerda un regalo que se introduce en su dominio. A veces la trucha y el salmón atacarán las moscas artificiales más llamativas, que suelen parecerse poco más a un manojo de plumas y oropel, pero otras veces se muestran sumamente inconstantes.

El peso de lanzamiento, que facilita el transporte del cebo hacia la presa y lo aguanta en posición, generalmente es un plomo en el caso de la pesca con cebo, pero también podría ser un pez vivo o muerto si el pescador de caña va en busca de especies depredadoras tales como el lucio. Para la misma especie podrían utilizarse también cucharillas giratorias de metal o cebos de madera que están diseñados para desplazarse por el agua como reproducciones de peces vivos u otros animales acuáticos. Se sabe que algunos pescadores de caña ingeniosos utilizan incluso reproducciones de ratas de agua con cierto éxito.

Desde luego, si el pescador de caña tiene que conseguir que sus cebos funcionen de una manera determinada, necesita un elevado grado de versatilidad del segundo artículo del aparejo de pesca más importante —el carrete. Éstos son asequibles en una diversidad de formas y tamaños, pero el más popular es el carrete de bobina fija o de enrollado transversal —un carrete tan fácil de manejar que incluso un principiante puede dominarlo en sólo unos minutos. El carrete de bobina fija ha sustituido casi por completo al carrete más antiguo de perno central, o de Nothingham con el que los pescadores de caña pueden ejercer un perfecto control sobre su aparejo de pesca, pero no pueden lanzar tan lejos. Con el carrete de bobina fija se lanza fácilmente, pero ofrece menos control. Los carretes blindados ofrecen un control mejor que el carrete fijo, pero tampoco lanzarán suficientemente lejos. El lanzador más largo de todos es el multiplicador, utilizado a veces para el «spinning» con cebos muertos y cebos pesados, pero básicamente se trata de un carrete de pesca marina para un largo lanzamiento desde la playa. Se utilizan versiones de multiplicador bien equipadas para la pesca deportiva de alta mar.

El pescador de caña a la mosca o el que va en busca de su presa con cebos artificiales o peces vivos o muertos, puede desplazarse mejor que el pescador que pesca con cebo. El pescador de cebo tiene que llevar una funda llena de cañas de pescar, una sombrilla, un salabre y varias varas metálicas para sostener la caña, así como un cesto que contenga cajas de flotadores, pesos de plomo, carretes, cebo de tierra, cebo para el anzuelo y muchos accesorios más, demasiado numerosos para mencionarlos ahora. El cesto se dobla como una silla, y la bolsa de lona que también lleva transporta generalmente una red de retención para guardar su pesca y la cabeza del salabre para sacar los peces mayores. El cebo del pescador de caña es también variado —en general una gran lata de gusanos o crisálidas, aunque la lista completa de los comestibles capaces de atraer a los peces es interminable. Algunos de los más populares son el pan de diversas formas, semillas de cáñamo, trigo, queso, carne cocida, embutidos y bayas de saúco.

El pescador con cebo tiene dos maneras básicas de pescar: suspendiendo el cebo debajo de un flotador que es sujetado con un peso con el fin de que solamente el extremo sobresalga del agua, o pescando en el fondo con un peso de plomo. Este segundo sistema se conoce como pesca de fondo, y las picadas son comunicadas por un movimiento en la punta de la caña. Para acentuar este movimiento los pescadores de caña a veces utilizan delgadas prolongaciones con tornillos en sus cañas de pescar llamadas extremos temblantes, o un ingenioso mecanismo que cuelga del extremo de la caña, denominado extremo oscilante, que se desplaza hacia adelante o hacia atrás como respuesta a la picada. En términos generales, los extremos temblantes se utilizan en los ríos que tienen una mediana cantidad de caudal, y el extremo oscilante es para las aguas tranquilas o para los ríos de corriente lenta. El pescador de caña con flotador cuenta con la desaparición o ascensión de éste para indicar la picada, y se han escrito libros enteros sobre los tipos de flotador a utilizar en diferentes circunstancias. Los flotadores se hacen con plumas de ave, plumas de pavo real, púas de puerco espín, madera de balsa, caña, junco, poliestireno —de

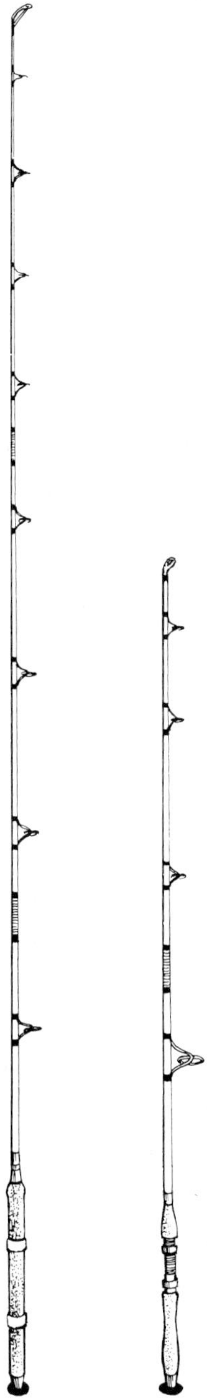

**Fig. 25a** Caña de pescar de fondo (izquierda); caña de pescar «spinning» (derecha).

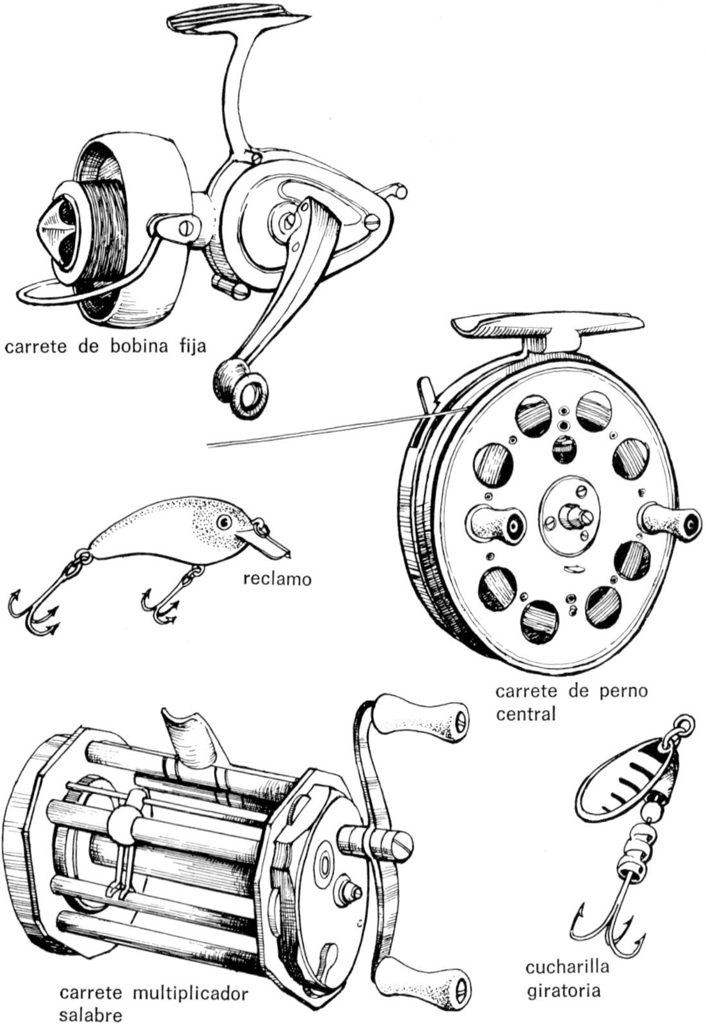


**Fig. 25b** Los artículos más importantes de un equipo de pesca con caña.

hecho casi cualquier cosa suficientemente capaz de flotar para sostener el peso de los perdigones de plomo y el cebo. En extensiones cerradas se utilizan flotadores pequeñitos, y flotadores grandes para la pesca con caña a larga distancia. El alcance máximo del pescador con flotador es de unos 36 m. Para distancias mayores tendrá que recurrir generalmente a la pesca de fondo.

Muy estrechamente relacionada con el empleo de ambos métodos está la cuidadosa preparación y la atención a la zona de nado (la superficie del agua donde se espera pescar los peces). Esto se hace principalmente para atraer y retener los peces en una zona, y luego cap-

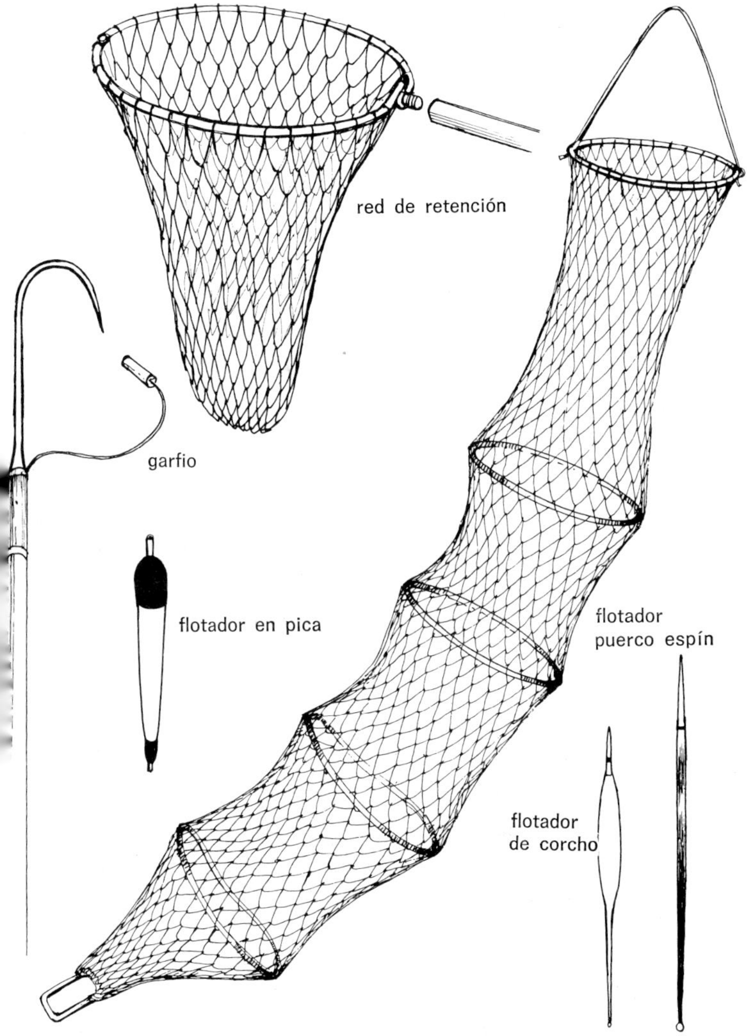


turarlos mientras se alimentan ávidamente del cebo que se les ofrece en el anzuelo. Uno de los motivos de la gran popularidad de los cebos de gusanos y de larvas de gusano estriba en que fácilmente se les puede echar al agua mediante la mano o con tirador. Algunas veces hay que tirar miga de pan fina mezclada con agua. Hay veces que esta clase de cebo les atrae, pero también se utiliza cuando la distancia, la profundidad o la velocidad de la corriente dispersan el cebo «suelto». La textura de las migas de pan y la cantidad de agua añadida a la mezcla hacen que ésta se hunda en el agua en una nube lechosa o que baje en forma de un trozo sólido al fondo de un río de flujo rápido.

El cebado es un conocimiento preciso en lo que al pescador de primera competición se refiere, pero esto es cierto para cada aspecto concreto de la pesca con caña. La realidad del deporte está lejos de eliminar la pacífica imagen de los aficionados. Los afortunados pescadores de caña, cualquiera que sea la rama del deporte que les interese, son profundos pensadores que dedican muchas horas a la conservación en buen estado y al perfeccionamiento de sus aparejos de pesca, asegurándose de que su cebo es de la más alta calidad, y tramando la caída de su presa. Estudian cada uno de los factores implicados en la captura de su presa, hasta el tamaño exacto y el diseño del anzuelo. Para atender a las necesidades concretas de los pescadores de caña han llegado a ser materialmente asequibles millares de tipos y tamaños de anzuelos, y hay en Europa fábricas que poseen máquinas que los producen a la velocidad de varios centenares por minuto. Oscilan desde tamaños tan pequeños que es difícil verlos, hasta modelos mucho mayores para la pesca de los grandes peces marinos. Los anzuelos están numerados, y cuanto más elevado es el número del anzuelo más pequeño es éste. Un anzuelo del n.º 24 es casi el más pequeño que se ha utilizado en el agua dulce, y los pescadores de ejemplares podrían utilizar para la carpa un n.º 2 por ejemplo. (Los anzuelos de pesca marina son mucho más grandes y sus tamaños se indican de otro modo.)

De lo que se ha dicho sobre la pesca deportiva se observará que puede ser un deporte complicado y apasionante, que depende no sólo del aparejo de pescar del pescador de caña y de cómo se utilice éste, sino del tiempo, del agua y del capricho del pez que posee la capacidad de poner en marcha la inteligencia de un maestro de ajedrez, y sin embargo puede ser tan sencillo como para que baste la inteligencia de un niño. La popularidad de este deporte proviene de la diversión que puede proporcionar a todos los niveles. Se ha afirmado, tal vez con cierta verosimilitud, que el hombre va a pescar porque no ha olvidado del todo los instintos de caza que necesitaron una vez sus antepasados para sobrevivir. Si esto es verdad entonces su móvil ha cambiado ciertamente, ya que en realidad muy pocos pescadores de caña pescan para comer. Los pescadores corrientes rara vez consumen lo que pescan. Guardan los peces en redes y los dejan en libertad al final del día o después de la competición. Los pescadores deportivos consumen desde luego por lo menos algunos de los que pescan, pero no puede decirse que pescan simplemente para obtener comida, ya que esto terminaría en comidas muy caras debido al elevado coste de una pesca diaria de truchas en un buen embalse, y el promedio de pesca por caña y por día en los embalses de Inglaterra es aproximadamente de un solo pez. Los pescadores de caña más expertos probablemente calculan un promedio de casi seis peces al día durante una época favorable, pero regalan la mayor parte de ellos o los venden para sufragar gastos. En el extremo superior de la escala, en la pesca del salmón, un pescador de caña puede pagar miles de pesetas por una semana de pesca sin pescar absolutamente nada. Aun así, es aconsejable reservar dichas vacaciones con mucha anticipación, y si el tiempo ha sido seco durante algunas semanas no habrá ningún salmón que suba del mar. De nuevo, el móvil no puede ser la recompensa económica.

El hombre es todavía un cazador, y en aquellos en los que el instinto de caza permanece profundamente arraigado, existe aún una chispa de interés en lo que coge el cazador. Testigo de ello son las multitudes que se reúnen en los muros de los puertos cuando los botes pesqueros regresan de la pesca. Sin embargo, el instinto cazador de los pescadores de caña en la actualidad se ha transformado en un deporte, y debido a la predilección del hombre por organizarlo casi todo, es inevitable que la pesca con caña esté organizada. De este modo existen pequeños y grandes clubs, asociaciones y federaciones nacionales, y a su vez existen relaciones entre los organismos nacionales de diversos países y sus equivalentes en otros lugares de Europa.

## ACUARIOS

A mucha gente la palabra «acuario» le evoca poco más que la idea de una pecera absolutamente limpia con su prisionero, o el tanque brillantemente iluminado de un restaurante con grava de plástico multicolor, plantas de plástico y a veces incluso peces de plástico. Sin embargo, los acuarios significan mucho más que eso, y para muchos millares de personas de Europa y de otros lugares del mundo constituye la base de una afición interesantísima. En otras esferas los acuarios ofrecen un importante instrumento educativo, o la base para un absorbente trabajo sobre procesos que oscilan desde el comportamiento animal hasta el desarrollo del cáncer. Con la ayuda de la tecnología moderna es posible criar con éxito casi todas las especies de peces vivos en los acuarios, a excepción, quizá, de las que viven en aguas muy profundas.

Los acuarios se utilizan de dos formas principales: en primer lugar, sencillamente como recipientes para mantener vivos unos peces que se necesitan para alguna finalidad como puede ser la alimentación o la investigación. En segundo lugar, como pequeños hábitats aislados que reproducen a los que se encuentran en la naturaleza contando no sólo con peces, sino también con plantas acuáticas e invertebrados. Tales acuarios pueden ser a la vez educativos y estéticamente agradables, como pueden serlo muchos tipos de estanques al aire libre (véase figura 26).

La finalidad de los acuarios experimentales es el estudio del comportamiento del pez en diversas condiciones, a menudo extremas. De esta manera, la luz, la temperatura, el flujo de agua y la calidad (con inclusión del contenido de oxígeno), son variables que pueden modificarse durante la experimentación. Algunos de los trabajos realizados en este campo son de naturaleza muy teórica, pero la mayor parte de ellos son sumamente interesantes y adecuados a las necesidades del hombre. El estudio de la genética de los peces y la importancia de determinados tipos de comida son dos ejemplos de la investigación relacionada con las prioridades del cultivo de peces hasta ahora. Uno de los efectos manifiestos de la contaminación de las aguas dulces es la muerte de peces, a menudo en cantidades masivas. En realidad, a no ser por la muerte de los peces mucha gente no sabría (o ni siquiera le importaría) que un río determinado es víctima de una grave contaminación tóxica. Actualmente se están realizando intentos con diversas especies de peces de acuarios para desarrollar un «pez-tipo», del cual se conocen las reacciones exactas frente a diversas sustancias contaminantes y frente a combinaciones de ellas. Esto permitirá la posibilidad de una prueba biológica de los efluentes, etc., presentándolos a los peces de acuarios, o suspendiendo los peces en jaulas en el cauce del vertido. Estas pruebas poseen algunas ventajas sobre los métodos actuales puramente químicos para detectar la contaminación, principalmente por la forma en que actúan como integradores tanto del tiempo como de los diferentes contaminantes que puedan estar presentes.

La atracción más importante del acuario de interior es que representa un microcosmos de fácil observación, con condiciones similares a las que se encuentran en la naturaleza. El propósito de dichos acuarios consiste en lograr un equilibrio entre los diversos componentes, a fin de que pueda conseguirse el equivalente a un reciclado natural. Es muy raro que esto se logre por completo, y normalmente hay que añadir al sistema algún material en forma de alimento para peces quitando otros en forma de excrementos de peces y plantas deterioradas o excesivamente desarrolladas. Con todo, se puede conseguir algo semejante al equilibrio natural.

Las plantas de un acuario normalmente están enraizadas en grava y son capaces de agotar cantidades de sales de desecho y anhídrido carbónico producidos por los peces. Bajo la acción de la luz las plantas fotosintetizan y producen oxígeno (la mayor parte de éste llega también a través de la superficie del agua), que es respirado por los peces. Algunos de ellos consumen trozos de las plantas y también algas, que crecen en todas las superficies del acuario, y con frecuencia el ecosistema llega a complicarse más añadiendo invertebrados tales como

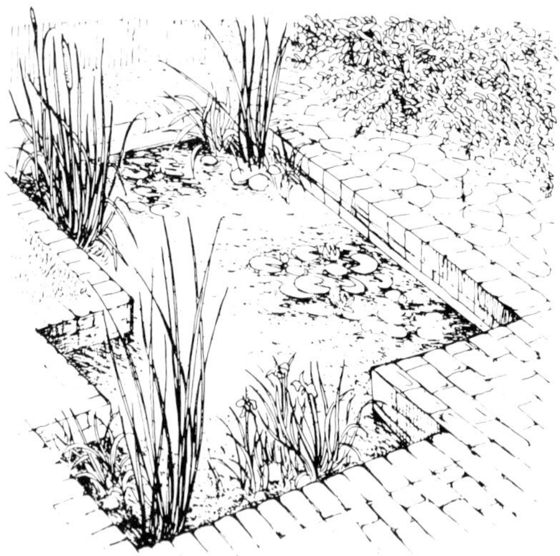

**Fig. 26** Estanque de jardín; un hábitat idóneo para muchas de las pequeñas especies de peces que se encuentran en los estanques y canales de Europa.

moluscos y a veces crustáceos que pueden ayudar a impedir un excesivo desarrollo vegetal y cuyos huevos y crías constituyen una fuente de alimento para los peces. Se han escrito muchos libros de gran utilidad sobre los acuarios, algunos de los cuales están incluidos en la bibliografía. Además existen muchos centenares de asociaciones de acuariófilos en todas partes de Europa, y a cualquiera que esté interesado en este tema le recomendamos que se haga socio de una.

La importancia educativa de los peces de acuario es algo que no debería subestimarse, ya que si se conservan especies apropiadas en las condiciones debidas, pueden ser inducidas a experimentar su ciclo vital completo en un año y demostrar una extensa gama de principios biológicos que son aplicables a la teoría que se esté enseñando en clase. Esto puede comprender muchos aspectos del comportamiento, reproducción, ecología, anatomía y fisiología. Entre las especies comunes europeas que tienen gran importancia como auxiliares educativos debido a que pueden conservarse y reproducirse en acuarios se hallan la umbra común, el foxino común, el ródeo, el carpín dorado, el espinoso, la gambusia, el róbalo de las rocas (rock bass), el pez sol, el chanchito y el coto común.

La importancia de los acuarios en la enseñanza es bien conocida, y éstos constituyen una característica común de muchos centros docentes. Su importancia para el público en general es más difícil de comprender y es un hecho lamentable que la mayor parte de los habitantes de los países europeos hayan visto sólo unos cuanto de sus peces indígenas, y éstos casi siempre y únicamente en la pescadería. Los peces se cuentan entre los animales más difíciles de observar en la naturaleza y solamente pueden ser completamente apreciados cuando se les observa en acuarios de dimensiones considerables, montados de acuerdo con sus necesidades ecológicas. Actualmente los únicos acuarios públicos realmente buenos (por ejemplo los de Vancouver y Amsterdam) demuestran que es totalmente posible exponer la gama de adultos de especies que se encuentran en un país y que éstas a menudo son más atractivas e interesantes que las estereotipadas especies exóticas de brillantes colores tan frecuentemente presentadas en otros acuarios públicos.

# CAPTURA Y CONSERVACIÓN

Según las especies implicadas, los peces pueden ser capturados mediante una extensa variedad de procedimientos. En un país como Gran Bretaña, entre los procedimientos más corrientes de captura están la pesca con caña para los peces grandes y el uso de una red de mano para los peces más pequeños. Existen muchos otros sistemas de captura (algunos de ellos mucho más eficaces, pero ilegales en la mayoría de las situaciones). Entre ellos tenemos las redes de enmalle, las jábegas, las redes barrederas y las trampas, descritos con detalle en otra parte de este libro. La mayor parte de los procedimientos de pesca son altamente selectivos y normalmente sólo pueden capturar un grupo de un tamaño de una especie, y algunas veces hasta sólo de un sexo.
Cuando se ha de llevar a cabo cualquier estudio detallado de una población mixta de peces de un hábitat, normalmente se aconseja utilizar varios procedimientos de captura diferentes.

Como se ha observado anteriormente, la clave mayor de este libro no servirá para identificar a los ejemplares muy pequeños de la mayoría de las especies. Durante un corto tiempo después de su eclosión, las crías de la mayor parte de las especies cambian muy rápidamente de forma, y los rasgos característicos de la especie no se presentan hasta algo después. A diferencia de muchos invertebrados, y debido a su gran tamaño, la mayor parte de los peces adultos pueden generalmente ser identificados en sus lugares de origen, y por consiguiente no hay necesidad alguna de llevarlos al laboratorio. De este modo, en muchísimos casos es posible la correcta identificación de ciertos especímenes inmediatamente después de su captura y devolverlos luego vivos al agua. No es necesario tener que matar estos ejemplares ni para su estudio ni para otra finalidad, a menos que se les necesite como alimento. En el caso de las especies que sean difíciles de identificar con precisión correctamente en sus lugares de origen, podría ser necesario llevárselas para un examen detallado. En este caso es preferible conservarlas vivas, pero a veces esto no es posible.

## Matanza

Aparte de la asfixia, uno de los mejores procedimientos para dar muerte a los peces sin dañarlos consiste en utilizar un líquido anestésico, siendo muy apropiada la sustancia química conocida como MS222. Los ejemplares lanzados en una disolución al 0,1 % son narcotizados muy rápidamente y luego o bien pueden congelarse o ser trasladados a un fijador apropiado. De todos modos, los peces deberían ser examinados lo más frescos posible.

## Congelación y fijación

Los peces congelados retienen mucho mejor sus colores que los ejemplares fijados; el mejor procedimiento para congelarlos consiste en colocar cada ejemplar en una bolsa de politeno con un poco de agua y una etiqueta apropiada y congelarlo en su totalidad lo más de prisa posible. El ejemplar debería conservarse plano durante este proceso procurando no dañar sus aletas.

Sin embargo, ni siquiera los peces congelados se conservarán indefinidamente, especialmente si tienen que estar sujetos a un periódico deshielo para fines de investigación, y normalmente los ejemplares que tienen que guardarse han de fijarse de algún modo. El fijador más útil es el formaldehído al 4 %. Cada pez debería colocarse plano sobre un plato llano con sus aletas lo más extendidas posible y verter luego sobre él una cantidad suficiente de esta disolución hasta cubrirlo por completo. Para asegurar una fijación total deberían dejarse varios días. Con peces de más de 30 cm de longitud, se aconseja normalmente practicar una pequeña hendidura en la pared ventral del cuerpo, o inyectar la cavidad corporal con una pequeña cantidad de formaldehído al 40 %. Esto garantiza una fijación completa, después de la cual los peces pueden ser guardados temporalmente en bolsas de politeno o de modo definitivo en tarros apropiados, bien en formaldehído al 4 % o en preservantes menos ofensivos tales como alcohol de 70° o fenoxetol de propileno al 1 %. Cada tarro debería llevar una etiqueta en su interior, escrita en lápiz o en tinta imborrable, con una nota de la especie implicada, el agua de recogida, la fecha y el recolector.

En los casos en que no se puedan adquirir los preservantes aconsejados, se pueden obtener bastante buenos resultados utilizando otros materiales que normalmente pueden conseguirse con mayor facilidad. Por ejemplo, se puede lograr una preservación razonable con: **1** Alcoholes metilados, diluyendo 7 partes de alcohol en 3 partes de agua. **2** Sal, diluida una parte de sal en 2 partes de agua. **3** Vinagre (ácido acético), tan utilizado como condimento. La preservación puede llevarse a cabo satisfactoriamente en bolsas de politeno manteniendo el pez plano.

Los huevos o las larvas pueden preservarse y guardarse en pequeños tubos que contengan o bien formaldehído al 4 % o alcohol de 70°. Dentro de cada tubo hay que colocar etiquetas con datos apropiados (especie, localidad, fecha, color de los huevos cuando están frescos, hábitat exacto, nombre del recolector, etcétera). En el caso de los huevos, debería tomarse una cantidad razonable donde fuera posible, especialmente si los huevos se adhieren unos a otros, ya que la unión puede ser vital para su identificación.

Algunas especies de peces pueden ser identificadas simplemente a partir de sus escamas, y además generalmente se puede establecer la edad del ejemplar por medio de varias escamas en buen estado tomadas del flanco del cuerpo, además de ciertas características de su historia. Si se dispone de escamas de varios ejemplares deberían colocarse dentro de un pequeño sobre que debe ser aplastado y luego dejado secar; de esta forma se conservarán indefinidamente. El sobre, por fuera, debería llevar los siguientes datos: especie, localidad, fecha, nombre del recolector, longitud, peso y sexo del ejemplar implicado. Para la identificación, las escamas deberían limpiarse y pegarse en platinas de vidrio, bien secas o en gel de glicerina. La longitud de un pez se puede obtener de varias maneras diferentes; el procedimiento más utilizado consiste en registrar la distancia exacta entre la punta del hocico y la punta del radio central de la aleta caudal.

Al igual que ocurre con los otros vertebrados, los huesos son con frecuencia muy útiles en la identificación de los peces, y en algunos casos (por ejemplo, los huesos faríngeos de los Ciprínidos y huesos vómer de los Salmónidos) éstos pueden ser indispensables para una identificación precisa. Ciertos huesos son también de máxima importancia para proporcionar información sobre la edad y el desarrollo de algunos peces (por ejemplo los huesos operculares de los Pércidos y Esócidos). Los huesos en cuestión deberían analizarse minuciosamente fuera del pez a estudiar, junto con sus tejidos. Luego cada hueso debería ponerse en agua muy caliente durante unos minutos y más tarde fregarse suavemente con un pequeño cepillo duro para eliminar el tejido blando sobrante; este proceso debería repetirse hasta que el hueso estuviera totalmente limpio. Luego puede colocarse sobre un papel limpio y dejar que se seque poco a poco en un ambiente templado. Los detalles sobre el pez del que se sacó el hueso (especie, localidad, fecha, nombre del recolector, longitud, peso y sexo) deberían escribirse o bien en una pequeña etiqueta dura atada al hueso por medio de un hilo resistente, o por fuera de un sobre o cajita en los que se guarde el hueso. Los huesos limpiados y secados así se conservarán casi indefinidamente.

Aunque con la ayuda de esta clave es posible identificar hasta todas las especies de peces conocidas que se encuentran en las aguas dulces de Europa, algunas de ellas son bastante difíciles de identificar correctamente sin poseer cierta experiencia, y existe además la posibilidad de la aparición de un híbrido, o de una especie nueva para un país. En casos de duda deberían matarse uno o más ejemplares de la especie implicada y conservándolos como se ha descrito arriba, enviarlos luego junto con detalles oportunos a un ictiólogo competente para que los examine. El autor estaría sumamente interesado en recibir cualquiera de estos ejemplares difíciles para un examen y comprobación: La dirección es:

Dr. Peter S. Maitland,
Institute of Terrestrial Ecology,
Wetlands Research Group,
12 Hope Terrace,
Edinburgh EH9 2AS, Scotland.

## CONSERVACIÓN

Los mapas incluidos en este libro muestran la distribución actual de cada especie de pez de agua dulce de Europa. Varias de las especies están aumentando su campo de distribución, mientras que otras disminuyen en este sentido. Algunas se hallan en peligro de extinción, principalmente como resultado de las agresiones llevadas a cabo por el hombre. Se requiere todavía una considerable cantidad de investigación sobre las especies menos frecuentes, si quieren protegerse y evitar su extinción.

La conservación de los peces de agua dulce significa para diferentes personas cosas también diferentes. Gran parte del estudio sobre la conservación de los peces en el pasado se ha centrado en torno a las especies que son de una importancia directa para el hombre en el aspecto comercial o bien en el deportivo. La cantidad de personas implicadas en estas actividades es muy grande (sólo en las islas Británicas, unos 3 millones).

Al considerar la conservación de las poblaciones de peces, existen algunos otros aspectos importantes que han recibido mucha menos atención, probablemente porque parecen no tener ninguna importancia económica o, si se admite que tienen tal importancia, porque es demasiado difícil de apreciar en términos de «importancia económica». El entretenimiento es uno de estos motivos. La importancia como entretenimiento de los organismos acuáticos es actualmente un hecho aceptado, y una de las atracciones de estar cerca de ellos es para ver a los peces nadar y saltar en el agua clara. Para mucha gente es psicológicamente satisfactorio saber (sin necesidad de verlo) que una masa de agua contiene sanas y estables poblaciones de peces. Como ya se ha mencionado, los peces son excelentes indicadores del grado de contaminación de una masa acuosa: las muertes de peces constituyen con frecuencia una de las primeras indicaciones evidentes de una contaminación imprevista, y las aguas que carecen de peces debido a la contaminación generalmente se considera que son insatisfactorias, sin hacer caso de su aspecto visual. En general, entre los principales consumidores de las cadenas alimenticias de los sistemas acuáticos, los peces proporcionan a menudo una medida muy sensible de la contaminación del ambiente.

La importancia recreativa de las poblaciones de peces a menudo se la considera únicamente por su utlidad como pesca deportiva, mientras que esto es solamente una parte del caso. El elemento económico y la participación de adultos en la pesca deportiva, con frecuencia oculta el hecho de que grandes cantidades de niños (¡y sus padres!) consiguen un placer recreativo enorme pescando pequeños peces y más tarde conservándolos en estanques o en acuarios. La distribución de las especies importantes en este contexto es mucho más extensa que lo que concierne a la pesca deportiva. En relación con esta actividad está la importancia educativa de esas especies para las escuelas y universidades, especialmente desde los puntos de vista anatómico y de comportamiento. Las relaciones ecológicas dentro de las aguas también pueden ser importantes por lo que a los peces se refiere. Así, por ejemplo, a menudo constituyen el principal alimento de las aves depredadoras interesantes o en peligro de extinción.

En el contexto científico, las poblaciones de peces poseen algunas utilidades, y sirven para una gran diversidad de estudios de investigación. Un importante aspecto de este campo es la conservación de poblaciones de especies infrecuentes o poblaciones aisladas que puedan poseer reservas genéticas.

Las poblaciones de peces han interesado al hombre durante muchos milenios, y resulta difícil separar el efecto de su impacto de los cambios debidos a procesos más naturales. Durante los últimos cien años, especialmente en la pasada década, se han utilizado muchas presiones recientes e intensas, que en la mayor parte de los casos han resultado perjudiciales para la conservación de los peces. Muchas de ellas se hallan entrelazadas inevitablemente, y con frecuencia la última combinación termina inciertamente.

### Pesquerías

El impacto de las pesquerías (tanto comercial como deportivo) sobre las poblaciones que explotan puede variar desde una extinción total de las poblaciones hasta la relación más o menos estable de reclutamiento y cultivo que existe en muchas antiguas pesquerías. La esencia del éxito de las mismas consiste en tener una pesquería bien regulada donde se verifiquen continuamente estadísticas sobre la pesca y se utilicen como base para la futura dirección de las razas. Redunda, desde luego, en beneficio propio para los que estén interesados en las pesquerías el adoptar sistemas prudentes en relación con la vida, la clase de mecanismo utilizado y las cantidades y tamaños de los peces pescados, etcétera, con el fin de que las razas puedan sobrevivir. Aunque existen considerables lagunas en nuestro conocimiento de la dinámica de la población de muchas especies de peces, disponemos de información suficiente para suponer que las pesquerías bien reguladas, cuya información se basa en la información científica actual, deberían obtener buenos resultados en relación con las especies de peces de las que se ocupan. A pesar de todo, la dirección de las pesquerías de agua dulce no se basa siempre en ello.

Antiguamente se consideraba (y todavía sucede hoy en día) que la tenencia de razas era el principal sistema de dirigir una pesquería; una gran cantidad de criaderos de peces y estanques abandonados de diversos países dan testimonio de la creencia de las generaciones pretéritas en este procedimiento. No existe la menor duda de que la tenencia de razas constituye una parte importante del sistema de dirección de algunas pesquerías, pero solamente es necesaria en las aguas sin suficientes regiones de freza y criadero para proporcionar ejemplares para paliar las pérdidas debidas a la influencia de la pesca con caña. El número de aguas donde sucede esto son ya una minoría, y es probable que continúe así a menos que se establezcan pesquerías de «poner y quitar». La producción de pescado en ellas es por lo general nula, ya que los peces introducidos son de un tamaño apto para ser pescados antes de que mueran de hambre. Existen muy pocos ecosistemas acuáticos dentro de los cuales pueda introducirse y establecerse una determinada especie de pez sin sufrir alguna alteración importante dentro del mismo sistema. Siendo éste el caso, todas las introducciones de peces propuestas, bien como especies que no se encuentran en Europa o que fueran nuevas para el interior del sistema acuático, deberían tratarse cautelosamente.

A las especies indígenas de distribución restringida, o a las especies extrañas bien establecidas ya en Europa, debería dárseles una consideración esmerada para cualquier proyecto de introducirlas fuera de sus regiones actuales de aparición. Muchas especies indígenas parece que se distribuyen paulatinamente por medios naturales, por ejemplo la perca y el lucio, pero incluso en esos casos el resultado puede ser negativo. Así, se conocen varios casos de lucios que han accedido a aguas que contenían poblaciones de truchas, y las han eliminado por completo. Además, muchas especies han sido dispersadas por el hombre. La introducción del leucisco común y del rutilo común en Irlanda, así como su influencia sobre otros peces de allí, han sido cuidadosamente documentadas, mientras que recientemente el barbo común ha sido trasladado mucho más allá de su primitiva zona de aparición. Anualmente tienen lugar muchos centenares de introducciones de importancia secundaria, pero en general dentro de los límites de distribución de la especie.

En el caso de las especies de peces que son nuevas para Europa, existen varios puntos que deberían tenerse en cuenta antes que se piense en su introducción: **1** Debería quedar bien claro que detrás de la introducción existe alguna finalidad legítima, como una dirección deportiva, o una diversificación de ciertas comunidades de peces. **2** Es indeseable la introducción de especies que es probable que presenten gran importancia sobre los ecosistemas (tales como la destrucción de la vegetación). **3** Debería prestarse especial atención al problema de si las especies deberían o no ser fácilmente controladas. Algunas especies puede que no se reproduzcan debido a las condiciones climáticas, mientras que otras pueden exigir grandes requisitos para frezar, etc.

Existen sin duda algunas circunstancias en las que la translocación de las especies nativas puede justificarse. Entre los casos evidentes se cuentan la introducción en aguas limpias de peces cuyas poblaciones primitivas han sido destruidas por algún tipo de contaminación, y el establecimiento de especies idóneas en aguas recién creadas tales como los embalses. Ciertas aguas naturales no contienen especie de pez alguna, y mientras que científicamente es deseable que algunas de tales aguas permanezcan de esta forma, podría establecerse un compartimento para la introducción de unos peces apropiados en otras. Por otra parte, es especialmente desaconsejable la introducción de cualquier especie nueva en aguas que contengan especies indígenas poco frecuentes. No obstante, estaría muy bien que las especies indígenas infrecuentes fueran trasladadas a otras aguas para su conservación.

## Contaminación

La contaminación de las aguas dulces es un tema que en la actualidad es objeto de discusión diaria y no será tratado con detalle aquí. Basta decir que la mayor parte de la contaminación existente procede de los desechos domésticos, agrícolas o industriales y que puede ser tóxica, por esta razón eliminadora de todas las especies de peces presentes, o selectiva, exterminando únicamente unas cuantas especies sensibles o alterando el ambiente de modo que algunas especies resultan favorecidas y otras no.

Debido a la gran cantidad de ríos existente y a su proximidad con el mar, existe una contaminación menos directa en las aguas permanentes de Europa. La mayor parte de las aguas residuales son vertidas a las aguas corrientes y a los estuarios (o al mar), y son las especies relacionadas con dichos sistemas las más principalmente afectadas por la contaminación. Las especies con afinidades marinas son las más especialmente afectadas, ya que normalmente es el cauce inferior de los ríos y sus estuarios las partes que están gravemente contaminados, pero por los cuales tienen que pasar dichos peces en una etapa de su ciclo vital. De este modo, una sola franja fuertemente contaminada de un sistema fluvial puede afectar a la población de peces actuando como una barrera.

El proceso de eutroficación de un extenso conjunto de aguas está recibiendo en la actualidad una considerable atención en muchas partes del mundo. El fenómeno se debe en esencia a las crecientes cantidades de nutrientes que penetran en el agua procedentes de los procesos geológicos, domésticos, industriales y agrícolas. Las transformaciones generales que tienen lugar en un conjunto de agua sometido a la eutroficación no se discutirán aquí, salvo mencionar que implican grandes incrementos en la cantidad de algas (relacionado con ello aparece una modificación de la composición de las especies, y cambios en el bentos y en las poblaciones).

Por lo que a los peces se refiere, un resultado normal de la creciente eutroficación consiste en un notable incremento del ritmo de crecimiento. Parece también que existe una relación directa entre una eutroficación acelerada y una proporción creciente de parasitismo en los peces. Con el paso de sustratos limpios oxigenados a otros obstruidos con sedimentos, a veces pobremente oxigenados, con los sustratos de las aguas sometidas a eutroficación, muchos peces pierden importantes zonas de espacio de freza. Esto tiene una grave consecuencia sobre las especies que frezan en el agua profunda, tales como el corégono. En los lagos naturales que están experimentando una eutroficación normal parece que hay una sucesión de especies y una dominancia desde los Salmónidos (por ejemplo la trucha alpina) a los Coregónidos (por ejemplo el corégono) a los Pércidos (por ejemplo la perca) hasta los Ciprínidos (por ejemplo la carpa). Esta sucesión, considerada en general como indeseable desde los puntos de vista de la pesca con caña deportiva, se ve considerablemente acelerada por medio de la eutroficación artificial. Los mecanismos de estas transformaciones son aún bastante desconocidos.

## Explotación de terrenos

El efecto de las diferentes formas de uso del terreno puede llegar a ser importante para las poblaciones de peces de diversos lugares de Europa. La creación de embalses para la hidroelectricidad o para el suministro de agua constituye un ejemplo manifiesto, porque ríos poco profundos o pequeños estanques se transforman en enormes embalses, a menudo bastante profundos. En algunos casos estos embalses presentan niveles del agua sumamente variables, y esto puede tener una influencia significativa sobre las poblaciones del litoral, con inclusión de los peces, que o viven o frezan en aguas poco profundas o en afluentes inundados. Normalmente las presas de dichos embalses actúan como barreras para los peces migratorios, y en Escocia por ejemplo, la mayor parte de medidas tomadas para remediar tales situaciones están enfocadas hacia la conservación de especies anadromas. Entre dichas medidas se halla una garantía de mínimo caudal del río, la provisión de crecidas, la construcción de pasos para peces, el montaje de pantallas de «smolt», la creación de gravas artificiales para la freza, la explotación de criaderos, y la exploración de las gravas de freza natural no usadas anteriormente. Aunque algunos embargos (impoundments) pueden mejorar la calidad de la pesca deportiva, casi nunca se tiende a pensar en otras especies distintas a aquellas de importancia comercial o deportiva.

Un grave problema relacionado con la explotación del terreno consiste en la destrucción general por medio del drenaje o el relleno de muchos millares de pequeños estanques, y otras aguas de menor importancia existentes en todos los lugares de Europa, especialmente en las regiones de tierras bajas. Dichos hábitats son de máxima importancia para las poblaciones de las especies de peces más pequeñas (siendo asimismo importantes comunidades acuáticas por derecho propio), pero casi nunca aparecen protestas sobre su destrucción. En pocas regiones la tendencia es todo lo contrario, extrayéndose nuevas aguas para el depósito de agua, para la agricultura o para la obtención de grava. Aunque el objetivo original es de tipo económico, dichas aguas pueden ser importantes en concepto de conservación si se construyen y se dirigen inteligentemente, y en algunas zonas se están convirtiendo en un gran atractivo.

## Futuras tendencias

Es probable que las presiones descritas anteriormente continúen y sean incluso complementadas por nuevas dificultades a medida que aumente la demanda de agua por parte de las empresas industriales, domésticas y recreativas. En la mayoría de los casos el efecto principal parecería ser favorable a las especies pescadas con caña, y sumamente perjudiciales para los peces no deportivos, especialmente las especies poco comunes. Es difícil generalizar, pero las tendencias más importantes parecen ser las que siguen. **1** Es probable que las comunidades de peces naturales, estables y variadas, experimenten transformaciones debido a envenenamiento (u otras causas) seguido de acumulación de especies de peces introducidos tales como la trucha arco iris en zonas de monocultivo. **2** Es probable que los procesos de eutroficación continúen y aceleren la sucesión de las aguas naturales hacia condiciones que favorezcan a las especies más bastas. Los peces que tendrán más éxito aquí serán probablemente las especies bastas de importancia deportiva, tales como la brema. **3** La contaminación ha erradicado ciertas poblacio-

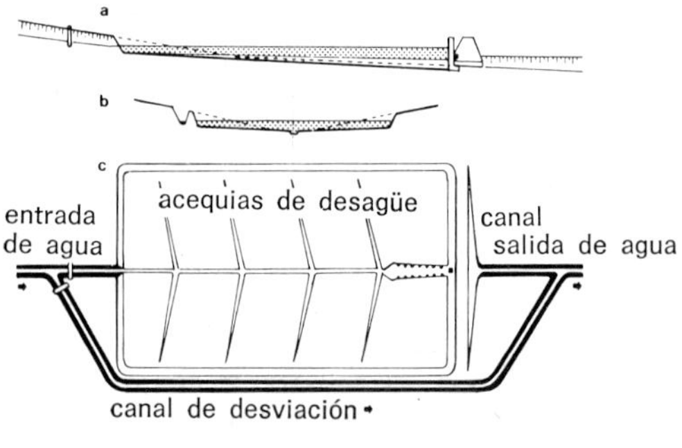


**Fig. 27** Plano de un típico estanque de cultivo de peces: a = sección longitudinal; b = sección transversal; c = planta (según Maier y Hofman).

nes de especies migratorias de los estuarios pero parece probable que disminuya en los años venideros, de modo que existe la posibilidad del restablecimiento de muchos de esos peces. En algunos casos, por ejemplo el río Támesis, se están recolonizando naturalmente regiones de su fauna piscícola. En los lugares donde la contaminación sea un problema continuado o creciente, las especies sensibles y deportivas, tales como el salmón, desaparecerán antes que las especies toscas, tales como el rutilo común. **4** Continuará el arrasamiento de pequeñas masas de agua, con la consiguiente destrucción de las poblaciones de pequeñas especies tales como los espinosos. **5** Proseguirán las introducciones fortuitas de diversas clases, implicando principalmente a las especies deportivas o a las pequeñas especies utilizadas como cebo; pero prescindiendo de las consecuencias ecológicas de dichas introducciones, la importancia de las reservas de genes dentro de las especies implicadas tiene que empeorar como resultado de la mezcla indiscriminada y de la dominancia por parte de los tipos más frecuentes. **6** El impacto general de una explotación creciente del terreno, de nuevas conexiones entre las zonas de captación, etc., es probable que favorezca la distribución y abundancia de las especies más adaptables, frente a la desventaja de las formas más sensibles con escasos poderes de dispersión. Ejemplos de los primeros son el rutilo y el leucisco común, y de los últimos, el corégono blanco y la trucha alpina.

Aunque puede producirse un aumento en el número de especies deportivas por toda Europa, desde muchos puntos de vista habrá en conjunto una pérdida dentro de las reservas. Entre las especies deportivas es probable que esto ocasione una pérdida de material genético, una tendencia creciente a la enfermedad y a los parásitos, y una pérdida de estabilidad dentro de los ecosistemas en cuestión. Entre las otras especies no deportivas pueden esperarse las mismas transformaciones, junto con la merma de pequeñas poblaciones; pueden incluso desaparecer taxones únicos.

---

La mayor esperanza para el futuro parece consistir en convencer a los interesados en la dirección de pesquerías deportivas a que adoptaran una actitud más responsable hacia nuestras razas de peces indígenas, y en estimular a aquellos que estén implicados con cualquier aspecto de la explotación del agua para que tengan en cuenta la importancia de este recurso en su planificación. En concreto, valdría la pena seguir las siguientes líneas de acción:

En primer lugar, hacer conscientes, entre aquellos interesados, sobre la importancia de la conservación de las especies de peces y de las poblaciones en su zona geográfica o región de control. En segundo lugar, retardar la destrucción de los pequeños sistemas acuáticos y aumentar realmente el número de los existentes mediante la creación de nuevos estanques dentro de los parques nacionales, reservas naturales, etc. Dichos nuevos estanques, y naturalmente todos los embalses recientes, deberían diseñarse de tal forma que el ecosistema que se desarrolle dentro de ellos sea idóneo para diferentes especies de peces. En tercer lugar, tendría que haber un control más riguroso del envenenamiento de las aguas y del traslado de las razas de peces (incluso de las especies corrientes) de una zona de captación a otra. Por último, tendría que trabajarse más activamente en la conservación de las especies poco frecuentes, protegiendo los ecosistemas en los que se encuentran en la actualidad y trasladando la raza seleccionada a aguas apropiadas de la misma zona. Incluso con las especies corrientes, debería haber un mecanismo para reintroducir las especies a las aguas (estuarios inclusive) de las que han desaparecido, si las condiciones de allí parecen apropiadas actualmente, y establecer oportunas comunidades mezcladas en nuevos conjuntos de agua. Las razas utilizadas para tales introducciones deberían escogerse cuidadosamente.

Además, no debería pensarse que necesariamente toda masa de agua ha de poseer una población de peces. Es sumamente aconsejable que, entre la diversidad de masas acuíferas de Europa, permanezca cierto número de ellas sin ninguna especie de peces, permitiendo de este modo el desarrollo de las interesantes comunidades naturales que se desarrollan en ausencia de ellos.

## CLASIFICACIÓN

La clasificación y nomenclatura de los seres vivos ha parecido siempre algo misterioso para el profano. La mayor parte del malentendido y de la dificultad se ha producido por el hecho de que los biólogos han utilizado derivaciones latinas o griegas para los nombres científicos escogidos. Esto, unido al desconocimiento de la posición de los nombres específicos, genéricos y otras categorías superiores, ha llevado a la separación entre los científicos que sólo reconocen el nombre científico en dos palabras para una especie dondequiera que se encuentre, y los no expertos que pueden utilizar diferentes nombres para la misma especie de diferentes países, e incluso de diferentes lugares del mismo país.

Un buen ejemplo de la complejidad de la nomenclatura de los peces se encuentra en el lucio, que se extiende por Europa, Asia y América del Norte. Los biólogos reconocen naturalmente a este pez por el nombre científico de *Esox lucius.* Sin embargo, sólo en Europa se utilizan los siguientes nombres comunes en diferentes países (e incluso dentro de estos países se encuentran diversos nombres más del dialecto local): **Checoslovaquia,** Stika obecna; **Dinamarca,** Gedde; **Alemania,** Hecht; **Inglaterra,** Pike; **España,** Lucio; **Francia,** Brochet; **Irlanda,** Lius; **Yugoslavia,** Stuka; **Italia,** Luccio; **Hungría,** Csuka; **Holanda,** Snoek; **Noruega,** Gjedde; **Polonia,** Szczupak; **Rumania,** Stiuca; **Rusia,** Shtschuk; **Finlandia,** Hauki; **Suecia,** Gadda; **Turquía,** Turna baligi.

La importancia de un solo nombre internacional para cada especie queda totalmente clara en este contexto.

El nombre científico en dos palabras para una especie equivale a los nombres dados a muchos individuos humanos, con el primer nombre genérico (por ejemplo *Esox*) que equivale al apellido, y el segundo nombre específico (por ejemplo *lucius*) que equivale al nombre de pila. Aunque naturalmente aquí se utilizan al revés. Generalmente un nombre de una especie va seguido por el nombre de la autoridad científica que la describió primero, y el año en que se publicó la descripción (a saber: *Esox lucius,* Linneo, 1758). Generalmente el nombre científico escogido para cada especie hace referencia a alguna característica de su forma o de sus costumbres, pero de vez en cuando las especies se nombran a partir de personas o lugares concretos.

Sin embargo, la nomenclatura de las especies no consiste meramente en un proceso fortuito sujeto al capricho de cada científico que descubre una nueva especie. Toda la base de la forma en que se agrupan los nombres se funda sobre la

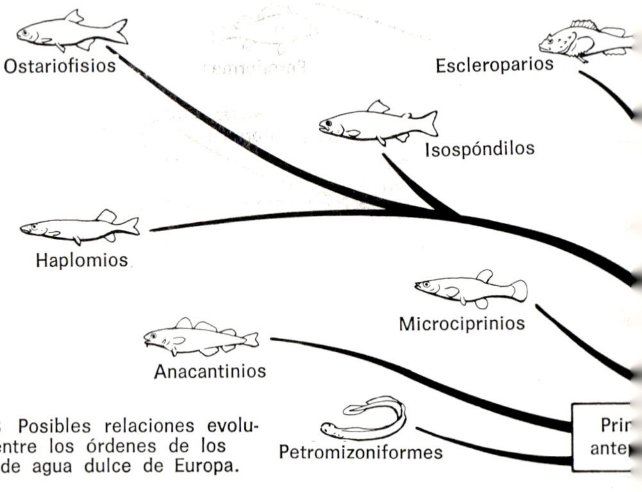


**Fig. 28** Posibles relaciones evolutivas entre los órdenes de los peces de agua dulce de Europa.

creencia en la teoría de la evolución que propone que los seres vivos cambian constantemente para satisfacer las demandas del ambiente (véase fig. 28). De este modo, una especie concreta, sometida a diferentes tensiones de dos aguas distintas durante un largo período de tiempo, puede evolucionar en dos nuevas especies que son inconfundiblemente distintas de la raza original, y con el tiempo tan diferentes una de otra que son incapaces de entrecruzarse.

Con todo, aunque sean distintas, estas dos especies estarán más íntimamente relacionadas una con otra que con cualquier otro pez y es probable que sean colocadas en el mismo género. Así, en América del Norte existe una segunda especie de lucio conocido como «muskalonge». Su nombre científico es *Esox masquinongy*. (A los pescadores con caña de lucios europeos les interesará saber que este pez mide hasta 1,80 m de largo y pesa más de 50 kg.) Junto con varias especies más, estas dos especies de *Esox* forman la familia de los Esócidos. Esta familia y otra relacionada con ella, los Umbridos, forman un pequeño orden conocido por el nombre de Clupeiformes (Haplomios). Existen muchos otros órdenes de peces, generalmente más grandes, que junto con los Clupeiformes (Haplomios) forman la clase Osteictios. Todos los miembros de esta clase poseen un esqueleto óseo, a diferencia de los miembros de la única otra clase de peces encontrados en las aguas dulces europeas, los Marsipobranquios. Aquí el esqueleto consiste únicamente en un cartílago flexible.

Se habrá visto, pues, que las diferentes especies de peces se clasifican juntas en grupos cada vez mayores, creyéndose que las relaciones dentro de cada grupo se deben a una ascendencia común. La clasificación que abarca los peces de agua dulce de Europa se da en la lista de repaso más abajo, y como ejemplo final de la categoría del pez y del hombre —ambos vertebrados— se citan aquí en relación con su clasificación.

Algunas de las importantes características de los diversos peces europeos se indican en las claves de identificación y en la descripción de familias, géneros y especies que se citan más adelante en este libro.

| | **LUCIO** | **HOMBRE** |
|---|---|---|
| **Sub-filum** | Vertebrados | |
| **Clase** | Osteictios | Mamíferos |
| **Orden** | Clupeiformes | Antropoides |
| **Familia** | Esócidos | Homínidos |
| **Género** | *Esox* | *Homo* |
| **Especie** | *lucius* | *sapiens* |

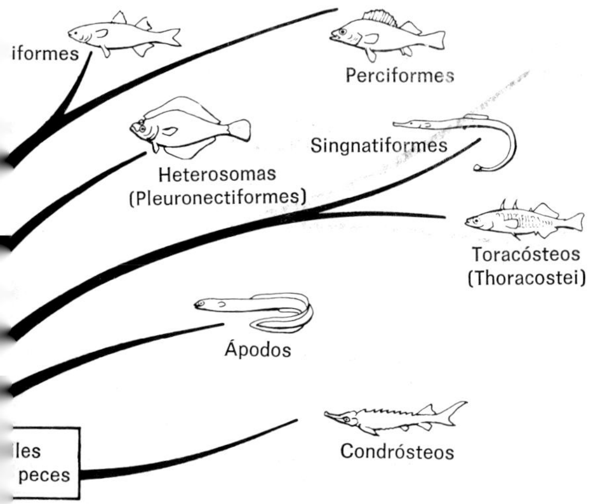

# Clave para las familias de peces de agua dulce de Europa

1 Ninguna aleta apareada; 7 pares de aberturas branquiales; sin mandíbula inferior, la boca de los adultos es un disco chupador; un solo orificio nasal mediano entre los ojos. PETROMIZÓNIDOS (pág. 66)

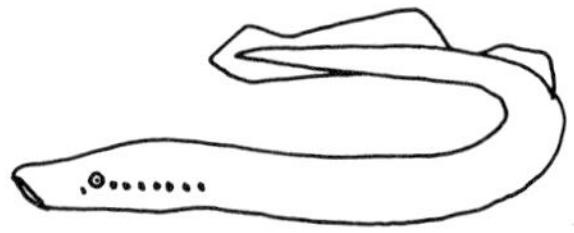

1 o 2 aletas apareadas; 1 par de aberturas branquiales, cada una protegida por un opérculo; mandíbula inferior presente, la boca nunca es un disco chupador; orificios nasales apareados anteriores a los ojos **2**

2 Cuerpo cubierto de anillos óseos; hocico tubular; aleta caudal ausente o muy pequeña SINGNÁTIDOS (pág. 190)

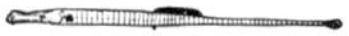

Cuerpo no cubierto de anillos óseos; hocico no tubular; aleta caudal siempre presente y más o menos normal **3**

3 Lóbulo superior de la aleta caudal mucho más largo que el inferior (heterocerca); 5 filas longitudinales de grandes placas óseas sobre el cuerpo; hocico muy alargado ACIPENSÉRIDOS (pág. 74)

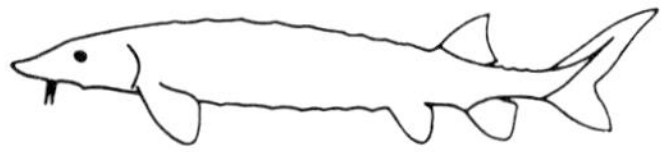

Aleta caudal más o menos simétrica (holocerca); sin grandes placas óseas sobre el cuerpo; hocico normal **4**

4 Pequeña protuberancia carnosa por encima del ojo; una sola aleta dorsal prolongándose desde la cabeza hasta casi la aleta caudal BLÉNIDOS (pág. 224)

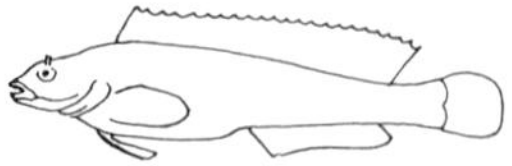

Ninguna protuberancia carnosa por encima del ojo; aleta o aletas dorsales más cortas **5**

5 1 aleta dorsal, o si son 2, entonces la aleta posterior (adiposa) pequeña y carnosa, sin radios; las aletas pélvicas, si existen, aproximadamente a medio camino entre las aletas pectorales y el ano, o más cerca del ano; conducto neumático presente entre la vejiga natatoria y el esófago **6**

2 aletas dorsales, o si es 1, entonces o está dividida en dos partes visibles, siendo la parte anterior muy espinosa o sustituida por espinas aisladas, o bien el cuerpo está sumamente aplanado con ambos ojos a cada lado de la cabeza; aletas pélvicas justo debajo, o ligeramente posteriores, de las aletas pectorales; conducto neumático ausente entre la vejiga natatoria y el esófago **19**

6 Barbillones presentes en la cabeza, principalmente un par más largo que las aletas pectorales; aleta dorsal con menos de 8 radios; escamas ausentes **7**

Barbillones o bien ausentes en la cabeza, o si están presentes entonces mucho más cortos que las aletas pectorales; aleta dorsal con más de 8 radios; escamas presentes (aunque muy pequeñas en 2 familias)

7 4 o 6 barbillones, el par dorsal muy largo, llegando hacia atrás hasta la aleta dorsal; aleta anal muy larga, aproximadamente con 90-92 radios SILÚRIDOS (pág. 180)

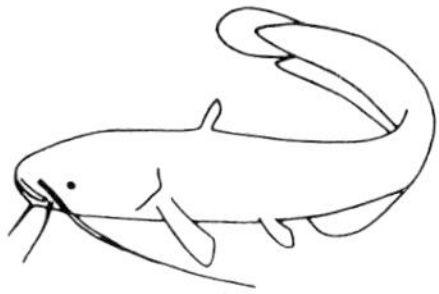

8 barbillones, el par dorsal corto, sin llegar más allá del opérculo; aleta anal corta con sólo 20-22 radios ICTALÚRIDOS (pág. 182)

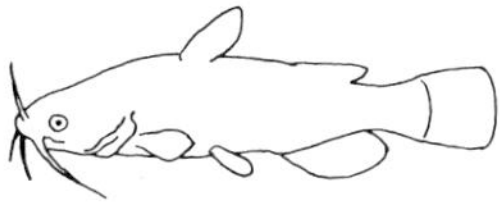

8 2 aletas dorsales, la aleta posterior (adiposa) carnosa sin radios **9**

1 aleta dorsal **12**

9 Escamas relativamente pequeñas, más de 100 a lo largo de la línea lateral; pigmento rojo presente a menudo en la piel SALMÓNIDOS (pág. 88)

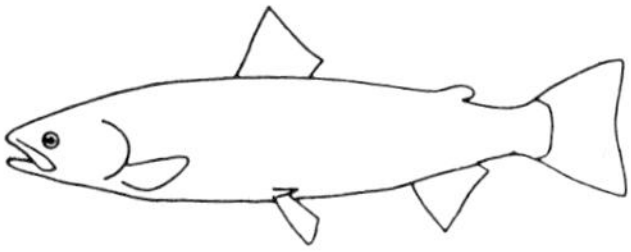

Escamas relativamente grandes, menos de 100 a lo largo de la línea lateral; pigmento rojo rara vez presente en la piel **10**

10 Línea lateral completa casi hasta la aleta caudal; dientes ausentes o pobremente desarrollados; proceso pélvico axilar presente **11**

Línea lateral presente sólo durante aproximadamente las primeras 10-20 escamas; dientes bien desarrollados; proceso pélvico axilar ausente OSMÉRIDOS (pág. 106)

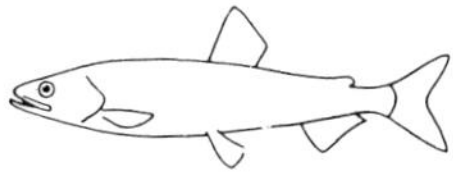

11 Aleta dorsal voluminosa, la longitud deprimida de la cual es mucho mayor que la de la cabeza, y con más de 20 radios; grandes manchas de pigmento negro normalmente presentes en la piel; pequeños dientes presentes TIMÁLIDOS (pág. 106)

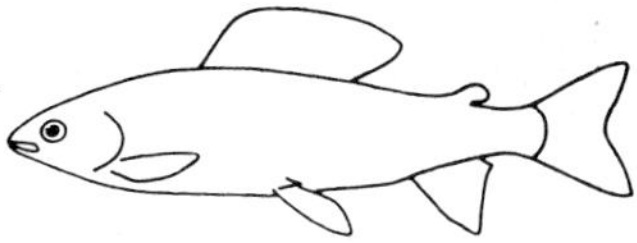

Aleta dorsal normal, la longitud deprimida de la cual no es nunca mayor que la de la cabeza, y con menos de 20 radios; en la piel nunca aparecen grandes manchas de pigmento negro, aunque pueden ser frecuentes pequeños cromatóforos negros COREGÓNIDOS (pág. 100)

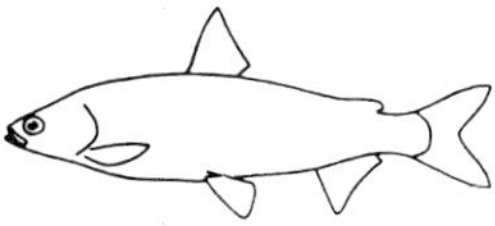

**12** Aleta dorsal distinta de la aleta caudal; aletas pélvicas presentes; cuerpo no extremadamente alargado **13**

Aleta dorsal continua con las aletas caudal y anal; aletas pélvicas ausentes; cuerpo extremadamente alargado ANGUÍLIDOS (pág. 184)

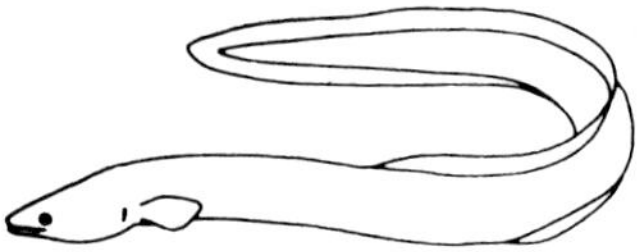

**13** Escamas sobre la superficie ventral con una sola cresta ventral; línea lateral ausente; grandes escamas alargadas por encima de la parte más interna de la aleta caudal CLUPEIDOS (pág. 80)

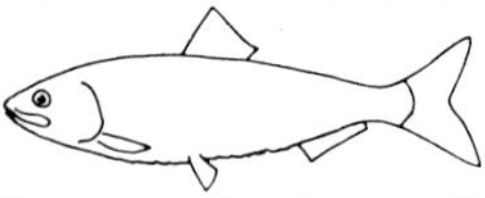

Escamas sobre la superficie ventral sin una sola cresta ventral; línea lateral presente; ninguna escama alargada por encima de la parte más interior de la aleta caudal **14**

**14** Aleta dorsal en general posterior al ano; dientes presentes **15**
Aleta dorsal totalmente o en su mayor parte anterior al ano; dientes ausentes **18**

**15** Cabeza alargada, boca muy grande con dientes caninos bien desarrollados; línea lateral presente ESÓCIDOS (pág. 108)

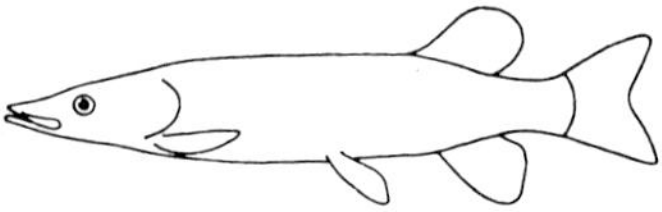

Cabeza y boca normales con pequeños dientes; sin línea lateral **16**

**16** Aleta anal con menos de 8 radios; más de 32 escamas a lo largo del flanco del cuerpo Úmbridos (pág. 108)

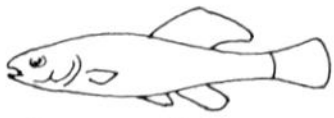

Aleta anal con más de 8 radios; menos de 32 escamas a lo largo del flanco del cuerpo **17**

**17** Aleta anal del macho normal; ovíparos; aleta dorsal con más de 9 radios; los dientes de los adultos trífidos en la punta CIPRINODÓNTIDOS (pág. 194)

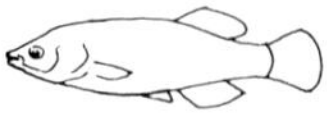

En el macho la aleta anal se prolonga para formar un órgano copulador; vivíparos; aleta dorsal con menos de 9 radios; los dientes de los adultos cónicos en la punta PECÍLIDOS (pág. 196)

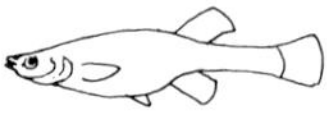

**18** Menos de 5 barbillones en la cabeza; boca normal; escamas generalmente visibles sobre el cuerpo CIPRÍNIDOS (pág. 110)

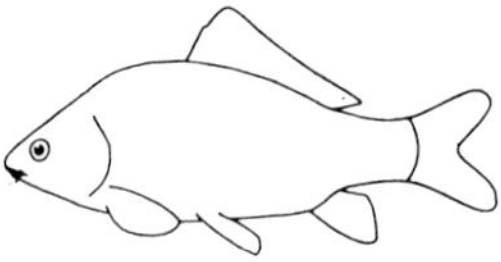

Más de 5 barbillones en la cabeza; boca pequeña; escamas sobre el cuerpo confusas COBÍTIDOS (pág. 170)

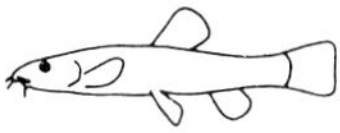

19 2 aletas dorsales, o si es 1, entonces dividida en dos partes visibles, siendo la parte anterior muy espinosa; cuerpo nunca muy aplastado o con espinas aisladas **20**

1 aleta dorsal; cuerpo muy aplastado o con una fila de espinas dorsales **28**

20 Cabeza con un solo barbillón debajo de la boca y 1 pequeño barbillón al lado de cada orificio nasal; aleta anal con más de 60 radios GÁNIDOS (pág. 184)

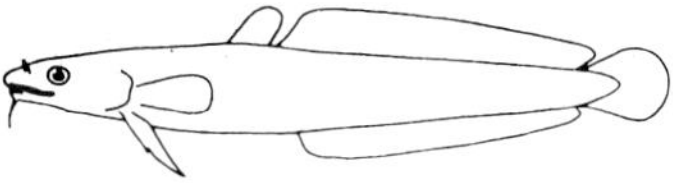

Cabeza sin barbillones; aleta anal con menos de 60 radios **21**

21 Escamas bien desarrolladas sobre la mayor parte del cuerpo; radios de la aleta dorsal anterior rígidos **22**

Escamas ausentes sobre la mayor parte del cuerpo; radios de la aleta dorsal flexibles CÓTIDOS (pág. 242)

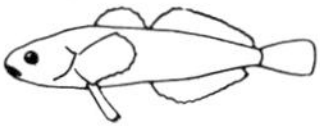

22 Línea lateral ausente; menos de 5 radios espinosos en la aleta dorsal anterior; aletas dorsales muy separadas, con una distancia entre ellas excede siempre la longitud del radio dorsal más largo **23**

Línea lateral presente; más de 5 radios espinosos en la aleta dorsal anterior; aletas dorsales continuas o muy juntas, la distancia entre ellas no excede nunca la longitud del radio dorsal más largo **24**

23 Cabeza aplastada dorso-ventralmente, con escamas en la parte dorsal; aleta anal con menos de 10 radios MUGÍLIDOS (pág. 198)

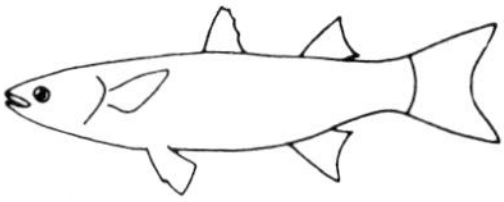

Cabeza comprimida lateralmente, sin escamas en la parte dorsal; aleta anal con más de 10 radios ATERÍNIDOS (pág. 204)

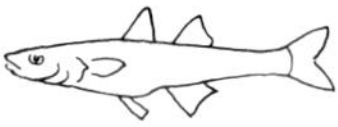

24 1 orificio nasal a cada lado de la cabeza; menos de 30 escamas a lo largo de la línea lateral CÍCLIDOS (pág. 224)

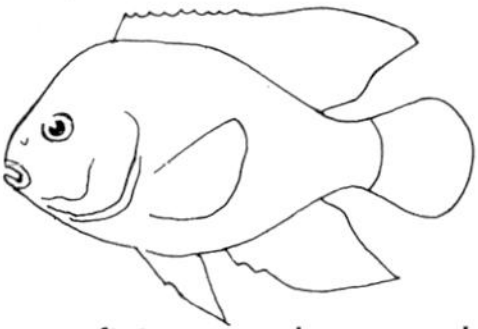

2 orificios nasales a ambos lados de la cabeza; más de 30 escamas a lo largo de la línea lateral **25**

25 2 o más espinas anales presentes; o bien menos, o más de 9 ó 10 radios espinosos en la primera aleta dorsal **26**

3 ó más espinas anales presentes; 9 ó 10 radios espinosos en la primera aleta dorsal **27**

**26** 2 espinas anales presentes; aleta caudal bifurcada; más de 10 radios espinosos en la primera aleta dorsal; aletas pélvicas no unidas medialmente PÉRCIDOS (pág. 208)

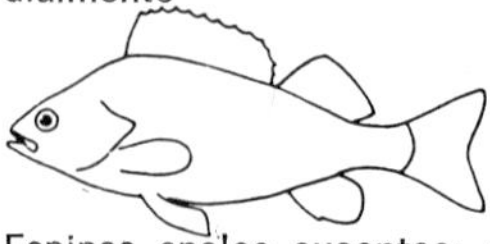

Espinas anales ausentes; aleta caudal redondeada; menos de 9 radios espinosos en la primera aleta dorsal; aletas pélvicas unidas medialmente GÓBIDOS (pág. 226)

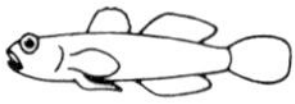

**27** Segunda aleta dorsal unida a la primera anteriormente; menos de 70 escamas a lo largo de la línea lateral; aleta anal convexa CENTRÁRQUIDOS (pág. 218)

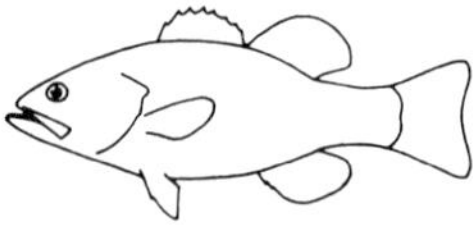

Segunda aleta dorsal separada de la primera anteriormente; más de 70 escamas a lo largo de la línea lateral; aleta anal cóncava SERRÁNIDOS (pág. 206)

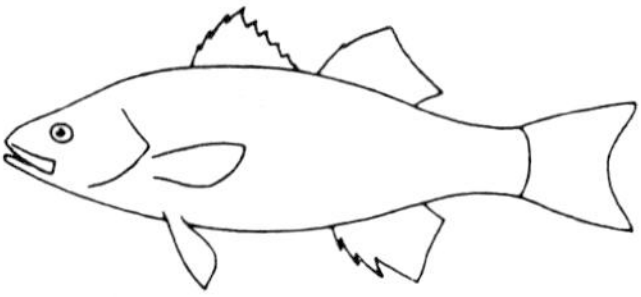

**28** 3 o más fuertes espinas anteriores a la aleta dorsal; cuerpo no aplastado; ojos a ambos lados de la cabeza; aletas pélvicas con menos de 3 radios GASTEROSTEIDOS (pág. 186)

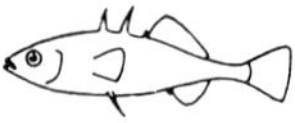

Sin espinas anteriores a la aleta dorsal; cuerpo sumamente aplastado con ambos ojos a un lado de la cabeza (generalmente el derecho); aletas pélvicas con más de 3 radios PLEURONÉCTIDOS (pág. 244)

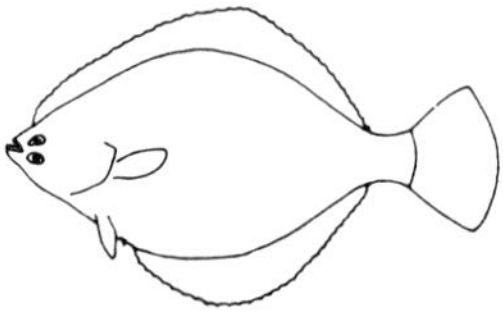

# Lista de repaso de los peces de agua dulce de Europa

**Clase MARSIPOBRANQUIOS**
**Orden PETROMIZONIFORMES**
Familia PETROMIZÓNIDOS
**Lamprea marina** *Petromyzon marinus* Linnaeus 1758
**Lamprea del Caspio** *Caspiomyzon wagneri* (Kessler 1870)
**Lamprea del Danubio** *Eudontomyzon danfordi* (Regan 1911)
**Lamprea de Vladykov** *Eudontomyzon vladykovi* Zanandrea 1959
**Lamprea ucraniana** *Eudontomyzon mariae* Berg 1931
**Lamprea oriental** *Lampetra japonica* (Martens 1868)
**Lamprea de río** *Lampetra fluviatilis* (Linnaeus 1758)
**Lampreílla** *Lampetra planeri* (Bloch 1784)

**Clase OSTEICTIOS**
**Orden CONDRÓSTEOS**
Familia ACEPENSÉRIDOS
**Huso** *Huso huso* (Linnaeus 1758)
**Esturión de vientre desnudo** *Acipenser nudiventris* Lovetsky 1828
**Esterlete** *Acipenser ruthenus* Linnaeus 1758
**Esturión de Guldenstaed** *Acipenser guldenstadti* Brandt 1833
**Esturión adriático** *Acipenser naccari* Bonaparte 1841
**Esturión común** *Acipenser sturio* Linnaeus 1758
**Esturión estrellado** *Acipenser stellatus* Pallas 1771

**Orden ISOSPÓNDILOS**
Familia CLUPEIDOS
**Sábalo** *Alosa alosa* (Linnaeus 1758)
**Alosa** *Alosa fallax* (Lacépède 1800)
**Sábalo de Dolginka** *Calpialosa brashnikovi* Borodin 1904
**Sábalo de Kizilagach** *Caspialosa curensis* Surowow 1904
**Sábalo de ojos grandes** *Caspialosa saposhnikovi* Grim 1901
**Sábalo de Suworow** *Caspialosa suworowi* (Berg 1913)
**Sábalo del Mar Negro** *Caspialosa pontica* Eichwald 1838
**Sábalo del Caspio** *Caspialosa caspia* Eichwald 1838
**Sabalillo de Tyulka** *Clupeonella delicatula* (Nordmann 1840)
**Sabalillo de Abrau** *Clupeonella abrau* (Maliatski 1931)

Familia SALMÓNIDOS
**Keta** *Oncorhynchus keta* (Walbaum 1792)
**Salmón jorobado** *Oncorhynchus gorbuscha* (Walbaum 1792)
**Salmón** *Salmo salar* Linnaeus 1758
**Trucha** *Salmon truta* Linnaeus 1758
**Trucha arco iris** *Salmo gairdneri* Richardson 1836
**Trucha alpina** *Salvelinus alpinus* (Linnaeus 1758)
**Trucha de fontana** *Salvelinus fontinalis* (Mitchill 1815)
**Trucha lacustre americana** *Salvelinus namaycush* (Walbaum 1792)
**Hucho o Salmón del Danubio** *Hucho hucho* (Linnaeus 1758)
**Taimen** *Hucho taimen* (Pallas 1811)
**Salmón del Adriático** *Salmothymus obtusirostris* (Heckel 1851)

Familia COREGÓNIDOS
**Desconocido** *Stenodus leucichthys* (Guldenstadt 1772)
**Corégono blanco** *Coregonus albula* (Linnaeus 1758)
**Peled** *Coregonus peled* (Gmelin 1758)
**Pidschian** *Coregonus pidschian* (Gmelin 1758)
**Nasus** *Coregonus Nasus* (Pallas 1776)
**Lavareto** *Coregonus lavaretus* (Linnaeus 1758)
**Corégono narigudo** *Coregonus oxyrinchus* (Linnaeus 1758)

Familia TIMÁLIDOS
**Tímalo** *Thymallus thymallus* (Linnaeus 1758)

Familia OSMÉRIDOS
**Esperlano** *Osmerus esperlanus* (Linnaeus 1758)

**Orden HAPLOMIOS**
Familia ÚMBRIDOS
**Umbra común** *Umbra krameri* Walbaum 1792
**Umbra pigmea** *Umbra pygmaea* (De Kay 1842)

Familia ESÓCIDOS
**Lucio** *Esox lucius* Linnaeus 1758

**Orden OSTARIOFISIOS**
Familia CIPRÍNIDOS
**Rutilo común** *Rutilus rutilus* (Linnaeus 1758)
**Rutilo del Danubio** *Rutilus pigus* (Lacépède 1804)
**Rutilo sudeuropeo** *Rutilus rubilio* (Bonaparte 1837)
**Rutilo portugués** *Rutilus macrolepidotus* (Steindachner 1866)
**Pardilla** *Rutilus lammingii* (Steindachner 1866)
**Rutilo macedonio** *Rutilus macedonicus* (Steindachner 1892)
**Rutilo del Mar Negro** *Rutilus frisii* (Nordmann 1840)
**Calandino** *Rutilus alburnoides* (Steindachner 1866)
**Rutilo de Albania** *Pachychilon pictum* (Heckel et Kner 1958)
**Foxinelo griego** *Phoxinellus minutus* (Karaman 1824)
**Foxinelo hispánico** *Phoxinellus hispanicus* (Steindachner 1866)
**Foxino del Adriático** *Paraphoxinus alepidotus* (Heckel 1843)
**Foxino de Croacia** *Paraphoxinus croaticus* (Steindachner 1865)
**Foxino de Dalmacia** *Paraphoxinus ghethaldii* Steindachner 1882
**Foxino del sur de Dalmacia** *Paraphoxinus pstrossi* Steindachner 1882
**Foxino griego** *Paraphoxinus epiroticus* Steindachner 1896
**Foxino moteado** *Paraphoxinus adspersus* (Heckel 1843)
**Alburno rayado** *Leucaspius delineatus* (Heckel 1843)
**Tsima** *Leucaspius marathonicus* Vinciguerra 1920
**Marida** *Leucaspius stymphalicus* (Valenciennes 1844)
**Leucisco común** *Leuciscus leuciscus* (Linnaeus 1758)
**Leucisco de Danilewskii** *Leuciscus danilewskii* (Kessler 1877)
**Leucisco del Adriático** *Leuciscus svallize* (Heckel et Kner 1858)
**Leucisco de Yugoslavia** *Leuciscus illyricus* (Heckel et Kner 1858)
**Leucisco cabezudo** *Leuciscus cephalus* (Linnaeus 1758)
**Leucisco de Kessler** *Leuciscus borysthenicus* (Kessler 1859)
**Leucisco del Cáucaso** *Leuciscus aphipsi* Aleksandrov 1927
**Leucisco italiano** *Leuciscus souffia* Risso 1826
**Leucisco de Croacia** *Leuciscus polylepsis* (Steindachner 1866)
**Leucisco de Ukliva** *Leuciscus ikliva* (Heckel 1843)
**Leucisco de Makal** *Leuciscus microlepsis* Heckel 1843
**Leucisco de Turskyi** *Leuciscus turskyi* (Heckel 1843)
**Idus** *Leuciscus idus* (Linnaeus 1758)
**Foxino de fangal** *Phoxinus percnurus* (Pallas 1811)
**Foxino común** *Phoxinus phoxinus* (Linnaeus 1758)
**Foxino de Poznan** *Phoxinus czekanowskii* Dybowski 1869
**Escardinio** *Scardinius erythrophthalmus* (Linnaeus 1758)
**Escardinio griego** *Scardinius graecus* Stephanidis 1937
**Aspio** *Aspius aspius* (Linnaeus 1758)
**Tenca** *Tinca tinca* (Linnaeus 1758)
**Condrostoma común** *Chondrostoma nasus* (Linnaeus 1758)
**Condrostoma italiano** *Chondrostoma soetta* Bonaparte 1841
**Condrostoma del Cáucaso** *Chondrostoma colchicum* Kessler 1899
**Condrostoma ibérico o Boga de río** *Chondrostoma polylepsis* Steindachner 1866
**Condrostoma de Terek** *Chondrostoma oxyrhynchum* Kessler 1877
**Condrostoma sudeuropeo** *Chondrostoma genei* Bonaparte 1841

**Condrostoma del sudoeste europeo** *Chondrostoma toxostoma* Vallot 1837
**Condrostoma dálmata** *Chondrostoma kneri* Heckel 1841
**Condrostoma foxino** *Chondrostoma phoxinus* Heckel 1843
**Gobio** *Gobio gobio* (Linnaeus 1758)
**Gobio de Kessler** *Gobio kessleri* Dybowski 1862
**Gobio del Danubio** *Gobio uranoscopus* (Agassiz 1828)
**Gobio de aletas blancas** *Gobio albipinnatus* Lukasch 1933
**Gobio caucasiano** *Gobio ciscaucasicus* Berg 1932
**Gobio dálmata** *Aulopyge hugeli* Heckel 1841
**Barbo común** *Barbus barbus* (Linnaeus 1758)
**Barbo del sudeste de Europa** *Barbus cyclolepis* Heckel 1840
**Barbo macedonio** *Barbus prespensis* Karaman 1924
**Barbo caucasiano** *Barbus ciscaucasicus* Kessler 1877
**Barbo griego** *Barbus graecus* Steindachner 1896
**Barbo albanés** *Barbus albanicus* Steindachner 1895
**Barbo de montaña** *Barbus meridionalis* Risso 1826
**Barbo de Bulatmai** *Barbus capito* Guldenstadt 1773
**Barbo del Aral** *Barbus brachycephalus* Berg 1914
**Comiza** *Barbus comiza* Steindachner 1866
**Alburno** *Alburnus alburnus* (Linnaeus 1758)
**Alburno italiano** *Alburnus albidus* (Costa 1838)
**Alburno caucasiano** *Alburnus charusini* Herzenstein 1889
**Alburno del Danubio** *Chalcalburnus chalcoides* (Guldenstadt 1772)
**Alburno bimaculado** *Alburnoides bipunctatus* (Bloch 1782)
**Brema blanca** *Blicca bjoerkna* (Linnaeus 1758)
**Brema común** *Abramis brama* (Linnaeus 1758)
**Brema del Danubio** *Abramis sapa* (Pallas 1811)
**Ballerus** *Abramis ballerus* (Linnaeus 1758)
**Vimba** *Vimba vimba* (Linnaeus 1758)
**Peleco** *Pelecus cultratus* (Linnaeus 1758)
**Ródeo** *Rhodeus sericeus* (Bloch 1782)
**Carpín** *Carassius carassius* (Linnaeus 1758)
**Carpín dorado, Pez rojo** *Carassius auratus* (Linnaeus 1758)
**Carpa** *Cyprinus carpio* Linnaeus 1758

Familia COBÍTIDOS
**Locha de roca** *Noemacheilus barbatulus* (Linnaeus 1758)
**Locha de Ankara** *Noemacheilus angorae* Steindachner 1897
**Locha de Terek** *Noemacheilus merga* (Krynicki 1840)
**Misgurno** *Misgurnis fossilis* (Linnaeus 1758)
**Colmilleja** *Cobitis taenia* Linnaeus 1758
**Colmilleja dorada** *Cobitis aurata* (De Filippi 1865)
**Colmilleja del Caspio** *Cobitis caspia* Eichwald 1838
**Colmilleja del Cáucaso** *Cobitis caucasica* Berg 1906
**Colmilleja italiana** *Cobitis conspersa* (Cantoni 1882)
**Colmilleja larga** *Cobitis elongata* Heckel et Kner 1858
**Colmilleja de cejas** *Cobitis larvata* De Filippi 1859
**Colmilleja rumana** *Cobitis romanica* Bacescu 1943

Familia SILÚRIDOS
**Siluro** *Silurus glanis* Linnaeus 1758
**Siluro griego** *Silurus aristotelis* Garman 1840

Familia ICTALÚRIDOS
**Coto negro** *Ictalurus melas* (Rafinesque 1820)
**Coto pardo** *Ictalurus nebulosus* Le Sueur 1919

**Orden ÁPODOS**
Familia ANGUÍLIDOS
**Anguila** *Anguilla anguilla* (Linnaeus 1758)

**Orden ANACANTINIOS**
Familia GÁDIDOS
**Lota** *Lota lota* (Linnaeus 1758)

**Orden TORACÓSTEOS**
Familia GASTEROSTEIDOS
**Espinoso** *Gasterosteus aculeatus* Linnaeus 1758
**Espinosillo** *Pungitius pungitius* (Linnaeus 1758)
**Espinoso oriental** *Pungitius platygaster* Kessler 1859

**Orden SINGATIFORMES**
Familia SINNÁTIDOS
**Agujón del Mar Negro** *Syngnathus nigrolineatus* Eichwald 1831
**Agujón, Mula** *Syngnathus acus* Linnaeus 1758
**Aguja mula** *Syphonostoma typhe* Linnaeus 1758
**Alfiler** *Nerophis ophidion* (Linnaeus 1758)

**Orden MICROCIPRINIOS**
Familia CIPRINODÓNTIDOS
**Fartet sudeuropeo** *Aphanius fasciatus* (Humboldt et Valenciennes 1821)
**Fartet común** *Aphanius iberus* (Cuvier et Valenciennes 1846)
**Samarugo** *Valencia hispanica* (Cuvier et Valenciennes 1846)

Familia PECÍLIDOS
**Gambusia** *Gambusia affinis* Baird et Girard 1853

**Orden MUGILIFORMES**
Familia MUGÍLIDOS
**Cabezudo** *Mugil cephalus* Linnaeus 1758
**Galupe** *Mugil auratus* Risso 1810
**Capitón** *Mugil capito* Cuvier 1828
**Labeo** *Mugil labeo* Cuvier 1828
**Lisa** *Mugil labrosus* Risso 1826
**Galúa** *Mugil saliens* Risso 1810

Familia ATERÍNIDOS
**Chucleto** *Atherina hepsetus* Linnaeus 1758
**Mochón, Pejerrey** *Atherina mochon* Valenciennes 1835
**Abichón** *Atherina presbyter* Cuvier 1829

**Orden PERCIFORMES**
Familia SERRÁNIDOS
**Lubina** *Dicentrarchus labrax* (Linnaeus 1758)
**Baila** *Dicentrarchus punctatus* Bloch 1797

Familia PÉRCIDOS
**Perca** *Perca fluviatilis* (Linnaeus 1758
**Lucioperca** *Stizostedion (= Lucioperca) lucioperca* (Linnaeus 1758)
**Lucioperca marina** *Stizostedion marina* (Cuvier et Valenciennes 1828)
**Lucioperca del Volga** *Stizostedion volgensis* (Gmelin 1785)
**Acerina del Don** *Gymnocephalus acerina* (Guldenstadt 1775)
**Acerina** *Gymnocephalus (= Acerina) cernua* (Linnaeus 1758)
**Acerina danubiana** *Gymnocephalus (= Acerina) schraetzer* (Linnaeus 1758)
**Aspro común** *Aspro asper* (Linnaeus 1758)
**Aspro menor** *Aspro streber* Siebold 1763
**Aspro mayor** *Aspro zingel* (Linnaeus 1766)
**Percarina** *Percarina demidoffi* Nordmann 1840
**Perca rumana** *Romanichthys valsanicola* Dumitrescu, Baranescu et Stoica 1957

Familia CENTRÁRQUIDOS
**Perca americana** *Micropterus salmoides* (Lacépède 1802)
**Perca de dolomieu** *Micropterus dolomieu* Lacépède 1802
**Róbalo de roca** *Ambloplites rupestris* (Lacépède 1802)
**Pez sol** *Lepomis gibbosus* (Linnaeus 1758)
**Pez sol de pecho rojo** *Lepomis auritis* (Linnaeus 1758)
**Pez sol verde** *Lepomis cyanellus* (Rafinesque 1819)

Familia CÍCLIDOS
**Chanchito** *Cichlasoma facetum* Jenyns 1842

Familia BLÉNIDOS
**Blenio de río** *Blenius fluviatilis* Asso 1801

Familia GÓBIDOS
**Góbido de Kessler** *Gobius kessleri* Gunther 1861
*Gobius cephalarges* Pallas 1811
*Gobius syrman* Nordmann 1840
**Góbido corredor** *Gobius gymnotrachelus* Kessler 1857
**Góbido sapo** *Gobius batracocephalus* (Pallas 1811)
**Góbido de río** *Gobius fluviatilis* Pallas 1811
**Góbido redondo** *Gobius melanostomus* Pallas 1811
**Góbido de la hierba** *Gobius ophiocephalus* (Pallas 1811)
**Góbido de Canestrini** *Pomatoschistus canestrini* (Ninni 1882)
**Góbido del Cáucaso** *Pomatoschistus caucasicus* (Kawrajsky 1899)
**Góbido de cola larga** *Pomatoschistus longicaudatus* (Kessler 1877)
**Góbido común** *Pomatoschistus microps* (Kroyer 1840)
**Góbido de Berg** *Hyrcanogobius bergi* Iljin 1928
**Relictogóbido** *Relictogobius kryzanovskii* Ptschelina 1939
**Góbido del Mar Negro** *Proterhorinus marmoratus marmoratus* (Pallas 1811)
**Góbido italiano** *Padogobius panizzai* (Verga 1841)
**Góbido italiano negro** *Padogobius nigricans (= nigrescens)* (Canestrini 1876)
**Góbido del Caspio** *Caspiosoma caspium* (Kessler 1877)
**Góbido renacuajo del Caspio** *Benthophillus macrocephalus* (Pallas 1787)
**Góbido renacuajo estrellado** *Benthophillus stellatus* (Sauvage 1874)
**Góbido renacuajo rayado** *Benthophillus brauneri* Beling et Iljin 1927
**Góbido renacuajo granuloso** *Benthophillus granulosus* Kessler 1877

**Orden ESCLEROPARIOS**
Familia CÓTIDOS
**Coto común** *Cottus gobio* Linnaeus 1758
**Coto siberiano** *Cottus poecilopus* Heckel 1836
**Coto de cuatro cuernos** *Myoxocephalus (= Cottus) quadricornis* (Linnaeus 1758)

**Orden HETEROSOMAS**
Familia PLEURONÉCTIDOS
**Platija** *Platichthys flesus* (Linnaeus 1758)
**Platija del Ártico** *Liopsetta glacialis* Pallas 1776

## Familia PETROMIZÓNIDOS

Los Petromizónidos, o lampreas, pertenecen a un pequeño pero importante grupo conocido como Agnatos —literalmente peces «sin mandíbula»—. Por tanto, son bastante diferentes de todos los demás peces descritos en esta guía que poseen mandíbula superior sujetada exactamente al cráneo y mandíbula inferior engoznada que se opone a ella. Las lampreas, por contraste, carecen de mandíbula inferior y toda su boca está circundada por un disco redondo parecido a una ventosa dentro del cual, en los adultos, hay unos desarrollados dientes ásperos y córneos. Éstos varían en la posición y en el número entre las especies, y constituyen una ayuda valiosa para su identificación.

Las lampreas también poseen algunos otros rasgos muy característicos: son siempre muy parecidos a las anguilas en la forma, pero carecen de aletas apareadas y de escamas en el cuerpo. Carecen de huesos: todas las estructuras esqueléticas están formadas por un cartílago consistente pero flexible. Presentan un solo orificio nasal, situado en la parte superior de la cabeza, precisamente frente a los ojos. (Estos últimos puede que no sean funcionales o incluso visibles en las crías.) Las branquias se abren directamente a los lados de la cabeza (es decir, no hay ningún opérculo), de este modo aparece una hilera de poros branquiales inmediatamente detrás de cada ojo. Los adultos poseen dos aletas dorsales que a menudo son más o menos continuas con la aleta caudal.

La mayor parte de las lampreas poseen un tipo parecido de ciclo vital, que implica la migración de los adultos a regiones especiales de freza, normalmente extensiones de agua corriente cubiertas de piedras o de grava. Allí frezan en parejas o en grupos, y los huevos son puestos en toscos nidos confeccionados por los adultos levantando piedrecitas con sus bocas chupadoras. Esas piedras se utilizan para circundar, y a veces para cubrir y proteger los huevos, mientras que el propio nido suele hallarse debajo de una gran piedra, tronco o mata de vegetación. Después de hacer eclosión, las jóvenes larvas alargadas, conocidas como *ammocetes,* nadan o son llevadas por la corriente a regiones de sedimento arenoso de agua tranquila donde hacen madrigueras y pasan los pocos años siguientes en túneles. Son ciegos, la ventosa está incompleta alrededor de la boca y los dientes no están aún desarrollados. Las larvas am-

**Fig. 29** Disco oral de una lamprea adulta mostrando las principales regiones de la boca.

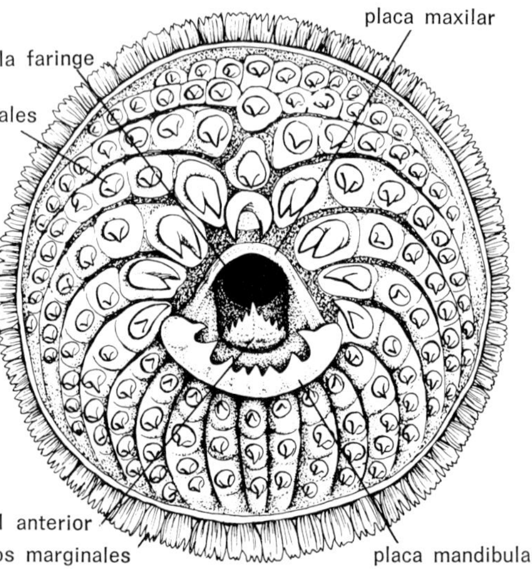

mocetes se alimentan creando una corriente que transporta partículas orgánicas sueltas (cubiertas de bacterias) y diminutas plantas tales como diatomeas, a la faringe. Allí llegan a entrelazarse en un viscoso hilo mucoso que es tragado regularmente por el animal. La transformación desde la forma larvaria a la adulta consiste en una metamorfosis bastante dramática que tiene lugar en un tiempo relativamente corto: generalmente sólo unas cuantas semanas. La boca se desarrolla en una ventosa completa dentro de la cual se hallan los ásperos dientes. La piel llega a ser mucho más plateada y opaca excepto por encima de los ojos, donde se aclara para proporcionar al animal una visión apropiada por primera vez. Luego los adultos emigran, en general río abajo, lejos de las zonas de cría.

Algunas especies de lampreas no se alimentan nunca como adultos —éstos frezan y mueren poco después de la metamorfosis—, sino que la mayoría son parásitos de varias especies de peces a las que atacan o bien en los grandes lagos de agua dulce o en el mar, donde transcurre la mayor parte de la vida adulta. Se adhieren al flanco de un pez y le rasgan la piel, comiendo tanto ésta como los fluidos corporales y el músculo inferior. Con frecuencia la presa nunca se repone de tal ataque (especialmente si se penetra la cavidad corporal) y en algunas aguas las lampreas constituyen una grave plaga de las razas comerciales de peces. (El ejemplo más célebre de esto se halla en Norteamérica, donde la canalización proporcionó por primera vez el acceso de la lamprea marina a los Grandes Lagos. Las diversas razas de peces comerciales de allí fueron pronto gravemente mermadas, especialmente la trucha lacustre americana, cuya población sufrió un espectacular bajón.) Al alcanzar la madurez sexual, las lampreas adultas emigran a las regiones de freza.

Las lampreas todavía se pescan comercialmente en varios países, y en algunos de ellos son consideradas como un manjar exquisito. Las lampreas de río, por ejemplo, ahumadas o remojadas en aceite fueron sumamente apreciadas antiguamente, y se supone que el rey Enrique I de Inglaterra murió de una indigestión de ellas. Existen 8 especies de Petromizónidos en el agua dulce de Europa, y algunas subespecies.

## Clave para los Petromizónidos europeos

**1** Placa maxilar estrecha, sosteniendo 1 ó 2 dientes **2**

Placa maxilar ancha, sosteniendo 1 diente a cada lado **3**

**2** 2 dientes en la placa maxilar; 7-8 dientes en la placa mandibular; dientes fuertes, afilados; placa lingual anterior con una depresión mediana *Petromyzon marinus*

Normalmente 1 diente en la placa maxilar; 5 dientes en la placa mandibular; dientes débiles, romos, redondeados; placa lingual anterior sin depresión mediana *Caspiomyzon wagneri*

**3** Dientes labiales externos e internos; dientes labiales inferiores presentes; dientes labiales mediolaterales bífidos **4**

Dientes labiales laterales externos ausentes; dientes labiales mediolaterales bífidos o trífidos **6**

**4** Cuerpo más grueso cerca del centro; placa lingual con 9-13 dientes *Eudontomyzon danfordi*

Cuerpo más grueso anteriormente; placa lingual con 9 dientes o menos **5**

**5** Placa lingual con 5-9 dientes *Eudontomyzon vladykovi*

Placa lingual con 5 dientes *Eudontomyzon mariae*

**6** Dientes labiales inferiores bien desarrollados; dientes mediolaterales bífidos *Lampetra japonica*

Dientes labiales inferiores ausentes; dientes labiales mediolaterales trífidos **7**

**7** Placa mandibular con 7-10 dientes, todos ellos fuertes y afilados; aletas dorsales separadas *Lampetra fluviatilis*

Placa mandibular con 5-9 dientes, todos ellos débiles y romos; aletas dorsales unidas *Lampetra planeri*

## **Lamprea marina** *Petromyzon marinus*

Cat.: *llampresa de mar;* Vas.: *laproi;* Fr.: *lamproie marine;* It.: *lampreda di mare;* Por.: *lampreia do mar;* Ing.: *sea lamprey;* Al.: *Meerneunauge.*

**Tamaño** 50-70 cm; máximo 86 cm; un ejemplar de 53 cm pesa unos 360 g. **Caracteres distintivos** modelo característico de dientes; adultos de color muy moteado; la mayor lamprea de Europa. **Distribución** una especie anadroma nativa corriente en la mayor parte de la región costera del Atlántico (oeste de Europa y este de Norteamérica) y en los estuarios y ríos fácilmente accesible de allí. **Reproducción** marzo-mayo. Los huevos claros, puestos en nidos entre las piedras del agua corriente, hacen eclosión en alargadas larvas ammocetes ciegas que viven enterradas en el sedimento de las aguas tranquilas durante 2-5 años. Luego sufren metamorfosis y emigran al mar donde maduran, regresando al agua dulce para frezar al cabo de 3-4 años. 34 000-240 000 huevos por hembra. **Alimento** material orgánico filtrado (diatomeas, bacterias, etc.) cuando son larvas, peces cuando son adultas. **Importancia:** antiguamente mucho más populares que en la actualidad, en algunos ríos de Europa todavía se cogen con trampas o redes cuando suben para frezar. No se pescan nunca con caña. En algunas regiones constituyen una grave plaga para las pesquerías comerciales y deportivas.

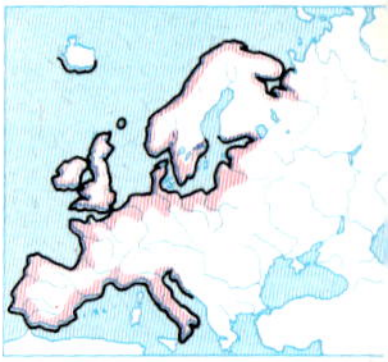

## **Lamprea del Caspio** *Caspiomyzon wagneri*

Ing.: *Caspian lamprey.*

**Tamaño** 20-40 cm; máximo 55 cm (este pez pesó 205 g). **Caracteres distintivos** modelo característico de dientes; los adultos de color uniforme (generalmente gris). **Distribución** especie anadroma nativa extendida por el Mar Caspio y sus mayores ríos fácilmente accesibles, especialmente el Volga. **Reproducción** marzo-mayo. Huevos puestos en nidos entre las piedras y la grava del agua corriente. Las larvas ammocetes, que viven enterradas en la arena y los sedimentos, sufren metamorfosis al cabo de unos 3 años y bajan al mar. 20 000-32 000 huevos por hembra. **Alimento** materia orgánica filtrada (algas y detritos) cuando son larvas. Los adultos se alimentan probablemente de otros peces, pero se descubrió que algunos contenían materia vegetal. **Importancia** importante especie comercial cogida en redes y trampas, principalmente durante las migraciones de freza (por ejemplo en el Volga). A principios del presente siglo se cogieron anualmente entre 15 y 30 millones de peces en el Volga inferior, que se utilizaron como alimento. De ninguna significación deportiva.

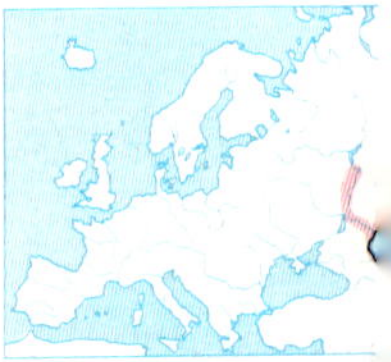

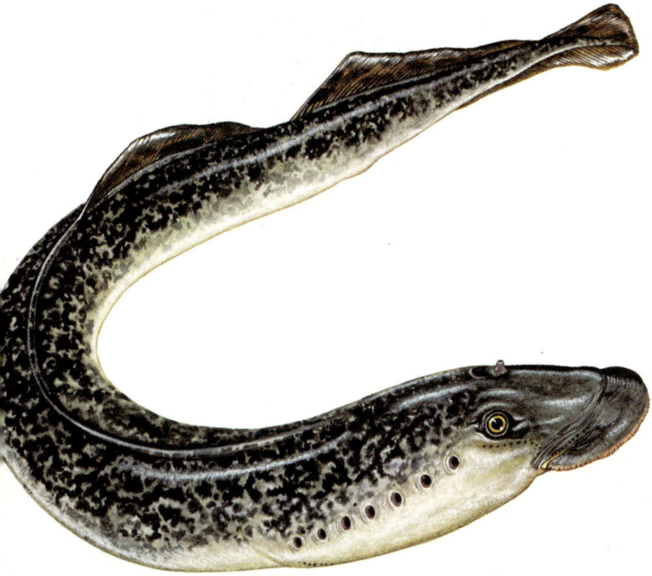

Lamprea marina

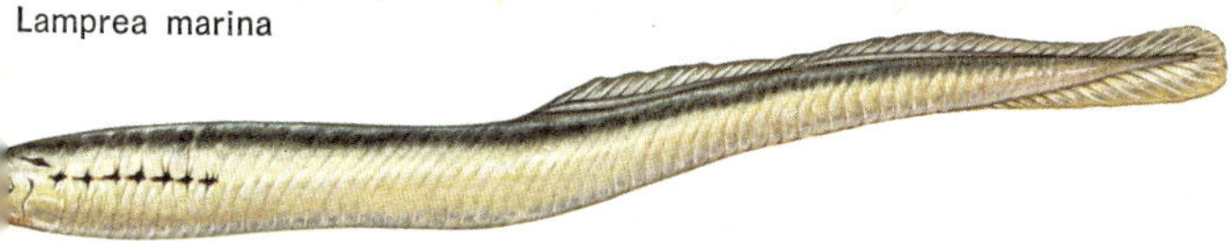

larva ammocetes

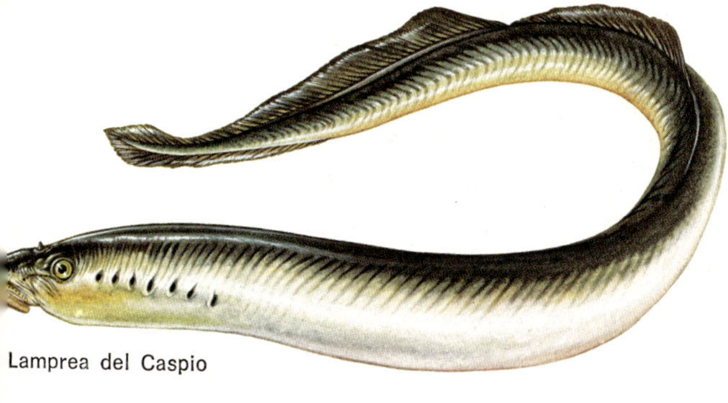

Lamprea del Caspio

## Lamprea del Danubio
*Eudontomyzon danfordi*

Cat.: *llampresa del Danubi;* Fr.: *lamproie du Danube;* Ing.: *Danube lamprey;* Al.: *Donauneunauge.*

**Tamaño** 15-25 cm; máximo 30 cm. **Caracteres distintivos** la parte más gruesa del cuerpo cerca del centro; 9-13 dientes en la placa lingual. **Distribución** encontrado únicamente en la cuenca del Danubio o en aguas íntimamente relacionadas con él. Especie puramente de agua dulce. **Reproducción** abril-mayo, generalmente en los afluentes más pequeños del Danubio. Las larvas viven en los cauces de sedimento arenoso durante 3-4 años antes de que se conviertan en adultos que bajan a los ríos más grandes. Los adultos maduran al cabo de 1 año aproximadamente. **Alimento** pequeñas partículas orgánicas filtradas por parte de las larvas. Los adultos se alimentan de diversos peces de río. **Importancia** de ninguna importancia comercial ni deportiva.

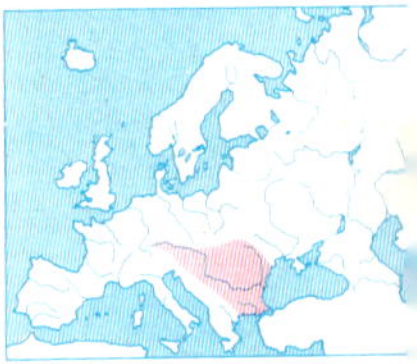

## Lamprea de Vladykov
*Eudontomyzon vladykovi*

Cat.: *llampresa de Vladykov;* Fr.: *lamproie de Vladykov;* Ing.: *Vladykov's lamprey;* Al.: *Donaubachneunauge.*

**Tamaño** 15-20 cm; máximo 21 cm. **Caracteres distintivos** cuerpo más grueso en la parte anterior; 5-9 dientes en la placa lingual; los dientes laterales más internos generalmente con 2-4 puntas. **Distribución** especie puramente de agua dulce encontrada únicamente en regiones de la cuenca del Danubio. **Reproducción** abril-mayo, principalmente en pequeños afluentes. Las larvas viven en zonas del sedimento de los ríos durante 4-6 años antes de que se transformen en adultos que frezan poco después. **Alimento** menudas partículas orgánicas filtradas cuando son larvas. Los adultos no se alimentan. **Importancia** de ninguna importancia comercial ni deportiva.

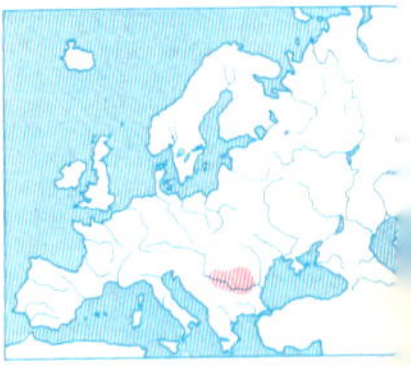

## Lamprea ucraniana
*Eudontomyzon mariae*

Cat.: *llampresa ucraniana;* Fr.: *lamproie ukranienne;* Ing.: *Ukrainian lamprey;* Al.: *ukrainisches Bachneunauge.*

**Tamaño** 15-20 cm; máximo 21 cm. **Caracteres distintivos** numerosos pequeños dientes labiales externos a lo largo del margen del disco, generalmente en varias filas; dientes labiales inferiores presentes pero raramente formando un espacio continuo. **Distribución** aparecen únicamente en el agua dulce, en ríos que penetran en la costa septentrional del Mar Negro (por ejemplo, Don, Dniéper y Dniéster). **Reproducción** marzo-mayo, principalmente entre las piedras y la grava de los ríos secundarios. Las larvas viven en cauces de arroyos y ríos durante 4-6 años antes de convertirse en adultos que frezan poco después. En una hembra de 14,7 cm de longitud se encontraron 2429 huevos. **Alimento** las larvas filtran menudas partículas orgánicas de su ambiente. Los adultos no se alimentan. **Importancia** de ninguna importancia comercial ni deportiva.

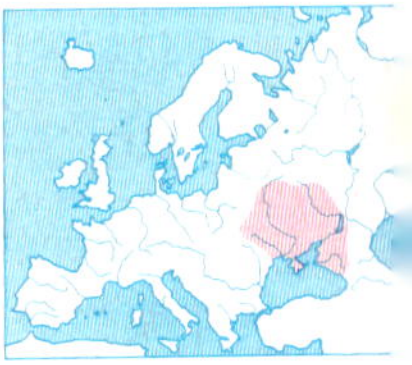

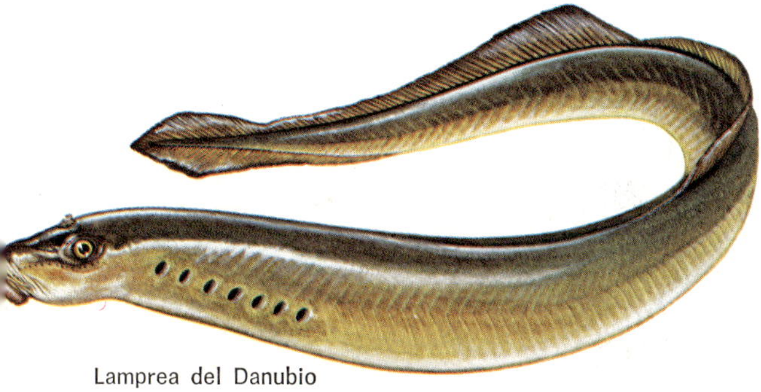

Lamprea del Danubio

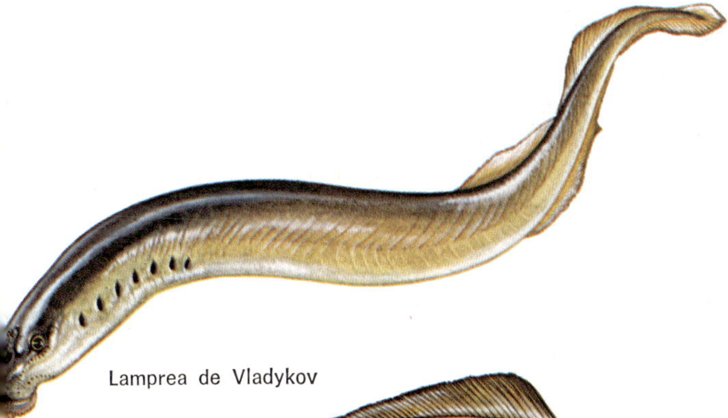

Lamprea de Vladykov

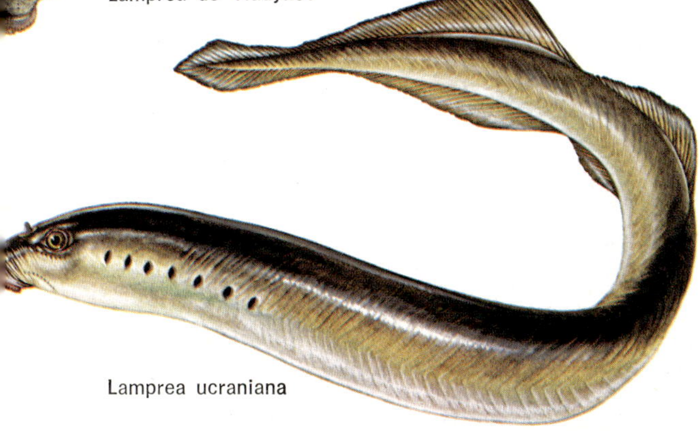

Lamprea ucraniana

## **Lamprea oriental** *Lampetra japonica*

Ing.: *Artic lamprey.*

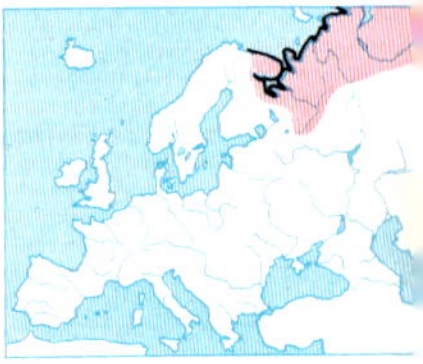

**Tamaño** 40-60 cm; máximo 63 cm; las lampreas con una longitud media de 54 cm pesan unos 146 g. **Caracteres distintivos** una gran placa maxilar con dientes labiales inferiores bien desarrollados. **Distribución** Europa y Asia septentrional en ríos asociados a los cauces del Ártico y del Pacífico. **Reproducción** mayo-junio, en ríos fácilmente accesibles desde el mar. Las larvas viven en los cauces sedimentados de los ríos durante 3-4 años antes de metamorfosear y emigrar al mar, donde se desarrollan hasta la madurez. 80 000 a 107 000 huevos por hembra. **Alimento** menudas partículas orgánicas cuando son larvas, peces (especies anadromas, por ejemplo *Oncorhynchus gorbuscha* incluso) cuando son adultas. **Importancia** poco utilizada comercial y deportivamente.

## **Lamprea de río** *Lampetra fluviatilis*

Cat.: *llampresa de riu;* Vas.: *laproi;* Fr.: *lamproie de rivière;* It.: *lampreda di fiume;* Por.: *lampreia;* Ing.: *river lamprey;* Al.: *Flussneunauge.*

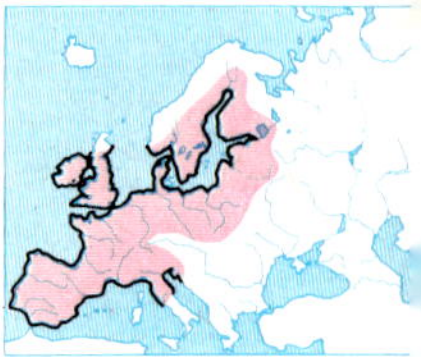

**Tamaño** 30-35 cm; máximo 41 cm; el peso medio de las hembras de 32-34 cm de longitud es de unos 62 g. **Caracteres distintivos** placa maxilar ancha, pero sin dientes labiales inferiores; 7-10 dientes en la placa mandibular. **Distribución** aparece en la mayor parte de Europa occidental desde el sur de Noruega hasta el Mediterráneo occidental, en el mar y en los ríos accesibles. Existen algunas poblaciones no migratorias aisladas del mar. **Reproducción** abril-mayo. Huevos puestos en nidos entre las piedras del agua corriente. Las larvas ammocetes viven en los cauces de sedimento de la corriente durante 3-5 años, luego se convierten en adultos que emigran al mar (o a un gran lago en las poblaciones aisladas). Los adultos maduros emigran río arriba otra vez en invierno y primavera. 19 000-20 000 huevos por hembra. **Alimento** materia orgánica filtrada cuando son larvas, peces cuando son adultos. **Importancia** comercial, siendo cogidos los adultos en redes y trampas mientras emigran. Muchos ejemplares son ahumados. Sin importancia deportiva.

## **Lampreílla** *Lampetra planeri*

Cat.: *llampresa menuda;* Fr.: *petite lamproie;* It.: *piccola lampreda;* Ing.: *brook lamprey;* Al.: *Bachneunauge.*

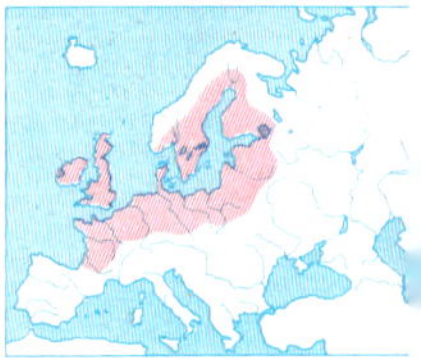

**Tamaño** 12-15 cm; máximo 21 cm. **Caracteres distintivos** gran placa maxilar presente pero sin dientes labiales inferiores; 5-9 dientes en la placa mandibular. **Distribución** especie puramente de agua dulce que se encuentra en los ríos de la mayor parte de Europa occidental, especialmente en los cauces relacionados con los mares Báltico y del Norte. **Reproducción** abril-junio. Los huevos son depositados en nidos en las piedras del agua corriente. Las larvas viven en el sedimento de ríos y arroyos, y se transforman al cabo de 3-5 años en adultos que frezan y mueren poco después. 854-1400 huevos por hembra. **Alimento** materia orgánica filtrada cuando son larvas. **Importancia** de ninguna importancia comercial.

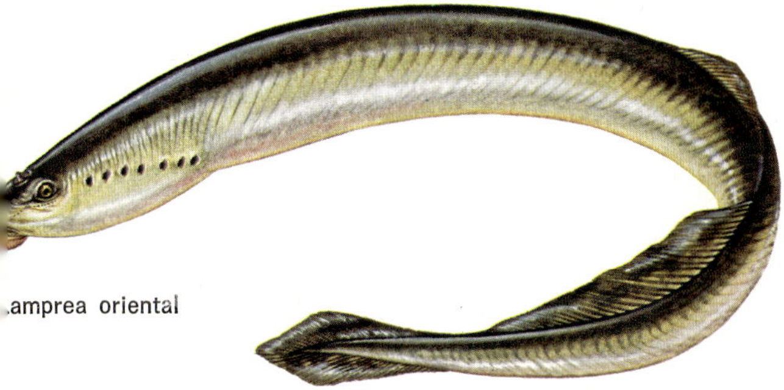

.amprea oriental

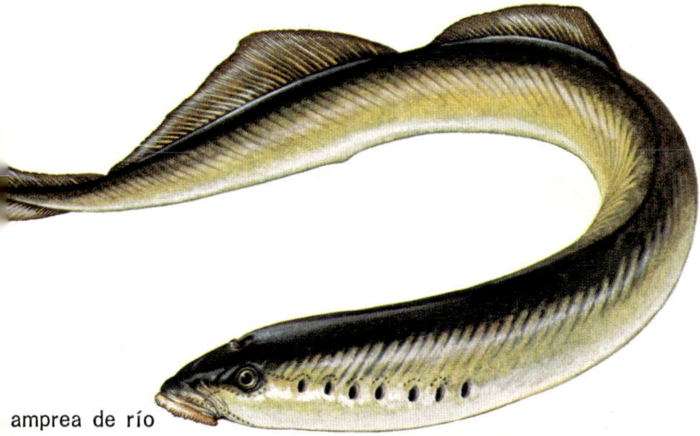

amprea de río

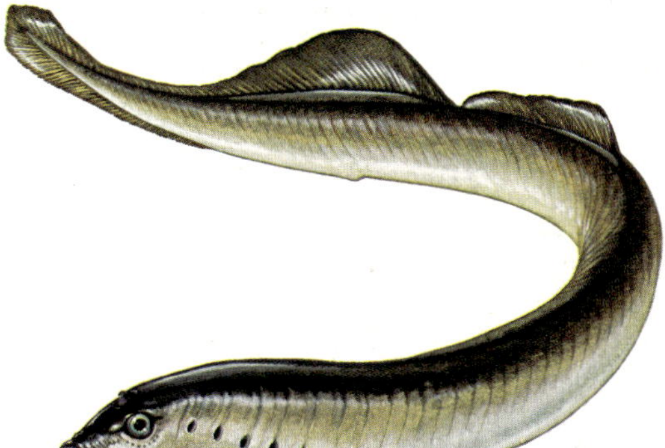

ampreílla

## Familia ACIPENSÉRIDOS

Los Acipenséridos, o esturiones, constituyen una familia sumamente interesante de grandes peces primitivos que son bastante distintos de todos los demás peces óseos existentes. Se encuentran en el Hemisferio Norte y la familia consta de unas 23 especies. El cuerpo alargado carece de escamas, pero posee varias filas de placas óseas características que a menudo constituyen una ayuda importante para su identificación. Estas placas se hacen más suaves con la edad y en algunos casos desaparecen del todo en los ejemplares viejos. La cola está dirigida hacia arriba, hacia el lóbulo dorsal de la aleta caudal (estado conocido como heterocerco) y constituye su principal soporte. El hocico es alargado y sobresale bastante delante de la boca ventral, delante de la cual hay cuatro barbillones, cuya forma exacta varía según las diferentes especies. La boca misma es poco común, consistiendo en un tubo saliente, bien adaptado para su tipo de alimentación, que consiste primordialmente en invertebrados bentónicos.

Los esturiones generalmente frezan de dos en dos o de tres en tres en extensiones apropiadas de grandes ríos o a veces en los lagos. Los adultos, que pueden ser sumamente grandes, no son especialmente nadadores competentes; se los encuentra pocas veces en agua de flujo rápido o en pequeñas masas de agua. Los huevos, que son bastante poco comunes ya que son de color muy oscuro, en general son desparramados libremente en el fondo, donde se adhieren a las piedras y a los troncos debido a su cualidad pegajosa. Después de hacer eclosión, las crías emigran paulatinamente a sus zonas de cría, por regla general grandes lagos, los cursos bajos de los grandes ríos o, en muchas especies, el mar. Allí, el desarrollo es muy lento y puede durar hasta 15 años para alcanzar la madurez, y los peces emigran de nuevo a las zonas de freza.

Los esturiones han sido apreciados como especies comerciales durante cientos, si no miles, de años. Su gran tamaño, de fácil captura, junto con su sabrosa carne y sus huevas han llevado al desarrollo de importantes pesquerías en casi todos los lugares del mundo donde se encuentran. Sin embargo, su lento ritmo de crecimiento los ha hecho susceptibles a una pesca abusiva, y algunas poblaciones han llegado a extinguirse debido precisamente a ello. Otros han desaparecido por causa de la mayor contaminación en el curso bajo de los ríos que en otros tiempos frecuentaron. La carne se consume fresca o ahumada, y en algunas regiones es secada. La hueva se come como caviar. Para prepararlo se quitan los ovarios de las hembras maduras, se limpian cuidadosamente y luego se enlatan en salmuera.

Las razas mermadas de algunas regiones han conducido a un criadero experimental de peces con bastantes especies. El hecho de que varias de ésas se entrecruzan para producir híbridos ha ayudado a conseguir que la industria tenga bas-

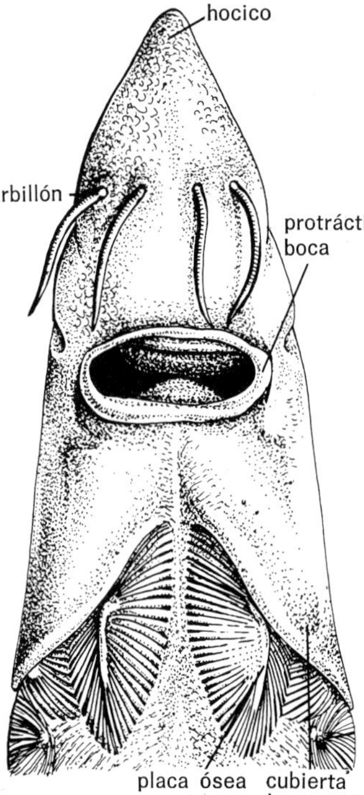

**Fig. 30** Vista ventral de la cabeza y boca del esturión de vientre desnudo.

tante éxito. Varios de estos híbridos aparecen en la naturaleza, siendo los más frecuentes de ellos: *Huso huso* × *Acipenser stellatus; Huso huso* × *Acipenser nudiventris; Huso huso* × *Acipenser guldenstadti; Acipenser nudiventris* × *Acipenser stellatus; Acipenser ruthenus* × *Acipenser sturio; Acipenser ruthenus* × *Acipenser stellatus; Acipenser guldenstadti* × *Acipenser stellatus.*

Los esturiones anadromos poseen dos formas estacionales; una forma de primavera que sube a los ríos en primavera y freza en dicha estación o a principios de verano del mismo año, y una forma de invierno que sube a los ríos a finales de verano u otoño y freza al año siguiente, habiendo pasado el invierno en el río. En Europa existen siete especies de esturiones.

## Clave para los Acipenséridos de Europa

**1** Boca grande, en forma de semicírculo; membranas branquiostegales unidas, formando un pliegue libre debajo del istmo *Huso huso*

Boca pequeña, transversal; membranas branquiostegales unidas al istmo, sin formar un pliegue debajo **2**

**2** Labio inferior continuo, no interrumpido medialmente; barbillones con flecos *Acipenser nudiventris*

Labio inferior con un espacio mediano **3**

**3** Hocico corto, por lo general menos del 60 % de la longitud de la cabeza **4**

Hocico alargado, por lo general más del 60 % de la longitud de la cabeza; de 26 a 43 escudetes laterales *Acipenser stellatus*

**4** Más de 50 escudetes laterales; barbillones con flecos visibles *Acipenser ruthenus*

Menos de 50 escudetes laterales; barbillones sin ningún fleco o muy pequeños **5**

**5** Hocico más corto y redondeado; 21-50 escudetes laterales *Acipenser guldenstadti*

Hocico más largo y puntiagudo **6**

**6** Escudetes laterales menos de dos veces tan altos como anchos; hocico menos redondeado cuando es visto desde arriba *Acipenser sturio*

Escudetes laterales más de dos veces tan altos como anchos; hocico más redondeado cuando es visto desde arriba *Acipenser naccari*

## **Huso** *Huso huso*

Ing.: *beluga.*

**Tamaño** 1,5-3 m; máximo 4,24 m; peso máximo 1220 kg. **Caracteres distintivos** adultos muy grandes con una gran boca en forma de media luna. **Distribución** los mares Negro, Caspio y Adriático y ríos fácilmente accesibles (por ejemplo el Volga, Danubio y Don). **Reproducción** mayo. Los sedimentos de freza se encuentran principalmente en los cursos bajo y medio de los ríos mencionados. Las crías emigran río abajo hacia el mar durante su primer año. Pueden tardar 15-20 años antes que maduren y penetren otra vez en los ríos para frezar. Se han registrado ejemplares de hasta 60 años de edad. **Alimento** invertebrados cuando son jóvenes, pero generalmente pequeñas especies de peces (por ejemplo góbidos y boquerones) cuando se hallan en el mar. **Importancia** de gran importancia comercial en los mares y ríos implicados. Los adultos de más de 1000 kg no son poco comunes, y cada año las pesquerías interesadas cogen pescas totales muy abundantes. Las hembras son estimables por su carne y caviar.

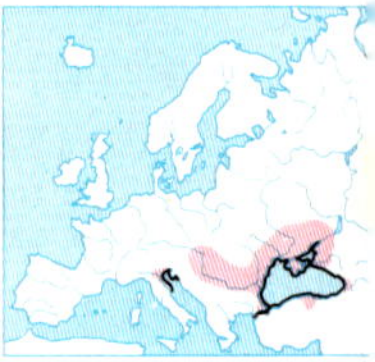

## **Esturión de vientre desnudo**

*Acipenser nudiventris*

Ing.: *ship sturgeon.*

**Tamaño** 1-1,25 m; máximo 2 m; los especímenes con una longitud media de 1,5 m pesan 20 kg. **Caracteres distintivos** pequeña boca con un labio inferior continuo. **Distribución** común en los mares Negro, Caspio y Aral, y en los grandes ríos que penetran en ellos (por ejemplo, Kura y Sir-Daria). **Reproducción** abril-mayo, en los cursos medio y bajo de los ríos mencionados. Las crías bajan al mar, donde tardan 10-15 años en madurar. Algunos individuos pueden vivir hasta 30 años, frezando varias veces durante su vida. 216 000-1 002 000 huevos por hembra. **Alimento** invertebrados cuando son jóvenes, invertebrados y algunos peces cuando adultos. **Importancia** especie comercial pescada con red en gran cantidad en los mares y ríos implicados. Sus huevas son utilizadas como caviar.

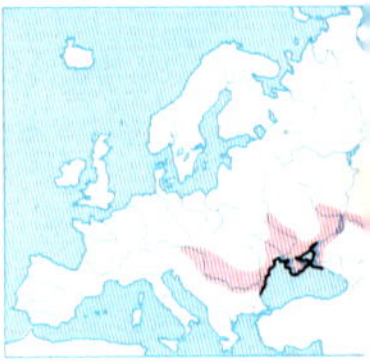

## **Esterlete** *Acipenser ruthenus*

Cat.: *esterlet;* Fr.: *sterlet;* Ing.: *sterlet;* Al.: *Sterlet.*

**Tamaño** 25-50 cm; máximo 92 cm (este pez pesó 19 kg). **Caracteres distintivos** boca pequeña con espacio mediano en el labio inferior; más de 50 escudetes laterales. **Distribución** cauces de ríos que penetran en el norte del mar Negro y por el este del mar Caspio y por la parte occidental del mar Báltico. Se trata primordialmente de una especie de agua dulce encontrada en ríos y grandes lagos, pero a veces se encuentra en aguas saladas. **Reproducción** abril-junio en los ríos de flujo rápido sobre un fondo de grava. Los huevos pegajosos hacen eclosión al cabo de 6-9 días y las crías se dispersan poco a poco río abajo. Los adultos maduran y empiezan a frezar pasados 4-5 años, pero pueden vivir hasta 25 años. 7 800-76 400 huevos por hembra. **Alimento** principalmente invertebrados que moran en el fondo. **Importancia** comercialmente importante y pescado con redes o trampas.

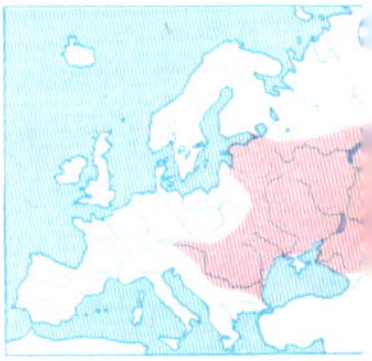

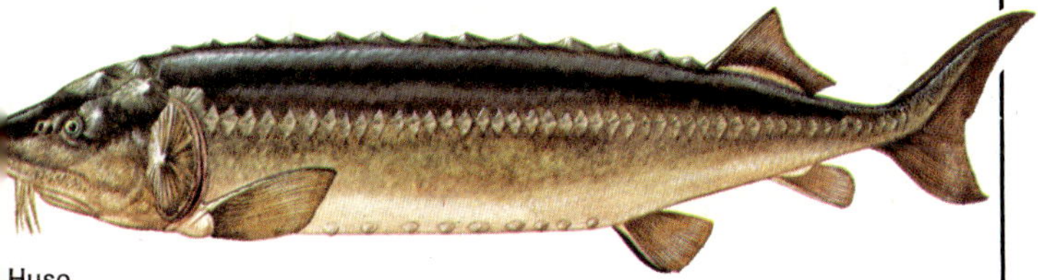

Huso

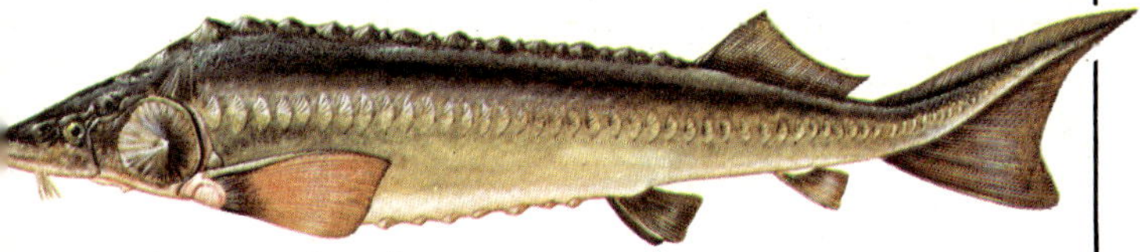

Esturión de vientre desnudo

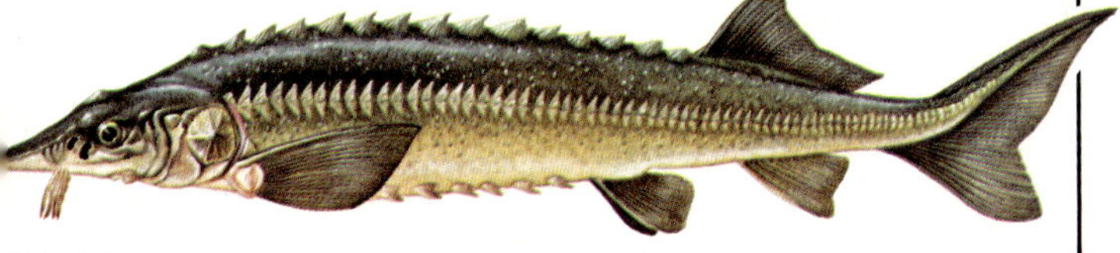

Esterlete

## Esturión de Guldenstaed

*Acipenser guldenstadti*

Ing.: *:Russian sturgeon.*

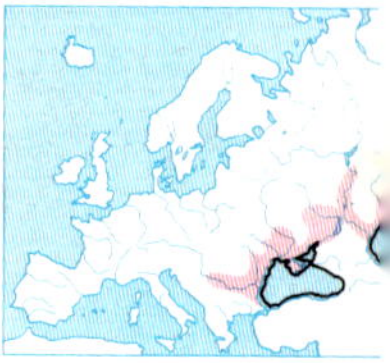

**Tamaño** 1-2 m; máximo 2,3 m; peso máximo superior a los 100 kg. **Caracteres distintivos** pequeño hocico redondeado con menos de 50 escudetes laterales. **Distribución** mares Negro y Caspio y sus grandes ríos (por ejemplo el Volga). **Reproducción** mayo-junio, en los cursos bajos de los ríos. Pasados 3 años, las crías bajan al mar, pero algunas permanecen en el agua dulce toda su vida. Los adultos maduran al cabo de 10-15 años y viven hasta 50 años. **Alimento** invertebrados (principalmente larvas de insectos y moluscos) y algunos peces cuando se hallan en el mar. **Importancia** pescados en grandes cantidades durante la migración. La hueva se consume como caviar.

## Esturión adriático *Acipenser naccari*

Ing.: *Adriatic sturgeon.*

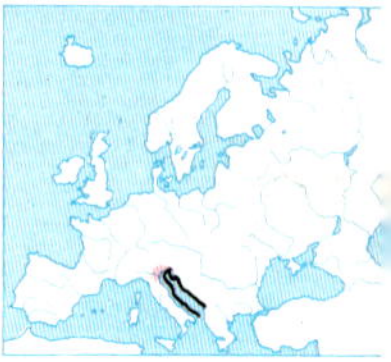

**Tamaño** 1-1,5 m; máximo 2 m. **Caracteres distintivos** hocico corto y puntiagudo; escudetes laterales con una altura que dobla por lo menos su anchura. **Distribución** mar Adriático y ríos afluentes (por ejemplo el Po). **Reproducción** abril-mayo en el curso medio de los ríos. Luego las crías bajan al mar donde maduran y emigran de nuevo río arriba para frezar. **Alimento** invertebrados del fondo cuando son jóvenes, peces cuando adultos. **Importancia** comercial en el Adriático.

## Esturión común *Acipenser sturio*

Cat.: *esturió;* Vas.: *gaizkata;* Fr.: *esturgeon;* It.: *storione;* Por.: *esturjao solho;* Ing.: *sturgeon;* Al.: *Stör.*

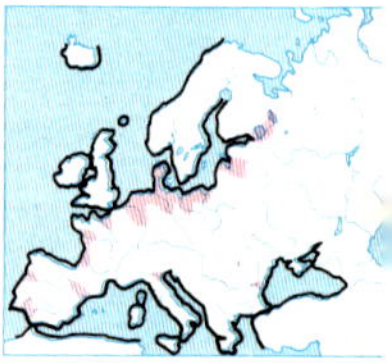

**Tamaño** 1,5-2,5 m; máximo 3,45 m, con un peso de 320 kg. **Caracteres distintivos** hocico puntiagudo; escudetes laterales con una altura algo menor que el doble de su anchura. **Distribución** la costa occidental de Europa, con inclusión del mar Negro, y los grandes ríos accesibles. **Reproducción** abril-junio en los cursos medios de los ríos. Los huevos se adhieren a las piedras y hacen eclosión al cabo de 3-5 días. Las crías bajan al mar pasados 2 años, con excepción de las poblaciones puramente de agua dulce (por ejemplo, en el Lago Ladoga). Los adultos maduran al cabo de 7-15 años. 800 000-2 400 000 huevos por hembra. **Alimento** invertebrados bentónicos y, cuando son adultos, algún pez. **Importancia** antiguamente importantes por la carne y el caviar; aún se pescan con red.

## Esturión estrellado *Acipenser stellatus*

Ing.: *stellate sturgeon.*

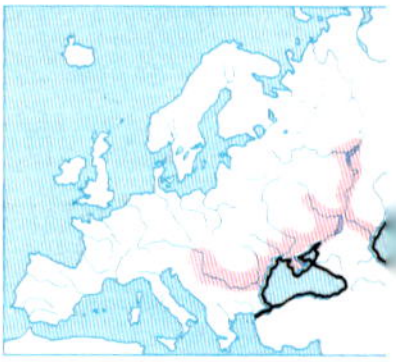

**Tamaño** 1-1,5 m; máximo 190 cm. **Caracteres distintivos** hocico alargado con 26-43 escudetes laterales. **Distribución** región septentrional del mar Caspio, mar Negro, mar de Azov, y ríos relacionados. Algunas veces en el Mediterráneo oriental. **Reproducción** abril-junio, en los cursos medios de los ríos. Las crías bajan poco a poco al mar y maduran al cabo de 8-12 años. **Alimento** invertebrados cuando son jóvenes; de adultos, invertebrados y pequeños peces. **Importancia** pescado durante la migración por la carne y las huevas (caviar).

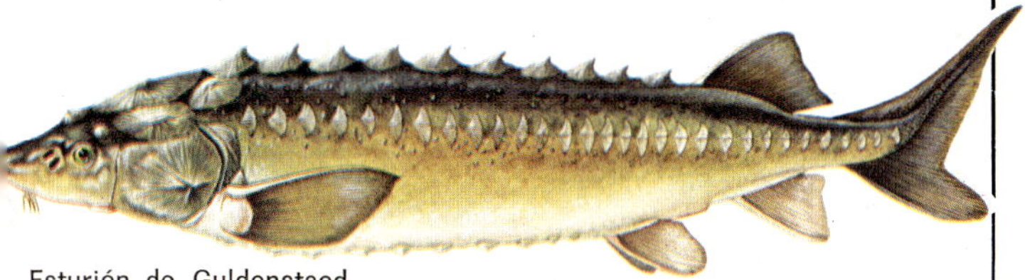
Esturión de Guldenstaed

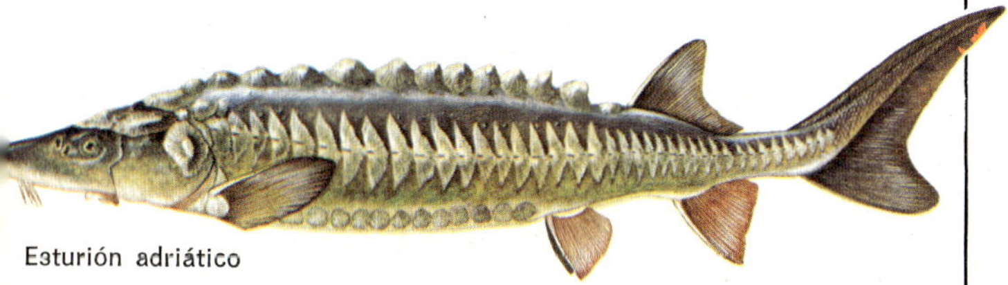
Esturión adriático

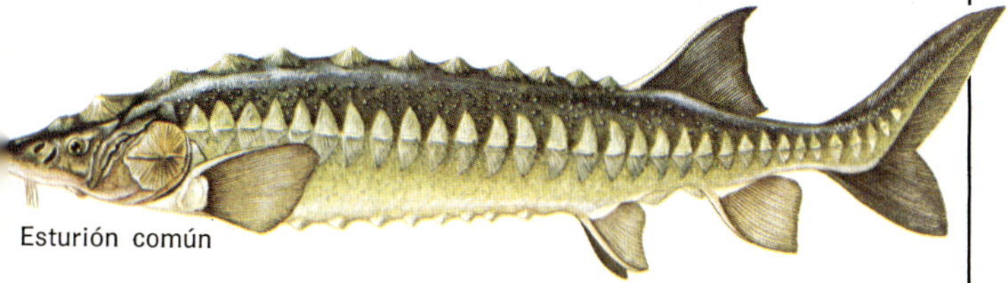
Esturión común

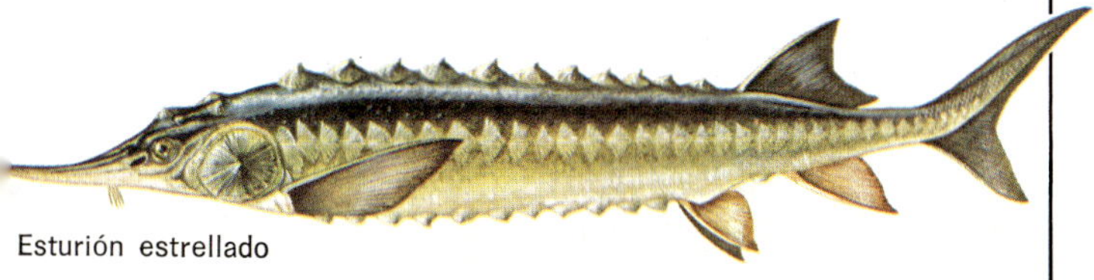
Esturión estrellado

## Familia CLUPEIDOS

Los Clupeidos, muchos de los cuales son conocidos como arenques o sábalos, constituyen una gran familia de peces pelágicos que se encuentran en los océanos de todo el mundo. La mayoría de las especies son marinas, pero algunas son anadromas y unas cuantas viven permanentemente en las aguas dulces. Existen varios géneros que comprenden un total de más de 190 especies.

Los arenques son en su mayoría pequeños o de tamaño medio con un cuerpo aerodinámico comprimido lateralmente y cubierto con grandes escamas circulares y cicloideas. Éstas son poco comunes por cuanto los círculos están arqueados a través de la escama antes que dispuestos en anillos concéntricos como en la mayoría de las escamas cicloideas. La extremidad ventral está armada de escamas parecidas a escudetes, constituyendo un borde dentado muy característico cuando es examinado de perfil. La cabeza posee unos grandes ojos con unos típicos párpados carnosos. La boca en general es terminal, y los dientes o son pequeños o no existen. Las numerosas branquispinas branquiales que revisten el dorso de la faringe son largas y delgadas, y el número de ellas constituye una característica importante para su identificación. No existe ninguna línea lateral.

La mayor parte de los miembros de la familia son de costumbres pelágicas y nadan por todas partes en numerosos cardúmenes. Éstos con frecuencia pueden alcanzar cantidades enormes, comprendiendo algunas veces muchos millares de individuos. El principal alimento de estos cardúmenes lo constituyen las abundantes cantidades de zooplancton que se desarrollan en las regiones más ricas del mar. La alimentación a base de estos invertebrados viene facilitada por las branquispinas branquiales parecidas a un peine, que ayudan a separar el alimento del agua, siendo tragado el primero, saliendo el último por las branquias. Los propios arenques constituyen una importante fuente de alimento para muchos peces mayores, y para enormes colonias de aves marinas de algunas partes del mundo.

Debido al gran tamaño de estos bancos, y la facilidad con la que pueden ser capturados, ésta es una de las más importantes familias de especies comerciales del mundo. Son pescadas principalmente con redes de enmalle, redes circulares y redes de arrastre, y la pesca mundial total representa aproximadamente el 30 % de todos los peces capturados por el hombre. Su carne es especialmente rica en grasas y aceites. Los peces que no pueden venderse frescos en el mercado son congelados, escabechados o ahumados. Los que son demasiado pequeños para su consumo individual son tratados en grandes cantidades para la fabricación de harina de pescado (para alimento de los mamíferos y aves domésticas) o para extracción de aceite.

Debido a su dependencia de la abundancia local en zooplancton, la vida de muchas poblaciones de Clupeidos está íntimamente relacionada con la suerte del zooplancton, y a su vez del fitoplancton, del que se alimentan estos pequeños animales. El mismo fitoplancton depen-

**Fig 31** Branquias de dos Clupeidos corrientes.

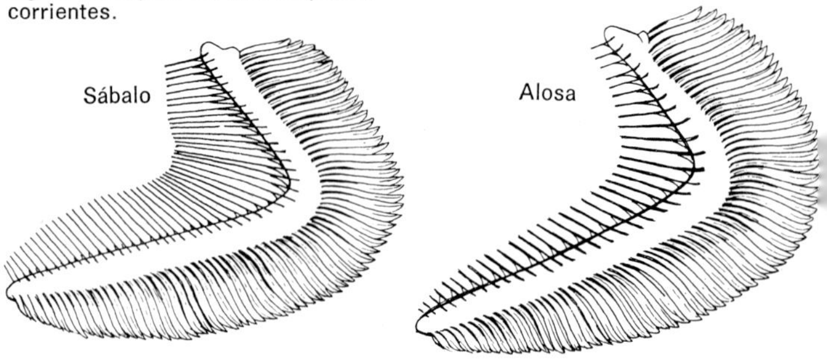

de de un suministro efectivo de nutrientes llevados hasta la superficie del mar por corrientes que manan hacia arriba (up-welling). De este modo, las investigaciones de los hidrólogos que estudian y trazan las corrientes oceánicas son de gran ayuda para llegar a comprender las fluctuaciones de abundancia de poblaciones de Clupeidos.

Los Clupeidos europeos son en su mayor parte marinos, pero algunas de sus especies se encuentran en el agua dulce durante toda su vida, y otras penetran en el agua dulce, o bien casualmente, o con regularidad en algún momento de su vida.

En conjunto hay 10 especies en Europa que puedan considerarse entre estas categorías.

## Clave para los Clupeidos de agua dulce de Europa

**1** Mandíbula superior con un acusado corte central; mandíbula inferior articulando detrás del margen posterior del ojo **2**

Mandíbula superior sin ningún, o solamente pequeño, corte central; mandíbula inferior articulando el margen anterior o posterior del ojo **9**

**2** Dientes vomerinos ausentes **3**

Dientes vomerinos presentes **4**

**3** Más de 90 branquispinas branquiales en el primer arco; más de 70 escamas laterales *Alosa alosa*

Menos de 60 branquispinas branquiales en el primer arco; menos de 70 escamas laterales *Alosa fallax*

**4** Más de 90 branquispinas branquiales en el primer arco; dientes pequeños o ausentes *Caspialosa caspia*

Menos de 90 branquispinas branquiales en el primer arco; dientes presentes **5**

**5** Menos de 45 branquispinas branquiales **6**

Más de 50 branquispinas branquiales **8**

**6** Perfiles superior e inferior de la cabeza rectos; branquispinas branquiales más cortas que los filamentos branquiales **7**

Perfiles superior e inferior de la cabeza redondeados; branquispinas branquiales más largas que los filamentos branquiales *Caspialosa curensis*

**7** Ojo grande, con un diámetro de más del 6 % de la longitud del pez; anchura del cuerpo más del 24 % de su longitud *Caspialosa saposhnikovi*

Ojo pequeño, con un diámetro inferior al 6 % de la longitud del pez; anchura del cuerpo inferior al 24 % de su longitud *Caspialosa brashnikovi*

**8** Por regla general 50-55 branquispinas branquiales; arcos branquiales delgados y débiles; branquispinas branquiales de una longitud igual a la mitad de los filamentos *Caspialosa suworowi*

Por regla general 60-90 branquispinas branquiales; arcos branquiales gruesos y fuertes; branquispinas branquiales sin exceder a los filamentos en longitud *Caspialosa pontica*

**9** Cuerpo ancho, más del 20 % de la longitud; 52-64 branquispinas branquiales *Clupeonella delicatula*

Cuerpo poco ancho, menos del 20 % de la longitud; 38-52 branquispinas branquiales *Clupeonella abrau*

**Sábalo** *Alosa alosa*

Cat.: *sabella;* Vas.: *kodaka;* Fr.: *alose vulgaire;* It.: *cheppione;* Por.: *sável;* Ing.: *allis shad;* Al.: *Alse, Maifisch.*

**Tamaño** 30-50 cm; máximo 70 cm; récord inglés de la pesca con caña 1,488 kg. **Caracteres distintivos** corte central de la mandíbula superior bien desarrollado; carece de dientes vomerinos; más de 70 escamas laterales. **Distribución** las costas occidentales de Europa desde el sur de Noruega hasta España y hacia el este del Mediterráneo hasta Italia septentrional. Emigra a los cursos bajos de los grandes ríos accesibles a lo largo de estas costas. **Reproducción** mayo-junio, los huevos, de color claro, son depositados en el curso bajo de los ríos o en las aguas cercanas a los estuarios. Hacen eclosión pasados 6-8 días y las crías se trasladan río abajo al mar al cabo de algunos meses. Los adultos maduran pasados 3-4 años cuando emigran, con frecuencia en grandes cantidades, de regreso a los ríos paternos. **Alimento** invertebrados principalmente crustáceos pelágicos. **Importancia** mayor en otros tiempos que en la actualidad, aún se pescan con redes.

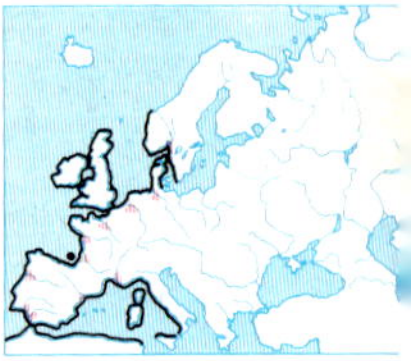

**Alosa** *Alosa fallax*

Cat.: *sabella falsa;* Vas.: *astouna;* Fr.: *alose finte;* It.: *cheppia;* Ing.: *twaite shad;* Al.: *Finte.*

**Tamaño** 25-40 cm; máximo 55 cm; récord inglés de la pesca con caña 1,417 kg. **Caracteres distintivos** acusado corte central en la mandíbula superior; carece de dientes vomerinos; menos de 70 escamas laterales. **Distribución** a lo largo de la mayor parte de la costa occidental de Europa desde el sur de Noruega hasta el Mediterráneo oriental, y en los importantes ríos accesibles a lo largo de esas costas. **Reproducción** mayo-junio, en los cursos bajos y en los estuarios de esos ríos. Los huevos hacen eclosión al cabo de 5-8 días y las crías emigran río abajo hacia el mar, salvo en las poblaciones puramente de agua dulce, en las que las crías se trasladan a los grandes lagos (por ejemplo Killarney, Como, Lugano y Mayor). Los adultos maduran pasados 3-4 años. 75 000-200 000 huevos por hembra. **Alimento** principalmente invertebrados, sobre todo crustáceos pelágicos. **Importancia** menos que antiguamente, aún se pesca con redes. En diversos ríos se pescan también con caña.

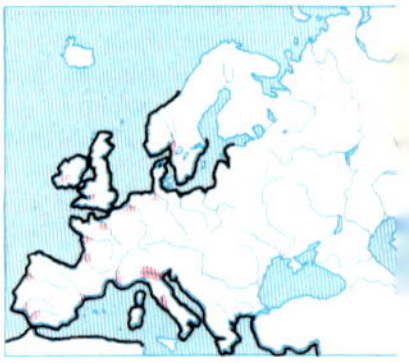

**Sábalo de Dolginka** *Caspialosa brashnikovi*

Ing.: *Dolginka shad.*

**Tamaño** 30-45 cm; máximo 49 cm. **Caracteres distintivos** acusado corte central en la mandíbula superior; dientes vomerinos presentes; ojo pequeño. **Distribución** el Mar Caspio y el Mar de Azov. Se encuentra cerca de las desembocaduras de algunos ríos, pero de vez en cuando en el agua dulce. **Reproducción** abril-junio, las crías maduran pasados 3 años y viven hasta unos 8 años. **Alimento** invertebrados cuando son jóvenes, invertebrados (sobre todo crustáceos) y peces (por ejemplo góbidos) en la fase adulta. **Importancia** de considerable importancia comercial, pescándose con redes en grandes cantidades en el Mar Caspio.

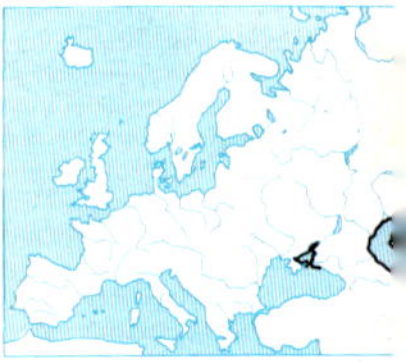

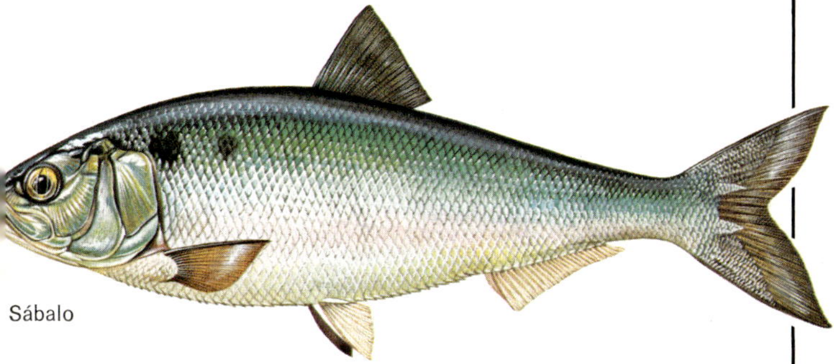

Sábalo

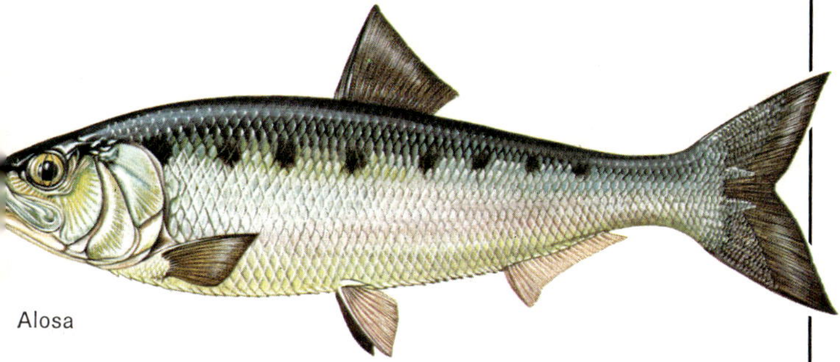

Alosa

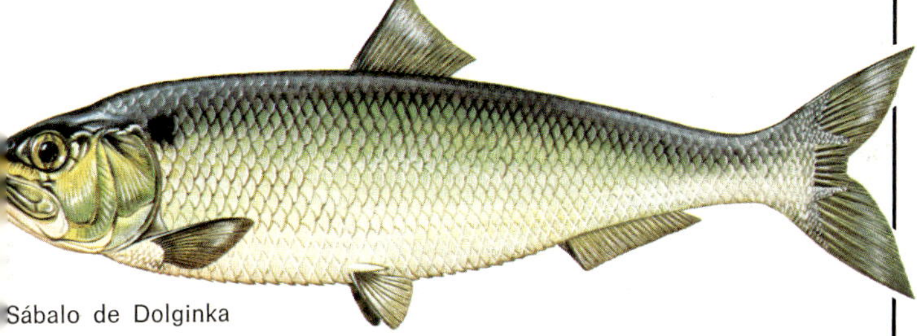

Sábalo de Dolginka

## Sábalo de Kizilagach *Caspialosa curensis*

Ing.: *Kizilagach shad.*

**Tamaño** 14-16 cm; máximo 19 cm. **Caracteres distintivos** carecen de corte en la mandíbula superior; dientes visibles y grandes ojos. **Distribución** Mar Caspio, especialmente la Bahía de Kizilagach. **Reproducción** abril-mayo en el mar. Se sabe relativamente poco sobre la biología de esta especie. Las crías maduran a los 3-4 años. **Alimento** invertebrados, sobre todo crustáceos. **Importancia** de importancia comercial especialmente en la región de Kizilagach, donde se pescan con redes en bastante cantidad.

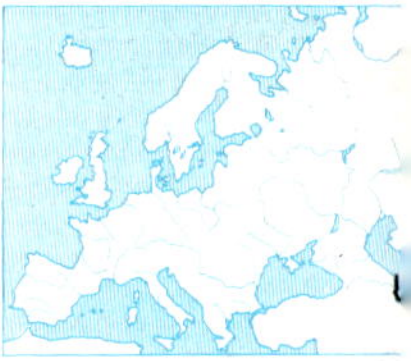

## Sábalo de ojos grandes *Caspialosa saposhnikovi*

Ing.: *Bigeye shad.*

**Tamaño** 20-30 cm; máximo 36 cm; los peces con una longitud media de 18 cm pesan unos 84 g. **Caracteres distintivos** mandíbula superior con acusado corte; dientes fuertes; ojos grandes. **Distribución** principalmente la región septentrional del Mar Caspio y el delta del río Volga, aunque nunca penetran en el propio río. **Reproducción** abril, en las aguas de los estuarios de la región nororiental del mar. Las crías maduran al cabo de 3-4 años y viven 6-7 años. **Alimento** invertebrados, sobre todo crustáceos. **Importancia** pescados con redes comercialmente (por ejemplo frente a la costa de Daguestán), pero no tan importante como otras especies de *Caspialosa.*

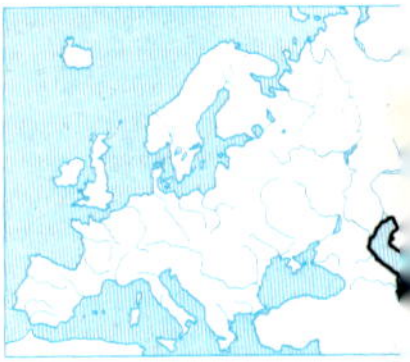

## Sábalo de Suworow *Caspialosa suworowi*

Ing.: *Suworow's shad.*

**Tamaño** 15-20 cm; máximo 27 cm. **Caracteres distintivos** corte central en la mandíbula superior; dientes vomerinos presentes; generalmente 50-55 branquispinas branquiales. **Distribución** Mar Caspio, especialmente las regiones septentrionales; penetra regularmente en el delta del Volga. **Reproducción** mayo. La freza tiene lugar en el mar, a la altura del delta del Volga. **Alimento** invertebrados principalmente. **Importancia** pescado comercialmente con redes en grandes cantidades en el norte del Mar Caspio.

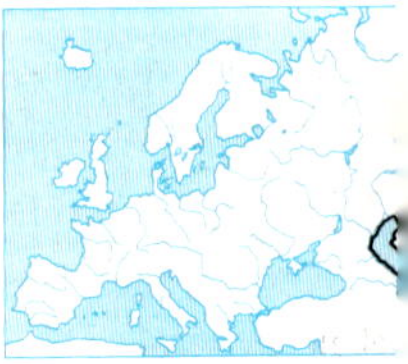

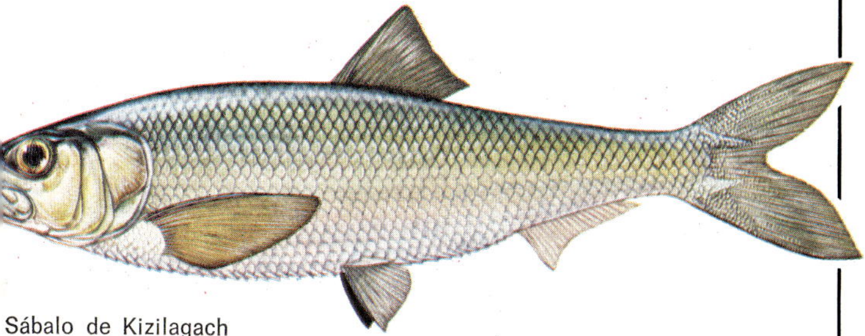

Sábalo de Kizilagach

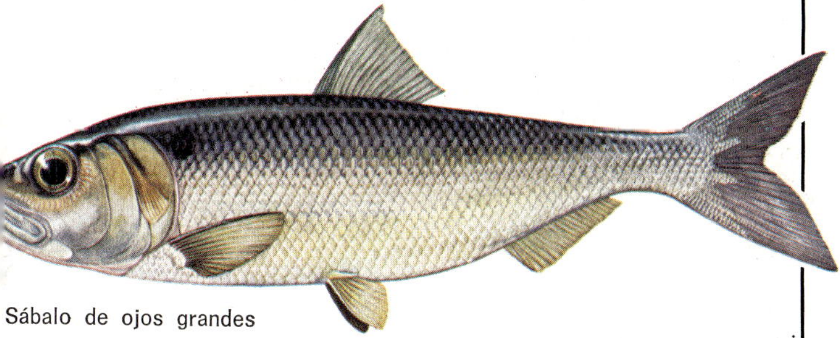

Sábalo de ojos grandes

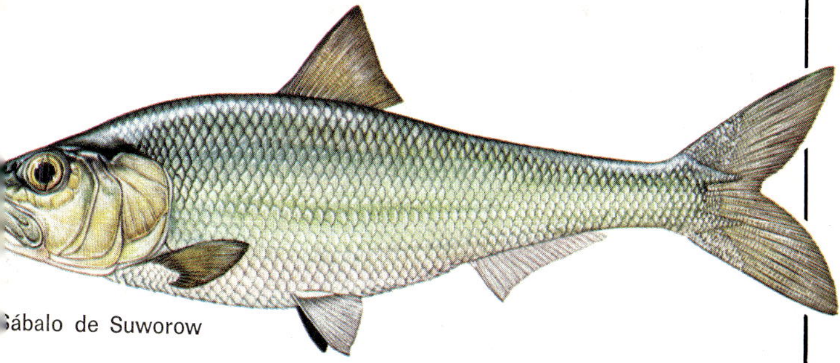

Sábalo de Suworow

## **Sábalo del Mar Negro** *Caspialosa pontica*

Ing.: *Black Sea shad.*

**Tamaño** 15-20 cm; máximo 41 cm; peso medio 69 g aproximadamente. **Caracteres distintivos** acusado corte central en la mandíbula inferior; 60-90 branquispinas branquiales. **Distribución** mares Negro y Caspio y el Mar de Azov. Penetra en los grandes ríos (por ejemplo Dniéper, Danubio, Volga) en verano y emigra río arriba. **Reproducción** abril-julio, en los cursos medios de los ríos, frezando sobre la arena y la grava. Los pececillos emigran río abajo al cabo de unos meses y maduran en el mar a los 2-3 años. Como máximo llegan a vivir 7 años. **Alimento** invertebrados en la fase joven, invertebrados y pequeños peces en la adulta. **Importancia** importante especie comercial.

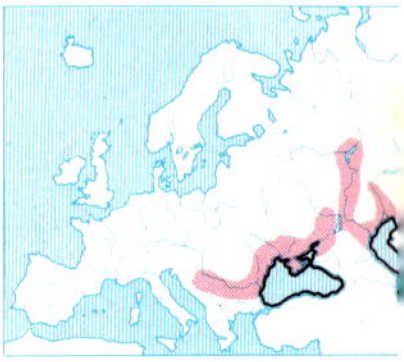

## **Sábalo del Caspio** *Caspialosa caspia*

Ing.: *Caspian shad.*

**Tamaño** 12-20 cm; máximo 32 cm; peso medio 100 g aproximadamente. **Caracteres distintivos** mandíbula superior con corte central, pero dientes pequeños o ausentes; más de 90 branquispinas branquiales. **Distribución** mares Negro y Caspio y Mar de Azov. Emigra hacia los grandes ríos (por ejemplo Danubio, Don) en primavera. **Reproducción** mayo-junio. Freza en los cursos bajos de los ríos y de sus estuarios. Los huevos semipelágicos hacen eclosión pasados 2-3 días, y las crías se trasladan al mar, madurando al cabo de 2-3 años. 400 000-700 000 huevos por hembra. **Alimento** principalmente invertebrados y pequeños peces. **Importancia** importante especie comercial.

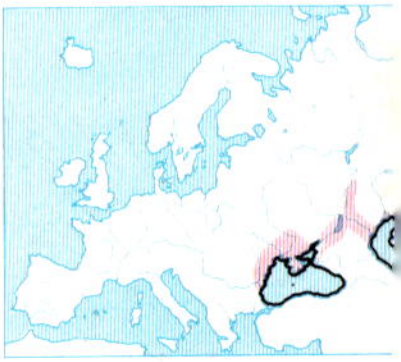

## **Sabalillo de Tyulka** *Clupeonella delicatula*

Ing.: *Tyulka shad.*

**Tamaño** 9-12 cm; máximo 17 cm; peso medio 5 g aproximadamente. **Caracteres distintivos** carecen de corte en la mandíbula superior; más de 52 branquispinas branquiales. **Distribución** mares Negro y Caspio y los cursos bajos de sus grandes ríos (por ejemplo Danubio, Bug). Una población aislada en el lago Chorkhal (cuenca del Ural). **Reproducción** abril-mayo, frezando en los cauces bajos de los ríos y en los estuarios. Los huevos semipelágicos hacen eclosión al cabo de 3-4 días, trasladándose las crías al mar donde de vez en cuando se encuentran huevos y larvas. Los adultos maduran a los 2-3 años y llegan a vivir hasta 5 años. Aproximadamente 30 000 huevos por hembra. **Alimento** invertebrados. **Importancia** comercial, pescada con red. Se conserva en lata.

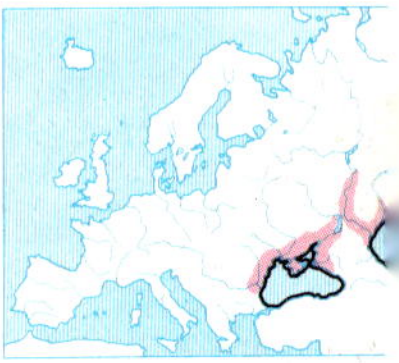

## **Sabalillo de Abrau** *Clupeonella abrau*

Ing.: *Abrau sardelle.*

**Tamaño** 6-7 cm; máximo 8,5 cm. **Caracteres distintivos** carecen de corte en la mandíbula superior; menos de 53 branquispinas branquiales. **Distribución** encontrado únicamente en el agua dulce; Lago Abrau cerca de Novorossiisk y Lago Abulional cerca de Bursa (Asia Menor). **Reproducción** junio-octubre, haciendo eclosión los huevos pelágicos aproximadamente al cabo de 12 horas. Los adultos maduran pasados 2 años. **Alimento** invertebrados (camarones). **Importancia** escasa.

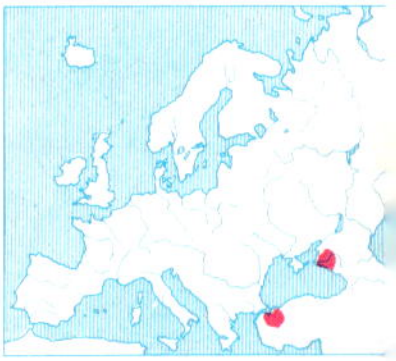

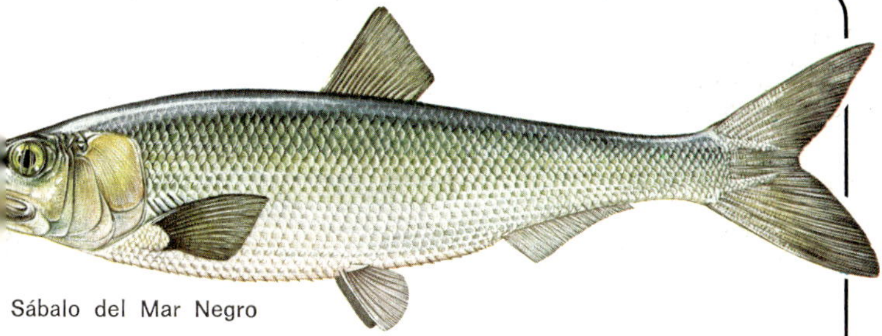

Sábalo del Mar Negro

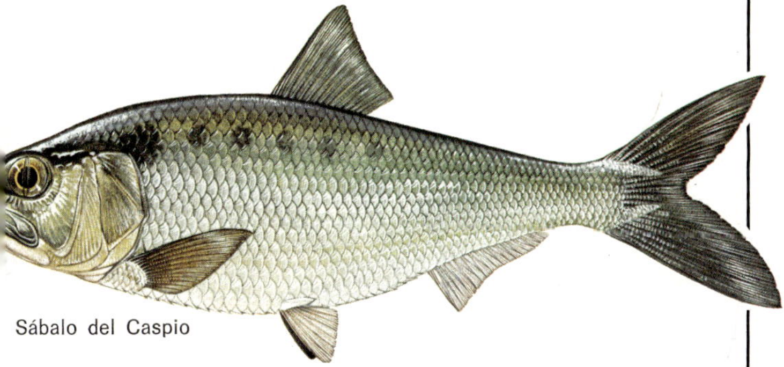

Sábalo del Caspio

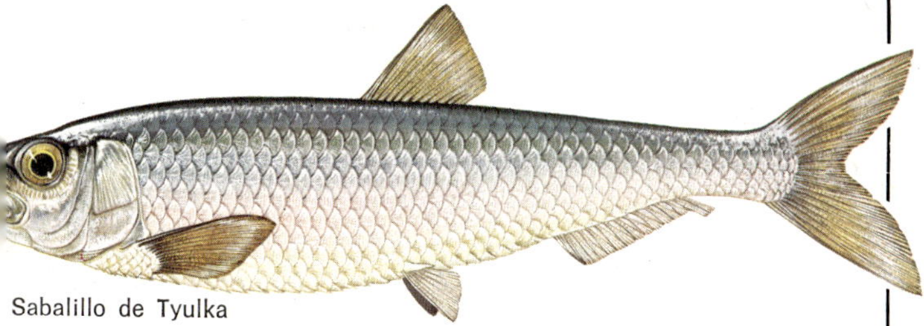

Sabalillo de Tyulka

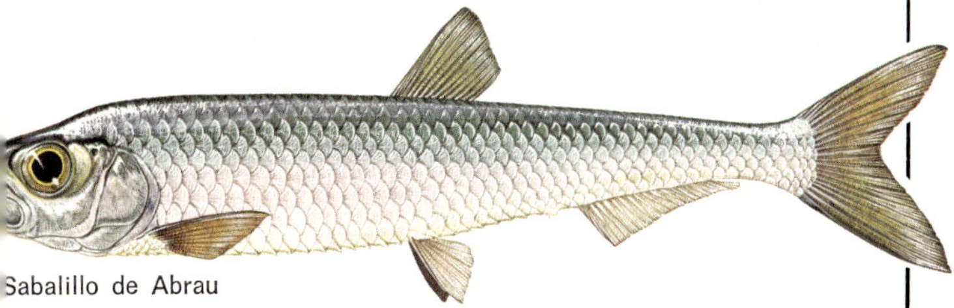

Sabalillo de Abrau

## Familia SALMÓNIDOS

Los Salmónidos comprenden varios grupos de peces conocidos corrientemente como salmón, trucha y trucha alpina. Ninguna especie de esta importante familia de peces es totalmente marina, siendo todos sus miembros o bien anadromos o puramente de agua dulce. Sus miembros son originarios de Europa, Noroeste de África, Asia septentrional y América del Norte, pero han sido introducidos en muchos otros lugares del mundo, entre ellos Sudamérica, India, Australia y Nueva Zelanda. La mayor parte de la raza original para estas introducciones procede de Europa.

Todos los Salmónidos poseen una aleta adiposa, y su cuerpo está cubierto de escamas cicloideas bien desarrolladas. Una característica común de su coloración son unas manchas de diversos tipos, y las etapas jóvenes de muchas especies se caracterizan por oscuras señales en la etapa «parr» a lo largo de los flancos. En general los dientes están presentes y bien desarrollados en algunas especies, y suelen existir notables diferencias entre ambos sexos en la época de freza.

La biología de todas las especies de la familia presenta muchas características comunes. Todos ellos frezan en el agua dulce, generalmente corriente, aunque algunas veces también en las regiones limpias de los fondos de los lagos. Sea cual fuere el lugar del mundo a que se refiere, se los encuentra únicamente en el agua fresca (es decir, solamente en las regiones de alta montaña de los trópicos), y frezan durante los meses más fríos del año. La freza en general tiene lugar por parejas: después de una exhibición sexual, la hembra excava un nido, o depresión, en el sustrato de grava, y frezan en él. Después de la puesta de los huevos, éstos son totalmente cubiertos de grava por la hembra.

Los miembros de la familia de los Salmónidos son muy apreciados por los pescadores de caña y pescadores comerciales de muchos países, y en concreto las buenas poblaciones de salmón y trucha constituyen un importante recurso natural. Los salmones del Pacífico *(Oncorhynchus)* son de gran importancia en el oeste de Norteamérica y nordeste de Asia. Las 5 especies que existen aquí constituyen la base de enormes pesquerías que han estado funcionando durante más de cien años. La competencia por la cría de estos peces entre las naciones del Pacífico (sobre todo la URSS, Japón, Canadá y Estados Unidos) llegó a ser tan grande que fue necesario crear una comisión para regular estas pesquerías y llevar a cabo una investigación sobre la biología de las especies implicadas. Los resultados de esta investigación han conducido a muchos descubrimientos importantes acerca de *Oncorhynchus* y otros peces, además de información sobre la navegación pesquera (tanto en el mar como en el agua dulce), la fisiología de la regulación para el agua dulce o salada, y los factores que controlan la abundancia de razas.

**Fig. 32** Escama cicloidea de una trucha mostrando los anillos anuales.

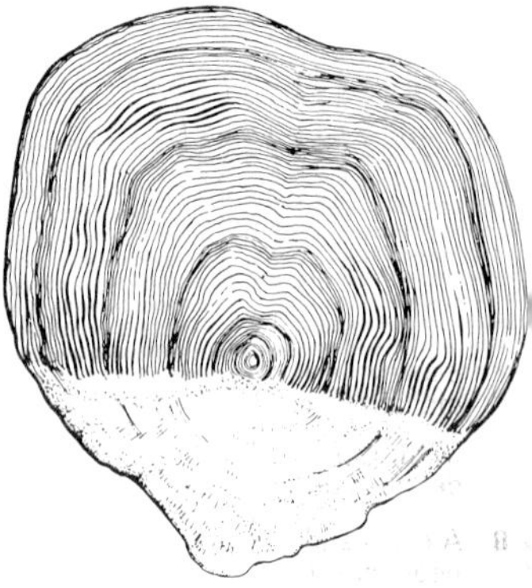

Se han establecido importantes industrias conserveras en muchos ríos en los que se producen las migraciones de salmones del Pacífico, y tanto los peces enlatados como los ahumados son exportados a todos los lugares del mundo. Los intentos para introducir esos peces en otras partes del mundo han tenido menos éxito que con la trucha pero al parecer en la actualidad se han formado poblaciones de ambas especies en el norte de Europa y en Nueva Zelanda.

En Europa existen once especies

## Clave para los Salmónidos de Europa

**1** Huesos postorbitales alcanzando los preoperculares; 10-16 radios ramificados en la aleta anal **2**

Huesos postorbitales sin alcanzar los preoperculares; 7-10 radios ramificados en la aleta anal **3**

**2** Grandes escamas, 150-160 a lo largo de la línea lateral; 19-25 branquispinas branquiales *Oncorhynchus keta*

Escamas pequeñas, 177-240 a lo largo de la línea lateral; 26-33 branquispinas branquiales *Oncorhynchus gorbuscha*

**3** Vómer alargado, dentado siempre posteriormente en los ejemplares jóvenes **4**

Vómer corto y ancho, desdentado posteriormente incluso en los ejemplares jóvenes **7**

**4** Más de 130 escamas a lo largo de la línea lateral; sin manchas rojas en el cuerpo, pero una ancha banda rosada a lo largo de los flancos; numerosas manchas negras en el cuerpo y aletas, aletas adiposa y caudal inclusive *Salmo gairdneri*

Menos de 130 escamas a lo largo de la línea lateral; el cuerpo puede ser totalmente plateado, pero normalmente posee muchas manchas negras y algunas rojas; manchas negras en las aletas adiposa y caudal mal definidas o ausentes; sin ancha banda rosada a lo largo del flanco **5**

**5** Menos de 110 escamas a lo largo de la línea lateral *Salmothymus obtusirostris*

Más de 110 escamas a lo largo de la línea lateral **6**

**6** Cabeza del vómer desdentada, el eje pobremente dentado con dientes caducos; 10-12 radios en la aleta dorsal; 10-13 escamas entre la aleta adiposa y la línea lateral *Salmo salar*

Cabeza del vómer dentada, el eje también bien dentado con dientes persistentes; 8-10 radios en la aleta dorsal; 13-16 escamas entre la aleta adiposa y la línea lateral *Salmo trutta*

**7** Espacio entre los dientes vomerinos y palatinos bien desarrollado; sin manchas oscuras en el cuerpo **8**

Dientes vomerinos y palatinos formando una mancha continua en forma de herradura; manchas oscuras presentes en el cuerpo **10**

**8** Aleta caudal profundamente bifurcada; cuerpo y aletas cubiertos de pequeñas manchas ovaladas y claras, nunca anaranjadas o rojas en el cuerpo; más de 90 ciegos pilóricos *Salvelinus namaycush*

Sin aleta caudal, o sólo ligeramente, bifurcada; cuerpo y aletas con manchas rosadas o rojas y en general líneas y señales oscuras; menos de 75 ciegos pilóricos

**9** Dientes del hioides presentes; premaxilar no dentado en el lado derecho; dorso uniformemente coloreado con manchas pálidas; banda negra ausente en la aleta anal *Salvelinus alpinus*

Dientes hioideos ausentes; premaxilar dentado en el lado derecho; dorso fuertemente vermiculado; bandas negras presentes en la aleta anal *Salvelinus fontinalis*

**10** 16 branquispinas branquiales en el primer arco; 180-200 escamas a lo largo de la línea lateral *Hucho hucho*

11-12 branquispinas branquiales en el primer arco; 193-242 escamas a lo largo de la línea lateral *Hucho taimen*

## **Keta** *Oncorhynchus keta*

Cat.: *keta;* Fr.: *saumon chum;* Ing.: *chum salmon;* Al.: *Ketalachs.*

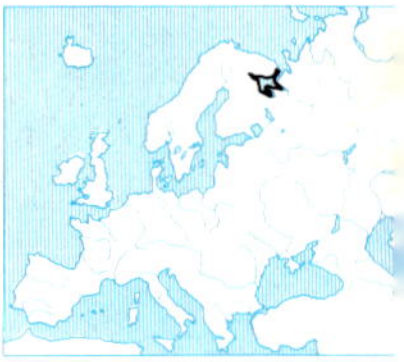

**Tamaño** 45-90 cm; máximo 100 cm; los peces con una longitud media de 75 cm pesan 4,9 kg. **Caracteres distintivos** 10 o más radios ramificados en la aleta anal; 150-160 escamas a lo largo de la línea lateral. **Distribución** originario del norte del Pacífico y grandes ríos relacionados de América del Norte y Asia. Esporádicamente aparece en los mares septentrionales de Europa y en algunos ríos como resultado de introducciones periódicas llevadas a cabo en la región del Mar Blanco. **Reproducción** agosto-diciembre en zonas de grava tosca donde exista una corriente tolerable. Los huevos son depositados en nidos excavados por la hembra, y hacen eclosión al cabo de 90-130 días. Los pececillos permanecen en el río durante varios meses, pero normalmente han emigrado al mar a finales de su primer año. Los adultos maduran pasados 3-4 años y emigran de nuevo a sus ríos paternos. 2000-4388 huevos por hembra. **Alimento** invertebrados cuando jóvenes, grandes invertebrados (principalmente crustáceos) y peces en la fase adulta. **Importancia** especie de gran importancia comercial y deportiva tanto en el mar como en el agua dulce.

## **Salmón jorobado** *Oncorhynchus gorbuscha*

Cat.: *salmó geperut;* Fr.: *saumon à bosse;* Ing.: *humpback salmon;* Al.: *Buckellachs.*

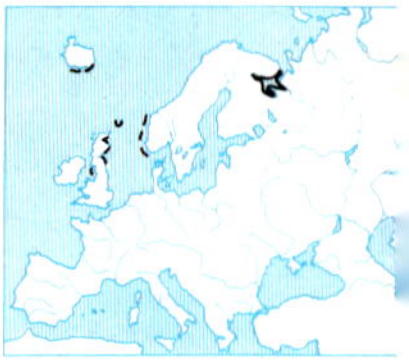

**Tamaño** 40-50 cm; máximo 64 cm; los peces con una longitud media de 50 cm pesan aproximadamente 1,7 kg. **Caracteres distintivos** 10 o más radios ramificados en la aleta anal; 177-240 escamas a lo largo de la línea lateral. **Distribución** originario del norte del Pacífico y grandes ríos relacionados de América del Norte y de Asia. Esporádicamente aparece en los mares septentrionales de Europa y en algunos ríos como resultado de la introducción en la región del Mar Blanco. **Reproducción** septiembre-octubre, en nidos colocados entre la grava del agua corriente. Los huevos hacen eclosión pasados 100-120 días y las crías emigran muy de prisa río abajo hacia el mar, donde crecen, madurando al cabo de 2 años. 1090-1629 huevos por hembra. **Alimento** principalmente invertebrados (sobre todo los mayores crustáceos) y peces. **Importancia** especie de gran importancia comercial y deportiva en algunas regiones costeras del norte del Pacífico, y en aguas dulces.

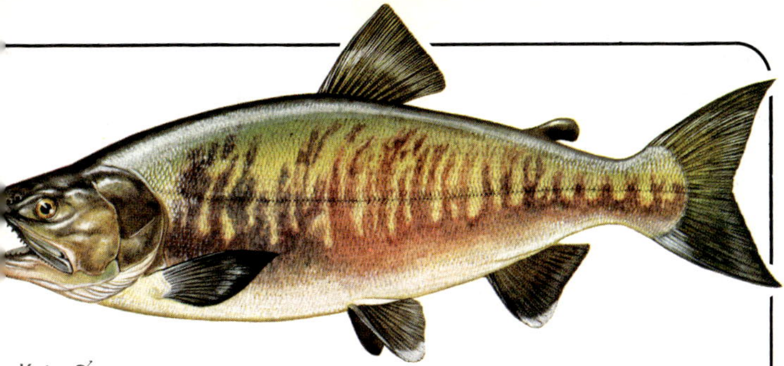

Keta ♂

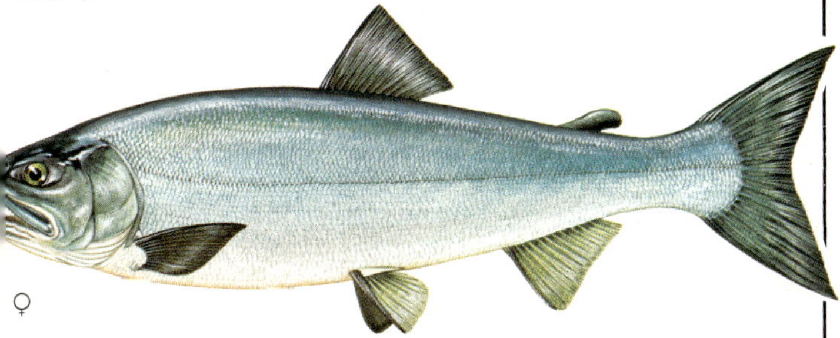

♀

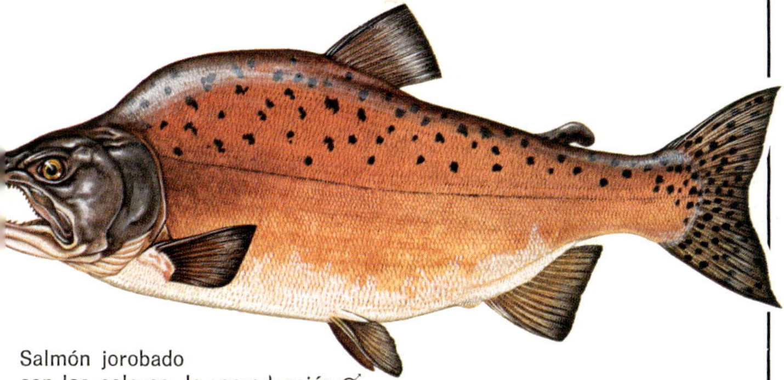

Salmón jorobado
con los colores de reproducción ♂

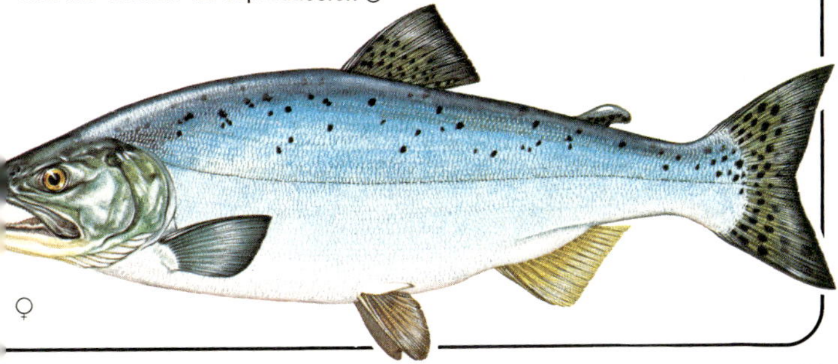

♀

**Salmón** *Salmo salar*

Cat.: *salmó;* Vas.: *izoki;* Fr.: *saumon;* It.: *salmone;* Por.: *Salmão;* Ing.: *Atlantic salmon;* Al.: *Lachs.*

**Tamaño** 40-100 cm; máximo 120 cm; récord inglés de pesca con caña 29,028 kg. **Caracteres distintivos** 10 o menos radios ramificados en la aleta anal: vómer dentado posteriormente pero no anteriormente. **Distribución** especie de origen anadromo que se encuentra generalmente en las regiones del Atlántico del norte de Europa y Canadá oriental, en ríos pedregosos transparentes, en arroyos y en lagos accesibles. **Reproducción** octubre-junio. Los huevos, puestos en hoyos entre la grava del agua corriente, hacen eclosión en alevines, que se transforman en pececillos y luego en «parr» (estado inmaduro). Pasados 2-6 años, éstos pasan a ser de color plateado y emigran al mar como «smolts» (siguiente estado inmaduro). El máximo desarrollo se presenta en el mar (los peces que regresan dentro de 1 año se llaman *salmones jóvenes, «grilse»;* después del año, *salmones*). Una hembra de 10 kg lleva consigo unos 22 000 huevos. **Alimento** invertebrados cuando son pequeños, invertebrados y peces en la época adulta. **Importancia** especie de máxima importancia comercial, pescado con redes frente a las costas y estuarios del Atlántico y frente a Groenlandia. Importante especie deportiva pescada con caña en ríos y lagos —la pesca a mosca, el hilado y el «trolling» (pesca con caña e hilo tirando cebo por el agua detrás de un bote) tienen mucho éxito en diferentes aguas.

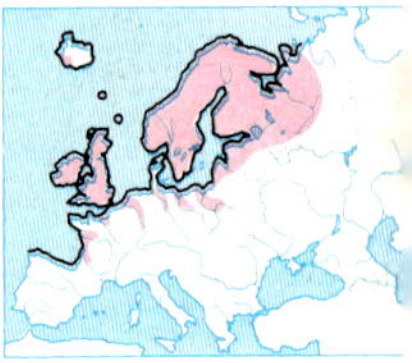

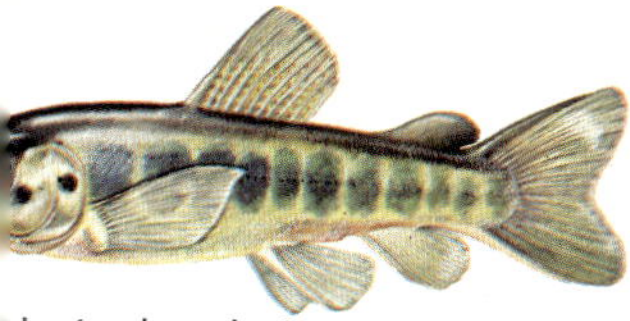

alevín de salmón

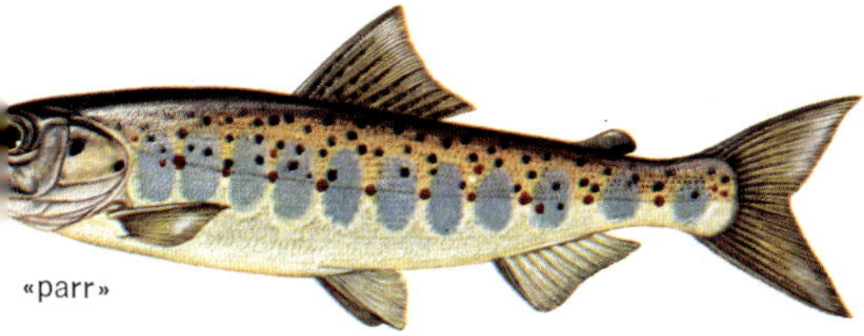

«parr»

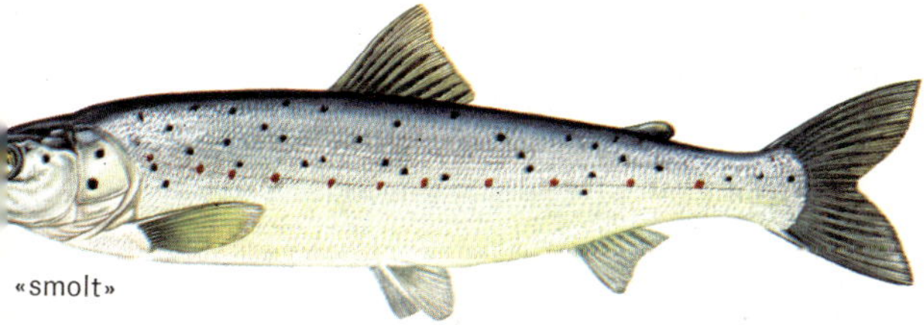

«smolt»

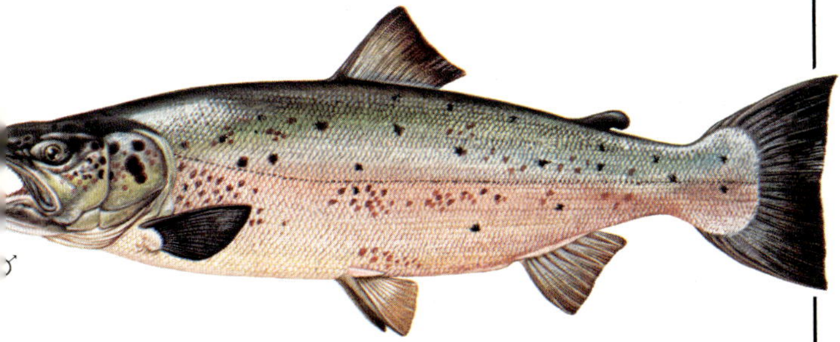

♂

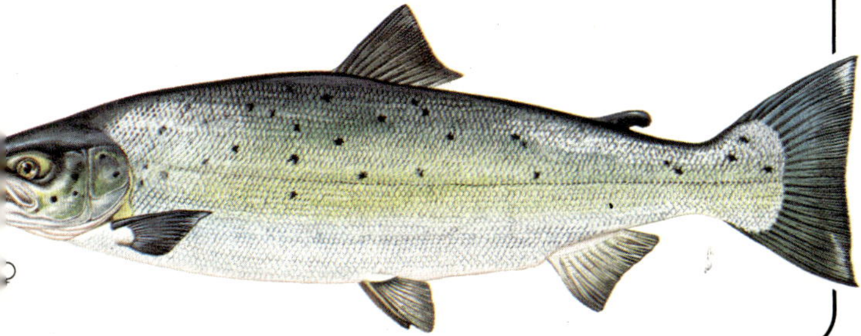

♀

## **Trucha** *Salmo trutta*

Cat.: *truita;* Vas.: *amuarrai;* Fr.: *truite;* It.: *trota;* Por.: *truta;* Ing.: *trout;* Al.: *Forelle.*

**Tamaño** 50 cm; máximo 70 cm; récord inglés de pesca con caña 8,745 g. **Caracteres distintivos** 10 o menos radios ramificados en la aleta anal; vómer dentado anterior y posteriormente; menos de 130 escamas a lo largo de la línea lateral. **Distribución** se presenta en toda Europa en todos los tipos de aguas corrientes y estancadas. Las poblaciones migratorias aparecen en todos los ríos a lo largo de la costa europea desde España hacia el norte. **Reproducción** septiembre-octubre en ríos y arroyos pequeños, donde la hembra pone sus huevos en un nido (depresión) que practica en la grava. Los huevos hacen eclosión al cabo de 150 días aproximadamente y los pececillos pasan un año o más en el arroyo de cría antes de descender a un río o lago mayor (o al mar en el caso de la trucha marina migratoria). Los adultos maduran pasados 3-5 años y muchos viven hasta 20 años. El promedio de huevos por hembra es de unos 5400. **Alimento** invertebrados en la época joven, invertebrados y algunos peces (sobre todo en el caso de la trucha marina) en la época adulta. **Importancia** importante especie comercial en algunas regiones, y posiblemente en conjunto la especie deportiva más importante de Europa.

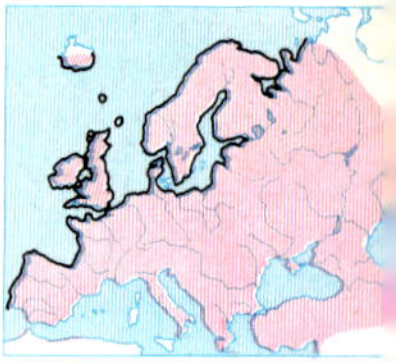

## **Trucha arco iris** *Salmo gairdneri*

Cat.: *truita arc iris;* Vas.: *amuarraiuztargi;* Fr.: *truite arc-en-ciel;* It.: *trota iridea, trota arcobaleno;* Por.: *truta arco-da-velha;* Ing.: *rainbow trout;* Al.: *Regenbogenforelle.*

**Tamaño** 25-45 cm; máximo 70 cm; récord inglés de pesca con caña 5,953 kg. **Caracteres distintivos** 10 o menos radios ramificados en la aleta anal; aletas caudal y adiposa densamente manchadas; ancha banda rosada a lo largo de los flancos. **Distribución** originario de las cuencas costeras occidentales de América del Norte donde existen tanto poblaciones migratorias como puramente de agua dulce. Ha sido masivamente introducida por toda Europa, aunque las poblaciones autoconservadoras se han desarrollado únicamente en algunos lugares. **Reproducción** octubre-marzo, poniendo los huevos en nidos excavados en la grava del agua corriente. Los huevos hacen eclosión pasados 100-150 días y las crías se trasladan paulatinamente a los ríos y lagos mayores. 1000-5000 huevos por hembra. **Alimento** invertebrados en la época joven, invertebrados y peces en la adulta. **Importancia** de gran importancia como especie comercial en muchos criaderos de peces de toda Europa y como especie deportiva en ríos y lagos.

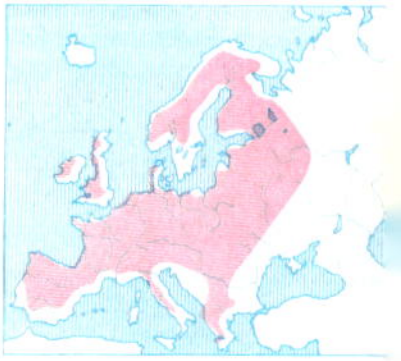

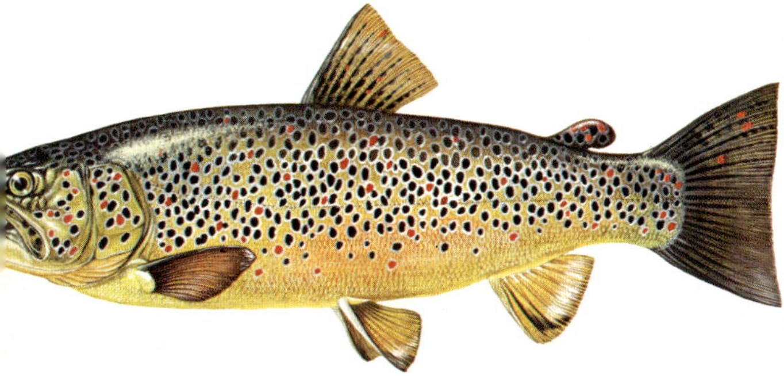

Trucha: forma residente en el agua dulce
(trucha parda) ○

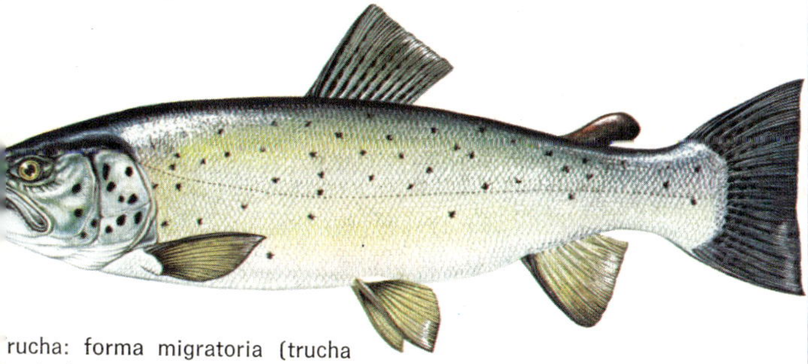

rucha: forma migratoria (trucha
narina)

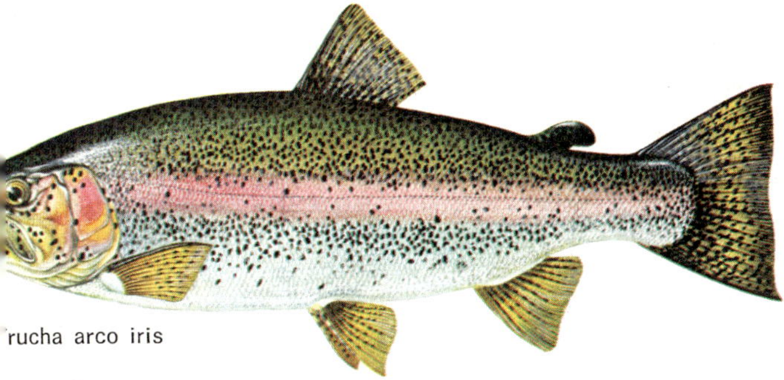

rucha arco iris

## Trucha alpina *Salvelinus alpinus*

Cat.: *truita alpina;* Fr.: *omble,* It.: *salmerino;* Ing.: *charr;* Al.: *Wander-Seesaibling.*

**Tamaño** 15-40 cm; máximo 88 cm; récord inglés de pesca con caña 0,8 kg. **Caracteres distintivos** 10 o menos radios ramificados en la aleta anal; vómer desdentado posteriormente; cuerpo uniformemente coloreado con manchas de color pálido. **Distribución** la mayor parte del Hemisferio Boreal en lagos frescos y de aguas transparentes. En los mares del Ártico se encuentran razas migratorias, que maduran en el mar y penetran en los ríos para frezar. Estos peces son mayores que las formas de agua dulce, algunas de las cuales son razas enanas. **Reproducción** octubre-marzo, entre la grava y tanto en lagos como en ríos. Después de hacer eclosión, las crías se trasladan a los lagos o al mar, madurando al cabo de 3-6 años. 560-7300 huevos por hembra. **Alimento** invertebrados, sobre todo crustáceos planctónicos. **Importancia** pescados con redes en el Ártico durante la migración de freza. Deportiva en algunos lagos.

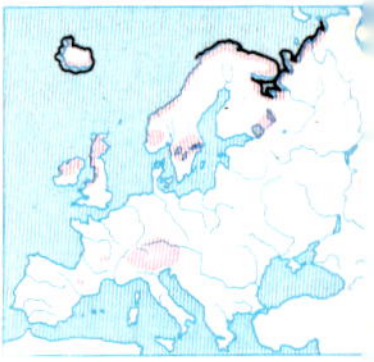

## Trucha de fontana *Salvelinus fontinalis*

Cat.: *truita de rierol;* Fr.: *saumon de fontaine;* Ing.: *brook charr;* Al.: *Bachsaibling.*

**Tamaño** 20-35 cm; máximo 50 cm; récord inglés de pesca con caña 1,162 kg. **Caracteres distintivos** 10 o menos radios ramificados en la aleta anal; vómer desdentado; cuerpo intensamente diseñado con zonas oscuras y claras. **Distribución** originario del oeste de América del Norte, pero introducido en muchos lugares de Europa donde ha llegado a establecerse. **Reproducción** octubre-marzo entre la grava de las aguas corrientes. Los huevos hacen eclosión en primavera y las crías pasan aproximadamente 2 años en las regiones de cría. Los adultos maduran a los 2-3 años de edad. 100-5000 huevos. **Alimento** invertebrados, pero los adultos consumen peces. **Importancia** principal especie deportiva en América del Norte.

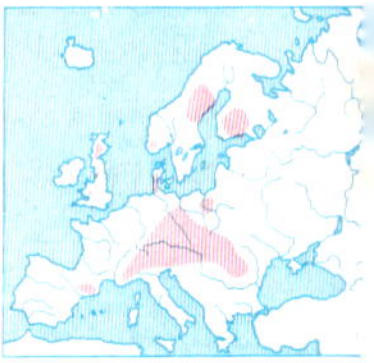

## Trucha lacustre americana
*Salvelinus namaycush*

Cat.: *truita de llac americana;* Fr.: *saumon namaycush;* Ing.: *american lake charr;* Al.: *Amerikanischer Seesaibling.*

**Tamaño** 30-50 cm; máximo 126 cm; este pez pesó 46,3 kg. **Caracteres distintivos** 10 o menos radios ramificados en la aleta anal; vómer desdentado; cuerpo cubierto de manchas amarillentas claras. **Distribución** muy difundido en el norte de Estados Unidos y centro del Canadá. Fue introducido en Europa, donde se encuentran poblaciones establecidas en los grandes y profundos lagos de Suecia y Suiza. **Reproducción** septiembre-noviembre, frezando sobre las piedras y la grava. Los huevos hacen eclosión al cabo de 100-150 días y las crías se alejan de la orilla poco después. Los adultos maduran pasados 6-8 años, pero pueden llegar a vivir hasta 25 años. Un pez de 80 cm lleva consigo 18 000 huevos. **Alimento** invertebrados en la etapa joven, y otros peces a medida que crece. **Importancia** importante en Norteamérica.

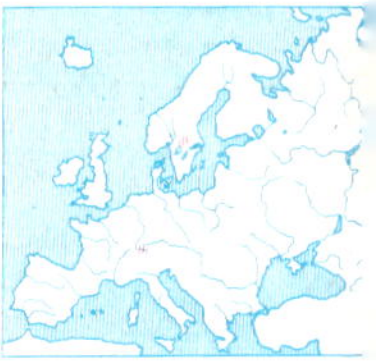

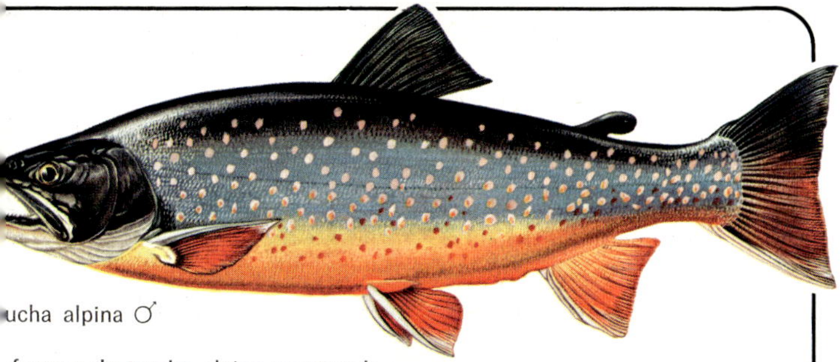

ucha alpina ♂

formas de trucha alpina mostrando
diversidad de color y la forma
on los colores de reproducción

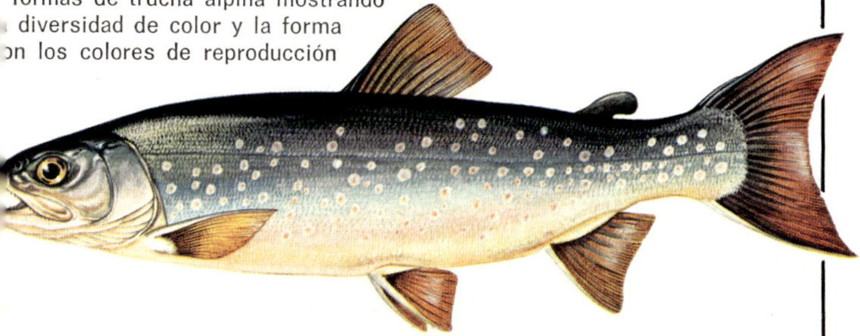

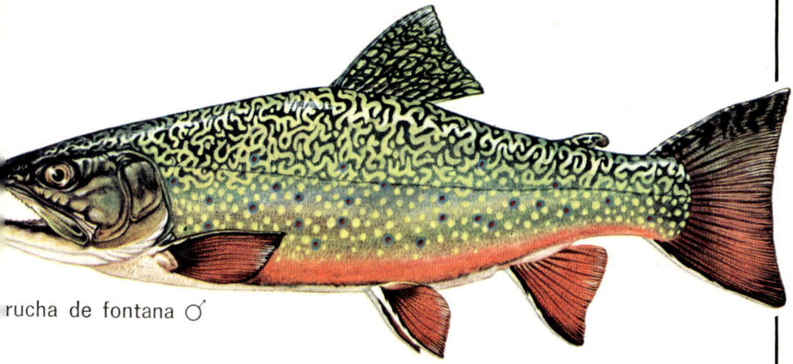

rucha de fontana ♂

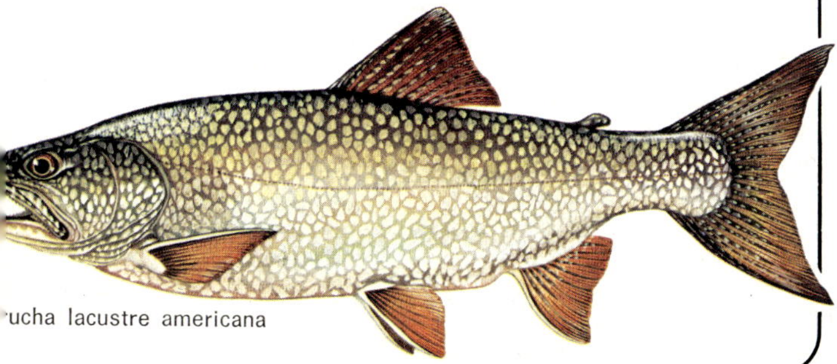

ucha lacustre americana

## Hucho o Salmón del Danubio *Hucho hucho*

Cat.: *salmó del Danubi;* Fr.: *saumon du Danube;* Ing.: *huchen;* Al.: *Huchen.*

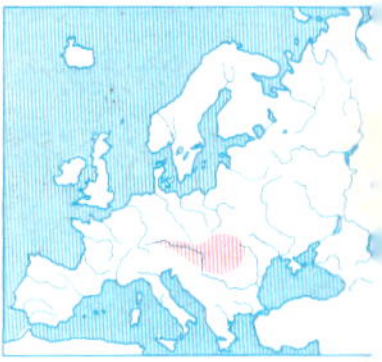

**Tamaño** 50-100 cm; máximo 120 cm; este pez pesó 21 kg. **Caracteres distintivos** 10 ó menos radios ramificados en la aleta anal; vómer desdentado; manchas oscuras en el cuerpo; 16 branquispinas branquiales en el primer arco. **Distribución** se encuentra sólo en la cuenca del río Danubio, especialmente en los cursos medio y alto. **Reproducción** marzo-mayo, frezando entre la grava del agua corriente. Los huevos hacen eclosión al cabo de unos 35 días y los adultos maduran pasados 4-5 años. Pueden llegar a alcanzar una edad de 15 años o más. Las hembras con un peso medio de 5 kg llevan consigo unos 5000 huevos. **Alimento** invertebrados y peces cuando jóvenes, pero principalmente peces (sobre todo *Chondrostoma*) de mayores. **Importancia** especie sumamente apreciada como deportiva pero su número ha disminuido de forma alarmante en estos últimos años.

## Taimen *Hucho taimen*

Ing.: *taimen.*

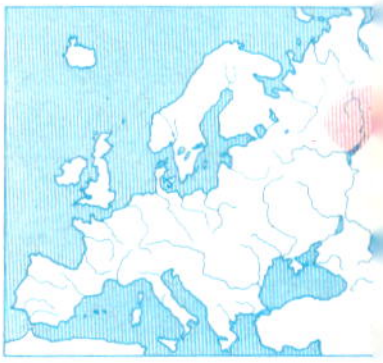

**Tamaño** 50-100 cm; máximo 150 cm; peso máximo 80 kg. **Caracteres distintivos** 10 o menos radios ramificados en la aleta anal; vómer desdentado; manchas oscuras en el cuerpo; 11-12 branquispinas branquiales en el primer arco. **Distribución** se encuentra en los ríos por toda Siberia (por ejemplo, el Obi, el Lena) y de vez en cuando en los lagos. **Reproducción** mayo, frezando sobre la grava del agua corriente. Los huevos hacen eclosión al cabo de unos 30-35 días y los adultos maduran pasados unos 5 años. 10 000-34 000 huevos por hembra. **Alimento** algunos invertebrados en la etapa joven, pero principalmente peces más adelante. **Importancia** importante tanto en el aspecto comercial como en el deportivo en varias regiones.

## Salmón del Adriático
*Salmothymus obtusirostris*

Ing.: *Adriatic salmon.*

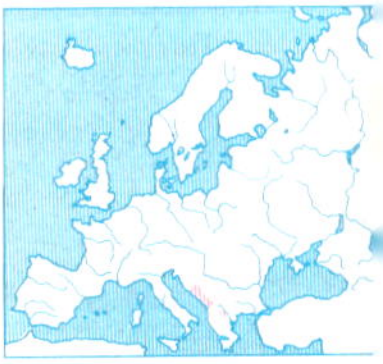

**Tamaño** 25-40 cm; máximo 50 cm; peso máximo, unos 5 kg. **Caracteres distintivos** 101-103 escamas laterales; cabeza corta. **Distribución** encontrada únicamente en las aguas de Dalmacia, ésta especie es considerada por muchos ictiólogos como derivada de poblaciones aisladas de salmón. Se conocen varias razas locales. **Reproducción** octubre-diciembre entre la grava del agua corriente. **Alimento** invertebrados en la etapa joven, invertebrados y peces en la adulta. **Importancia** de escaso interés comercial o deportivo.

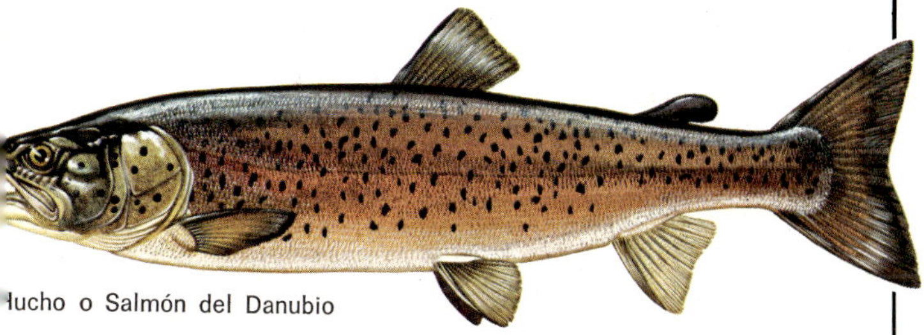

Hucho o Salmón del Danubio

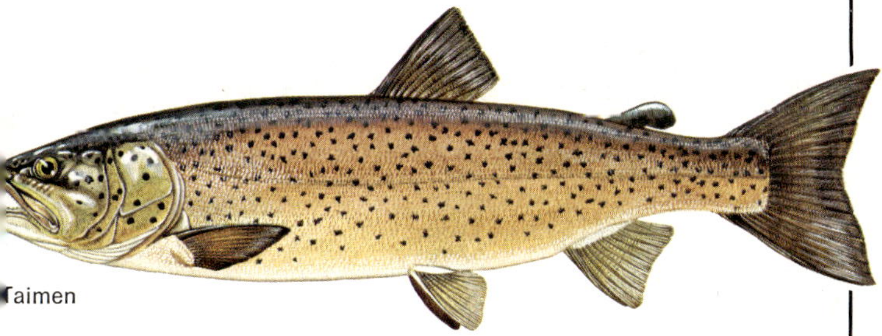

Taimen

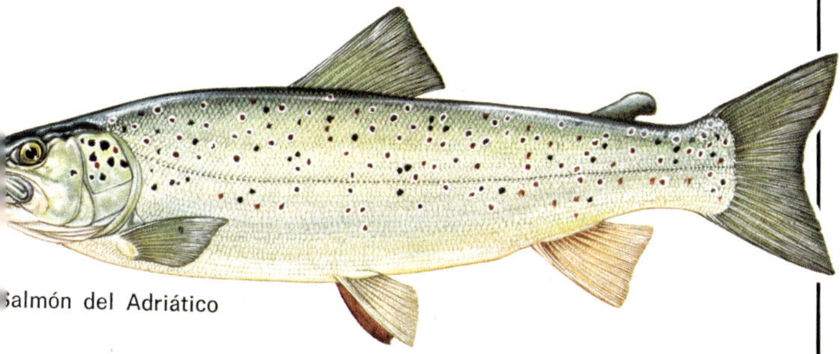

Salmón del Adriático

## Familia COREGÓNIDOS

Los Coregónidos, comúnmente conocidos como corégonos, están íntimamente relacionados con los Salmónidos y, al igual que éstos, poseen una aleta adiposa bien desarrollada. El cuerpo, alargado, está cubierto de escamas relativamente grandes, pero, a diferencia de los Salmónidos, no hay manchado manifiesto ni diseño de color de cualquier clase. La mayor parte de las formas son pardo-plateadas, grises o azul-grises. Los dientes en general o son muy pequeños o están ausentes.

Los miembros de la familia están restringidos al Hemisferio Boreal y se encuentran en las aguas frescas e incontaminadas del norte de Europa, Asia y América del Norte. Su identificación presenta enormes dificultades, y mientras se acepta que probablemente existen solamente 3 géneros presentes *(Stenodus, Prosopium* y *Coregonus)*, la cantidad de especies dentro de ellos (sobre todo *Coregonus*) es tema de considerable discusión. En la actualidad hay probablemente entre 20 y 30 especies de ellos en total en el mundo. El problema en asignar *Coregonus* a una especie concreta yace en la aparente plasticidad de forma que estos peces son capaces de presentar en diferentes hábitats. Parece que muchas de las características que se utilizan normalmente para reconocer las especies (forma, tamaño, ritmo de crecimiento, y número de escamas y branquispinas branquiales) son muy variables se ven influenciados directament por el ambiente. Gran parte de l comprobación de esta variabilida se ha obtenido a partir de un tra bajo experimental trasladando cie tas razas de un ambiente a otro criando diferentes especies junta en estanques experimentales. Po consiguiente, dentro del grupo exis te una gran cantidad de nombre científicos disponibles, algunos d los cuales hacen referencia a po blaciones concretas que se encuen tran en un sistema lacustre o fluvial

Los Coregónidos son básicamen te un grupo de agua dulce, aunqu se presentan algunas poblacione anadromas en los mares septentrio nales. Son muy frecuentes en mu chos lagos, sobre todo en las gran des extensiones de agua fresca incontaminada de regiones de tie rras altas o septentrionales. Mucha formas son totalmente pelágicas, algunas de costumbres bentónicas mientras que otras poblaciones so de hábitat bentónico en un moment determinado del año (generalment el invierno) y pelágicas en otro (ve rano). Suelen trasladarse de un lu gar a otro en enormes cardúmene y se alimentan de invertebrados de bentos y de zooplancton. La frez tiene lugar durante los meses má fríos del año (con frecuencia deba jo del hielo), y en este moment se reúnen en enormes cantidade en las regiones de freza. Los hue vos son puestos en el agua libre, e general sobre un fondo pedregos o lleno de grava, y hacen eclosión en primavera. Las crías son pelá gicas al menos durante el prime año.

Aunque carecen de importanci como peces deportivos, los Coregó

**Fig. 33** Arco branquial completo y sistemas de branquispinas de *Coregonus lavaretus* (a) y *C. albula (b).*

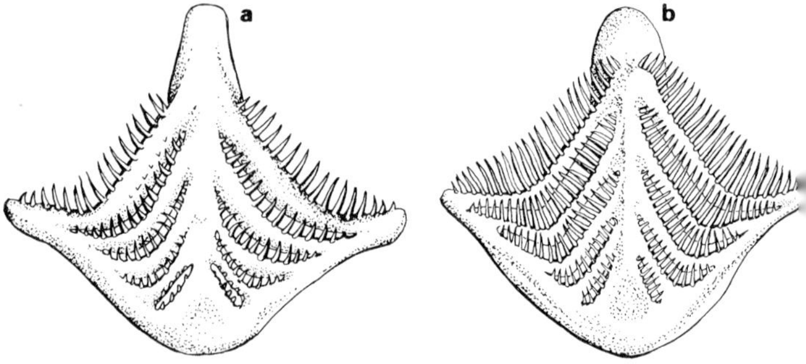

nidos constituyen la base de algunas de las pesquerías comerciales de agua dulce más importantes del mundo, y representan una importante fuente de carne de pescado en regiones de Europa (Escandinavia y los países alpinos), norte de Asia y América del Norte (especialmente los Grandes Lagos y otras grandes extensiones de agua del Canadá). Los peces son pescados en trampas con redes, redes de enmalle y mediante jábegas, y a veces son secados o ahumados. Los peces adultos poseen una carne agradable ligeramente aceitosa que suele ofrecer un olor característico, parecido al de los pepinos frescos. En los últimos años las poblaciones de muchas de las aguas más importantes han sufrido un fuerte receso bajo la presión pesquera, la contaminación y otros efectos artificiales, y las pesquerías que producían hasta 40 millones de individuos anualmente, en la actualidad no consiguen nada. En Rusia se han introducido especies coregónidas en grandes embalses construidos allí, y representan la base de varias pesquerías importantes.

En Europa pueden identificarse siete especies principales. Varias de ellas son muy parecidas a las formas encontradas en América del Norte.

## Clave para los Coregónidos de Europa

**1** Boca grande, oblicua y terminal; mandíbula inferior prominente y articulando con el cráneo detrás del margen posterior del ojo; pequeños dientes presentes en las mandíbulas; 19-26 branquispinas branquiales *Stenodus leucichthys*

Boca pequeña, mandíbula inferior no prominente y articulando antes, o debajo, del ojo; mandíbulas desdentadas o de vez en cuando con dientes diminutos **2**

**2** Boca terminal o superior; maxilar llegando detrás del margen anterior del ojo **3**

Boca inferior; maxilar sin llegar detrás del margen anterior del ojo **4**

**3** Boca superior, mandíbula superior más corta que la inferior; 36-52 branquispinas branquiales *Coregonus albula*

Boca terminal, mandíbula superior igual a la inferior; 49-68 branquispinas branquiales *Coregonus peled*

**4** Hocico desarrollado; distancia entre la parte anterior del ojo y la punta del hocico equivalente a más del doble del diámetro del ojo; 35-44 branquispinas branquiales *Coregonus oxyrinchus*

Hocico no bien desarrollado; distancia entre la parte anterior del ojo y la punta del hocico menor que el doble del diámetro del ojo **5**

**5** Maxilar ancho y corto, anchura en general mayor que la mitad de la longitud, longitud generalmente menor del 22 % de la longitud de la cabeza; hocico encorvado delante de los ojos; 20-29 branquispinas branquiales *Coregonus nasus*

Maxilar estrecho y largo, anchura generalmente menor que la mitad de la longitud, longitud generalmente mayor del 22 % de la longitud de la cabeza; hocico no encorvado delante de los ojos **6**

**6** Longitud de la mandíbula inferior sobrepasando la anchura mínima del cuerpo; 17-48 branquispinas branquiales *Coregonus lavaretus*

Longitud de la mandíbula inferior, inferior a la anchura mínima del cuerpo; 16-29 branquispinas branquiales *Coregonus pidschian*

## **Desconocido** *Stenodus leucichthys*

Ing.: *Inconnu.*

**Tamaño** 50-80 cm; máximo 130 cm; peso máximo unos 35 kg. **Caracteres distintivos** mandíbula inferior prominente con pequeños dientes; en general grande. **Distribución** se encuentra en Europa y en Norteamérica en muchos lagos y ríos cuyas cuencas se unen al océano Ártico y al norte del mar Caspio, donde se le encuentra en algunas regiones costeras. **Reproducción** octubre-noviembre, en general en los cursos bajo y medio de los grandes ríos. Los adultos maduran a los 8-10 años de edad y pueden vivir hasta 20 años. 130 000-420 000 huevos por hembra. **Alimento** invertebrados en la etapa joven, pero principalmente peces (por ejemplo *Coregonus*) en la adulta. **Importancia** de escasa significación deportiva pero importante especie comercial tanto en Canadá como en Rusia. La mayoría de los peces son pescados con redes durante la migración de freza, y muchos son conservados después de un ahumado y secado.

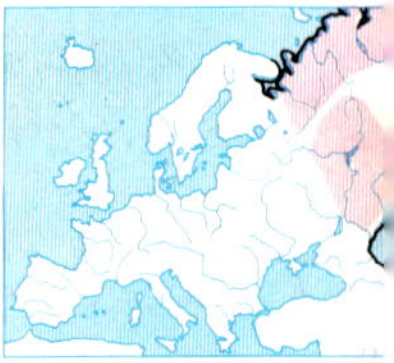

## **Corégono blanco** *Coregonus albula*

Fr.: *vendace;* Ing.: *cisco;* Al.: *kleine Maräne.*

**Tamaño** 15-25 cm; máximo 33 cm; los peces con una longitud media de 18 cm pesan 60 g. **Caracteres distintivos** boca superior; 36-52 branquispinas branquiales; en general pequeño. **Distribución** se encuentra en muchos lugares de Europa central y septentrional, generalmente en lagos fríos y profundos. **Reproducción** octubre-diciembre sobre grava o piedras a profundidades de 2-3 m o más. Los huevos hacen eclosión pasados 100-120 días y las crías se trasladan al agua más profunda. Los adultos maduran al cabo de 2-3 años y pueden vivir hasta 10 años. 1700-4800 huevos por hembra. **Alimento** invertebrados, sobre todo crustáceos planctónicos. **Importancia** de ninguna importancia deportiva, pero comercialmente importantes en muchas regiones, pescándose los peces con redes y trampas durante su migración de freza. Algunas veces son ahumados.

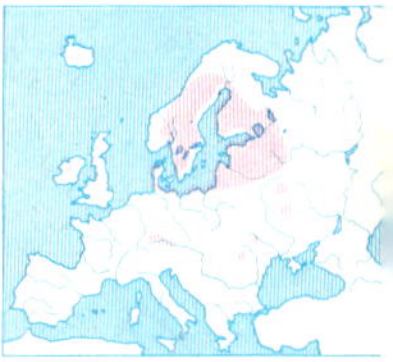

## **Peled** *Coregonus peled*

Fr.: *grand powan;* Ing.: *peled;* Al.: *Peledmaräne.*

**Tamaño** 30-40 cm; máximo 50 cm; peso máximo unos 5 kg. **Caracteres distintivos** boca terminal y desdentada; 49-68 branquispinas branquiales. **Distribución** encontrado en la mayor parte del norte de Europa, especialmente en lagos de las regiones árticas de Siberia, Finlandia y Suecia. **Reproducción** septiembre-noviembre, en agua poco profunda tanto de lagos como de ríos, frecuentemente emigrando a distancias considerables a los sedimentos de freza. 29 000-105 000 huevos por hembra. **Alimento** invertebrados, sobre todo crustáceos planctónicos. **Importancia** importante especie comercial, pescada con redes en grandes cantidades en muchas aguas de Rusia.

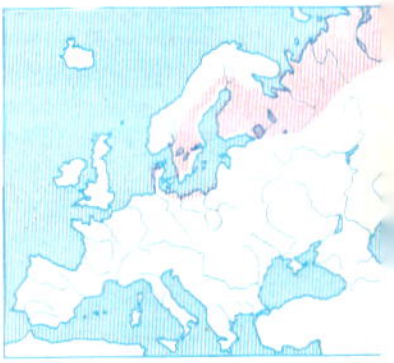

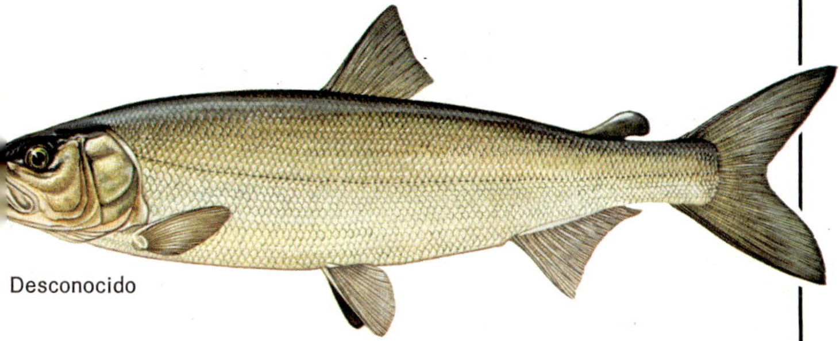

Desconocido

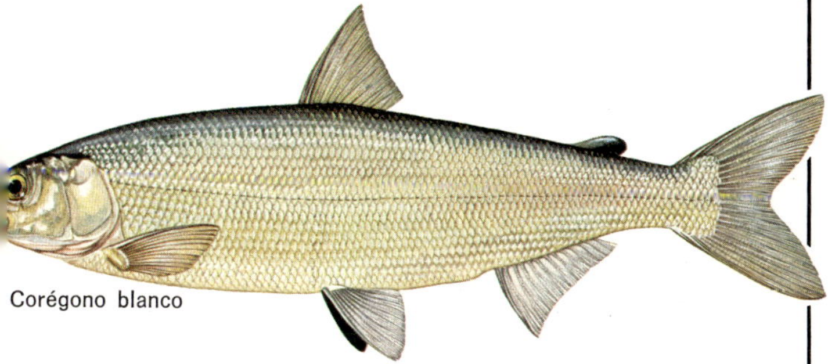

Corégono blanco

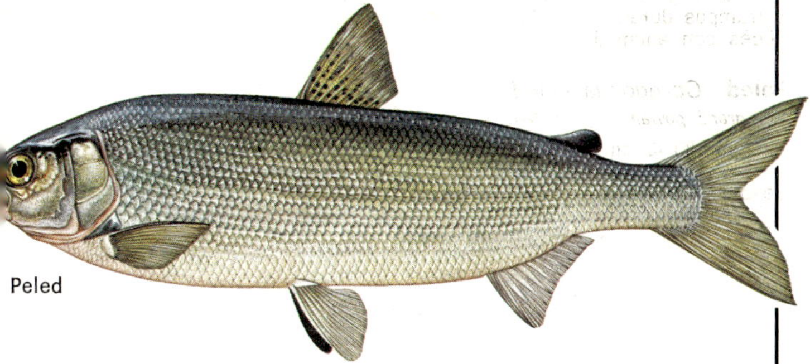

Peled

**Pidschian** *Coregonus pidschian*

Fr.: *pollan;* Ing.: *arctic whitefish;* Al.: *kleine Bodenrenke, Kilch.*

**Tamaño** 20-30 cm; máximo 50 cm; un pez de 48 cm pesa unos 1,25 kg. **Caracteres distintivos** boca inferior; maxilar estrecho y largo; 16-29 branquispinas branquiales. **Distribución** regiones árticas de Europa en ríos, lagos y algunas regiones costeras del Báltico. **Reproducción** octubre-diciembre, haciendo eclosión los huevos en primavera. Los adultos maduran a los 2-4 años y viven hasta 12 años. 8000-50 000 huevos por hembra. **Alimento** invertebrados (crustáceos). **Importancia** considerable.

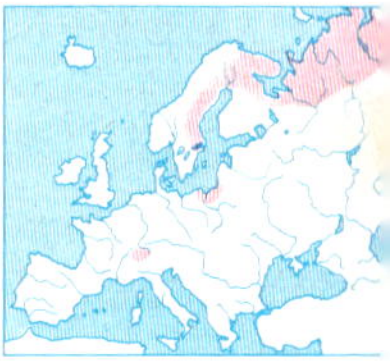

**Nasus** *Coregonus nasus*

Fr.: *grand pollan;* It.: *coregono bianco;* Ing.: *broad whitefish;* Al.: *grosse Bodenrenke, Sandfelchen, grosse Maräne.*

**Tamaño** 35-60 cm; máximo 86 cm, con un peso de 10 kg. **Caracteres distintivos** boca pequeña, desdentada e inferior; maxilar ancho y corto; hocico encorvado. **Distribución** principalmente en los lagos y en los cursos bajos de los ríos asociados al océano Ártico. **Reproducción** octubre-noviembre en los ríos, emigrando de nuevo las crías a los lagos donde maduran pasados 4-5 años; viven hasta 10 años. 14 000-29 000 huevos por hembra. **Alimento** invertebrados (insectos y moluscos). **Importancia** pescados con red de enmalle, y secados y ahumados.

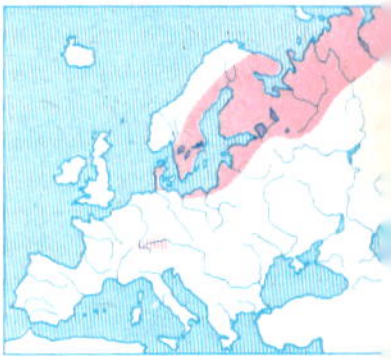

**Lavareto** *Coregonus lavaretus*

Fr.: *powan;* It.: *coregono azzurro;* Ing.: *common whitefish;* Al.: *Blaufelchen.*

**Tamaño** 15-40 cm; máximo 57 cm; peso máximo unos 2,8 kg; récord inglés de pesca con caña, 652 g. **Caracteres distintivos** boca pequeña, desdentada e inferior; 17-48 branquispinas branquiales. Especie variable que forma razas locales en diferentes lagos. **Distribución** Europa noroccidental y central en grandes lagos fríos y en la región del Báltico, emigrando a los ríos para frezar. **Reproducción** octubre-enero, sobre grava. Los huevos hacen eclosión al cabo de unos 100 días. Las crías maduran pasados 3-4 años y viven hasta 10 años. 1 000-28 000 huevos por hembra. **Alimento** invertebrados y crustáceos planctónicos de jóvenes. **Importancia** comercial en diversos países, y pescado con redes de enmalle.

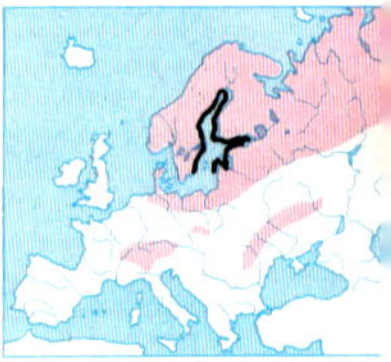

**Corégono narigudo** *Coregonus oxyrinchus*

Fr.: *houting;* Ing.: *houting;* Al.: *Nordseeschnäpel.*

**Tamaño** 25-40 cm; máximo 50 cm; peso máximo unos 2 kg. **Caracteres distintivos** boca pequeña, desdentada e inferior; hocico desarrollado. **Distribución** Europa septentrional, especialmente el Báltico, donde antiguamente existían grandes poblaciones en el agua salobre, llegando al agua dulce únicamente para frezar. **Reproducción** octubre-diciembre, en los cursos bajos de los ríos. Después de hacer eclosión, las crías emigran al mar, donde maduran al cabo de 3-4 años. **Alimento** invertebrados, crustáceos planctónicos de jóvenes, formas planctónicas y bentónicas más tarde. **Importancia** local y pescado en la migración de freza.

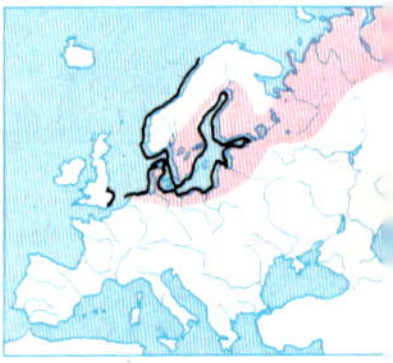

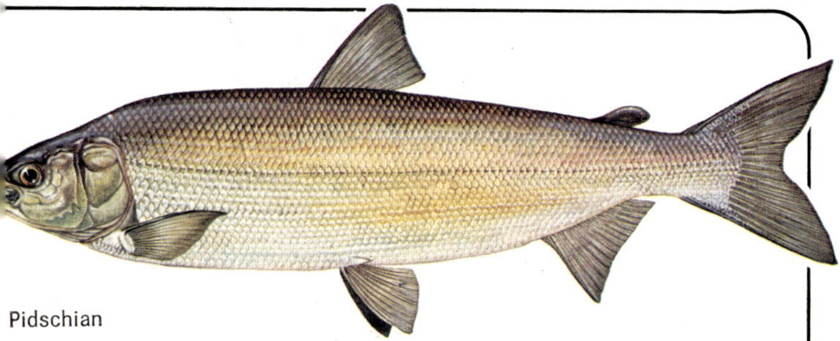

Pidschian

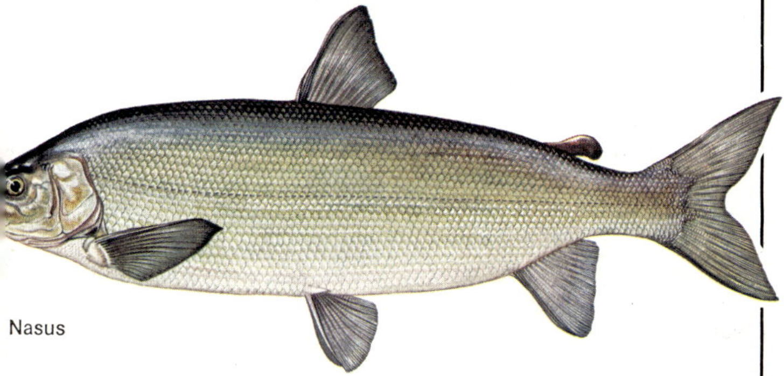

Nasus

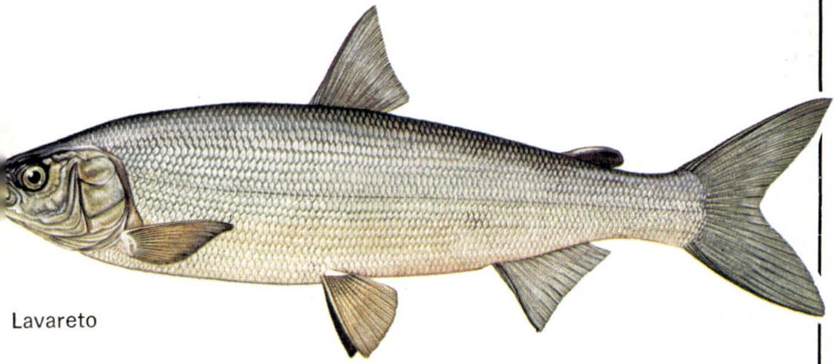

Lavareto

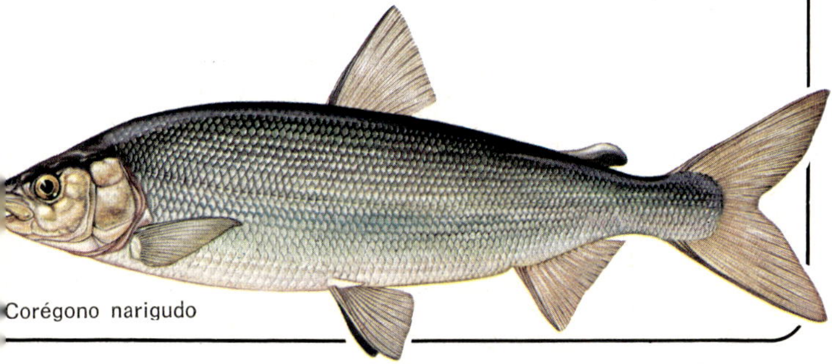

Corégono narigudo

## Familia TIMÁLIDOS

Los Timálidos, o tímalos, se encuentran en el Hemisferio Boreal (Europa, Asia y América del Norte), donde existen 6 especies en 1 género. Todos viven en arroyos de corriente rápida y lagos fríos, de vez en cuando en los estuarios. El nombre hace referencia a la carne que huele como el tomillo (lat. *Thymus*). Es característica la aleta dorsal. En Europa sólo 1 especie.

### Tímalo *Thymallus thymallus*

Cat.: *tímal;* Fr.: *ombre;* It.: *temolo;* Ing.: *grayling;* Al.: *Äsche.*

**Tamaño** 25-35 cm; máximo 50 cm; peso máximo 4,675 kg. **Caracteres distintivos** aleta adiposa y gran aleta dorsal. **Distribución** encontrado en los ríos transparentes frescos (de vez en cuando en los lagos) en diversos lugares de Europa, especialmente las regiones septentrionales y a veces en los estuarios. **Reproducción** marzo-mayo, con huevos puestos en nidos en la grava y que hacen eclosión al cabo de 20-30 días y las crías maduran a los 3-4 años. Viven hasta 15 años. Las hembras de unos 45 cm de largo llevan consigo 10 000 huevos. **Alimento** principalmente invertebrados, sobre todo insectos. Los mayores individuos pueden comer pequeños peces. **Importancia** comercial para las pesquerías (Rusia) y deportiva en algunos países, tales como Inglaterra.

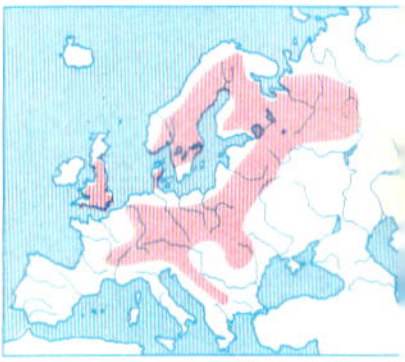

## Familia OSMÉRIDOS

Los Osméridos o eperlanos se encuentran por todo el Hemisferio Boreal, donde diversas especies son marinas, anadromas o de hábitat en el agua dulce. Existen 6 géneros con 10 especies en el Atlántico, Ártico o Pacífico y sus cuencas. Todos poseen aletas adiposas y son pequeños peces plateados y delgados, con cuerpos alargados, comprimidos lateralmente, y grandes bocas. La mayoría de los eperlanos son especies comestibles populares y poseen un olor característico, parecido al pepino fresco. En Europa sólo 1 especie.

### Eperlano *Osmerus eperlanus*

Fr:. *eperlan;* It.: *salmone eperlano;* Ing.: *smelt;* Al.: *Stint.*

**Tamaño** 10-20 cm; máximo 31 cm; los peces de 16 cm de largo pesan unos 32 g. **Caracteres distintivos** pequeño pez plateado con una aleta adiposa; boca y dientes grandes. **Distribución** alrededor de la costa noroccidental de Europa y en los estuarios y cursos bajos de ríos impolutos. Algunas poblaciones de lagos son puramente de agua dulce. **Reproducción** marzo-mayo, frezando entre las hierbas de los ríos por encima de los estuarios, o en las orillas de los lagos. Los huevos hacen eclosión al cabo de 20-35 días y las crías bajan al mar, madurando a los 2 años. Viven hasta 8 años. 10 000-40 000 huevos por hembra. **Alimento** invertebrados (sobre todo crustáceos) cuando jóvenes, invertebrados y peces de mayores. **Importancia** comercial en algunos ríos donde son pescados con redes y trampas.

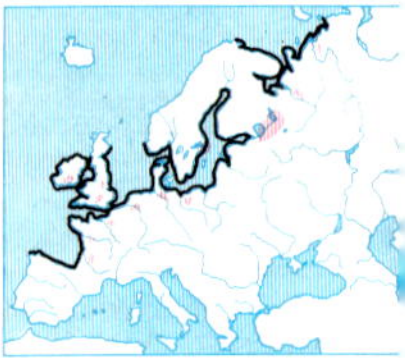

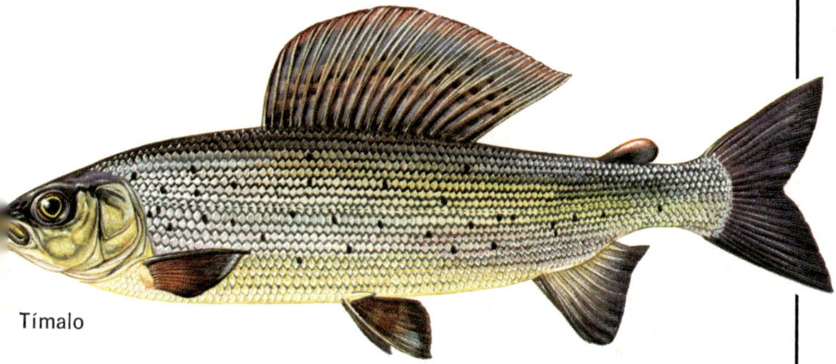

Tímalo

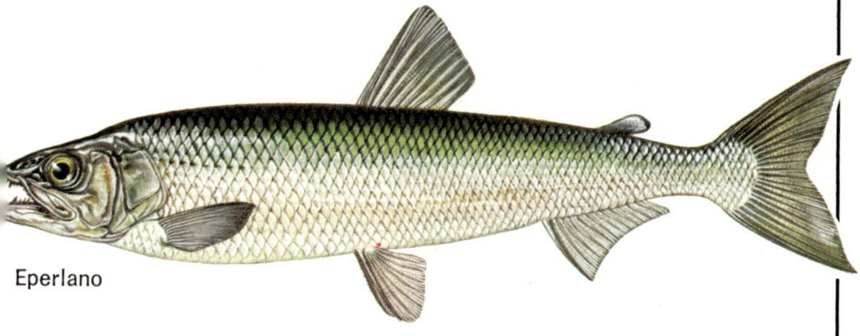

Eperlano

## Familia ÚMBRIDOS

Los Úmbridos o pececillos del barro se encuentran en Europa, Asia y Norteamérica en estanques y arroyos llenos de hierbas. Peces agresivos con aletas redondeadas y colores apagados. Existen 3 géneros y 5 especies. En Europa sólo 2.

### Clave para los Úmbridos de Europa

1 Más de 14 rad. dors.; 33-35 escamas lat.; manchado; mand. inf. clara — *Umbra krameri*
Menos de 14 rad. dors.; 35-37 escamas lat.; rayado; mand. inf. oscura — *Umbra pygmaea*

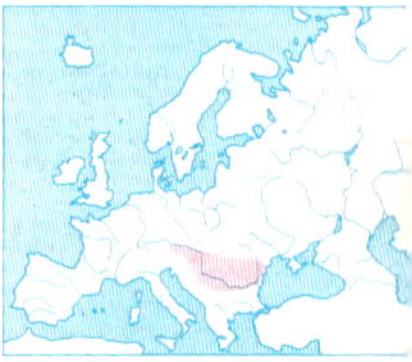

### Umbra común *Umbra krameri*

Cat.: *umbra;* Fr.: *poisson-chien;* Ing.: *mudminnow;* Al.: *Hundsfisch.*

**Tamaño** 5-9 cm; máximo 11,5 cm; peso máximo 27 g. **Caracteres distintivos** más de 14 radios dorsales. **Distribución** originario de Europa, en su mayoría de la cuenca del Danubio, aunque introducido en otras partes. **Reproducción** febrero-abril en nidos defendidos por la hembra. Las crías maduran al cabo de 2 años y viven hasta 7 años. 1580-2710 huevos por hembra. **Alimento** invertebrados, especialmente larvas de insectos y crustáceos. **Importancia** de ninguna importancia comercial ni deportiva, pero criado en muchos acuarios.

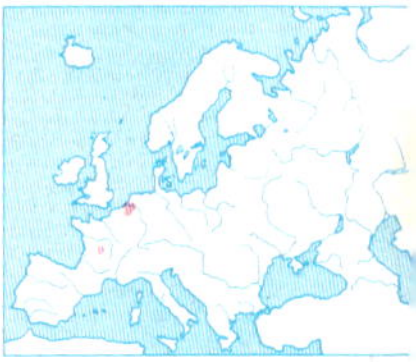

### Umbra pigmea *Umbra pygmaea*

Cat.: *umbra pigmea;* Ing.: *eastern mudminnow;* Al.: *amerikanischer hundsfish.*

**Tamaño** 4-8 cm; máximo 10 cm. **Caracteres distintivos** menos de 14 radios dorsales. **Distribución** originario de la región templada de América del Norte oriental, pero introducido en Europa. **Reproducción** marzo-abril, entre las malas hierbas del agua poco profunda. Los huevos eclosionan al cabo de 5-10 días y maduran pasados 2 años. **Alimento** invertebrados. **Importancia** sólo en acuarios.

## Familia ESÓCIDOS

Los Esócidos, o lucios, se encuentran en los lagos y ríos de corriente lenta de las regiones templadas de Europa, Asia y América del Norte. Todos poseen una cabeza alargada, una boca grande y grandes dientes. Aunque muy difundidos, existe únicamente 1 género, con 5 especies. En Europa se encuentra 1 sola especie.

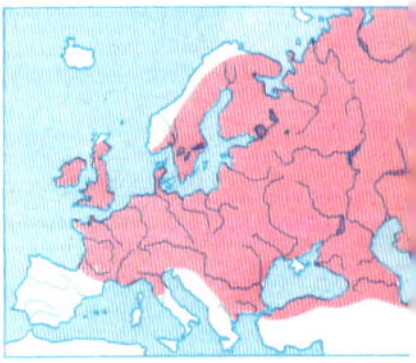

### Lucio *Esox lucius*

Cat.: *lluci;* Vas.: *luzio;* Fr.: *brochet;* It.: *luccio;* Ing.: *pike;* Al.: *Hecht.*

**Tamaño** 30-130 cm; máximo 150 cm; peso hasta 34 kg. **Caracteres distintivos** cabeza y hocico grandes, con boca y dientes enormes. **Distribución** común en aguas estancadas y de flujo lento de las regiones templadas de Europa, Asia y América del Norte. **Reproducción** febrero-mayo entre las hierbas. Los huevos pegajosos hacen eclosión pasados 10-15 días y las larvas se adhieren a las hierbas durante un tiempo corto. Maduran al cabo de 3-4 años y pueden vivir hasta 25 años. 16 600-79 700 huevos. **Alimento** invertebrados al principio, pero luego peces. **Importancia** comercial de mesa y deportiva.

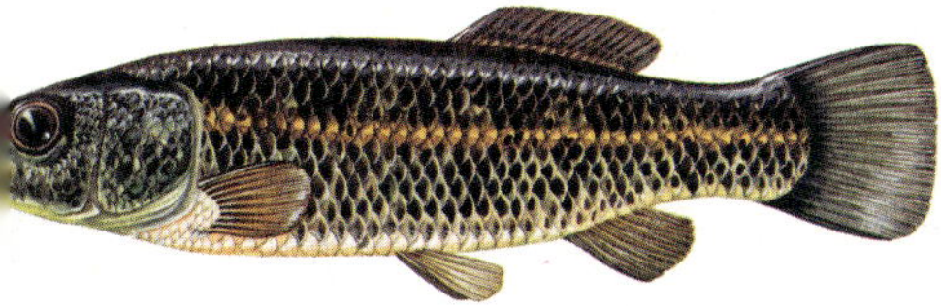

Umbra común

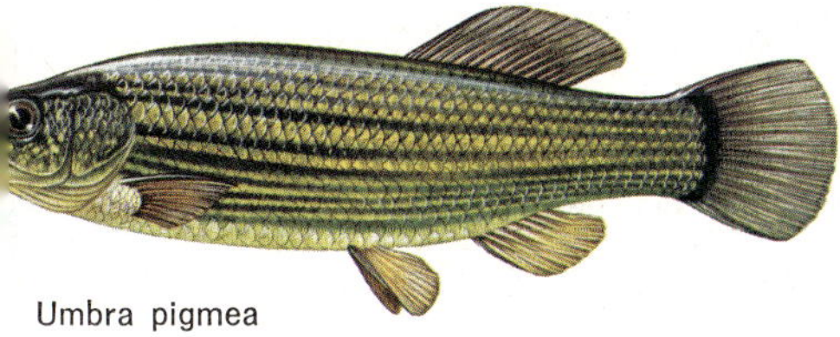

Umbra pigmea

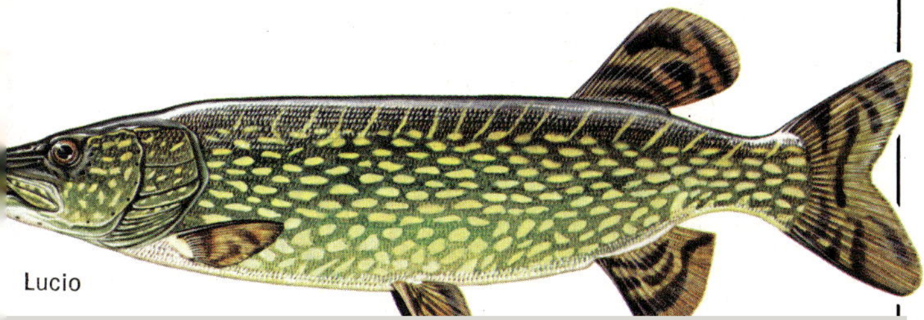

Lucio

## Familia CIPRÍNIDOS

Los Ciprínidos, a menudo conocidos como carpas o foxinos, son una familia muy extensa y variable que se encuentra en la mayor parte de los lugares del mundo con excepción de América del Sur y Australia. Todos son especies de agua dulce y sólo unas pocas son capaces de aventurarse de vez en cuando en el agua salobre de los estuarios. Constituyen la mayor familia de peces del mundo con unos 275 géneros y alrededor de 2000 especies. Es también la familia dominante de las aguas dulces de Europa, por lo que a la cantidad de especies se refiere.

Los miembros de esta familia pueden oscilar desde pequeños a grandes peces de una forma bastante variable. La boca varía en tamaño y posición pero nunca posee dientes. Éstos son sustituidos funcionalmente por huesos faríngeos con 1-3 hileras de dientes que muelen el alimento junto con un par de cojinetes córneos en el lado opuesto de la faringe. Éstos son importantes para la identificación, así como el número de hileras y los dientes de cada hilera, indicándose de esta forma: 4.1.1. En este ejemplo, significa que el hueso faríngeo implicado posee 3 hileras de dientes, con 4 dientes en la hilera interior y 1 en cada una de las otras hileras (véase fig. 3b). Precisamente al lado de la boca con frecuencia se encuentran uno o dos barbillones sensoriales. Las aletas están todas moderadamente desarrolladas y en general suavemente radiadas, con excepción de los endurecidos radios destacados de las aletas dorsal y anal de algunas especies. En general el cuerpo está bien cubierto de escamas cicloideas y en la mayoría de los peces está presente una línea lateral. Los sexos suelen aparecer diferenciados durante la época de freza, llegando a estar los machos brillantemente coloreados y con tubérculos desarrollados en la cabeza, cuerpo y aletas de algunos de ellos; la forma, posición, tamaño y cantidad de estos tubérculos son útiles auxiliares para su identificación.

Como podría esperarse, debido a la gran cantidad de especies diferentes, los Ciprínidos presentan considerables diferencias de costumbres y hábitats, y ocupan una diversidad de posiciones en las aguas dulces. La mayor parte de las especies se alimentan de invertebrados y sólo de vez en cuando de peces. Algunos son omnívoros, alimentándose tanto de plantas como de invertebrados. Unas cuantas especies son puramente consumidoras de plantas y estas especies han demostrado ser importantes para el hombre de dos maneras: como eficaces productores de carne de pescado, y como potenciales controladores de la vegetación.

En Europa existen 80 especies.

## Clave para los Ciprínidos de Europa

**1** Más de 14 radios ramificados en la aleta dorsal; un radio aserrado presente en la aleta dorsal, y por regla general en la anal **2**

Menos de 14 radios ramificados en la aleta dorsal; radio aserrado nunca presente en la aleta anal **4**

**2** Cuatro barbillones presentes; dientes faríngeos dispuestos en tres hileras (triseriales) *Cyprinus carpio*

Sin barbillones; dientes faríngeos dispuestos en una hilera (uniseriales) **3**

**3** Más de 31 escamas a lo largo de la línea lateral; menos de 34 branquispinas branquiales en el primer arco branquial; aleta dorsal convexa; primer radio dorsal flojo, débilmente aserrado *Carassius carassius*

Menos de 31 escamas a lo largo de la línea lateral; más de 34 branquispinas branquiales en el primer arco branquial; aleta dorsal cóncava; primer radio dorsal fuerte, toscamente aserrado *Carassius auratus*

**4** Radio principal de la aleta dorsal distinto y mucho más corto que el segundo; labios gruesos *Pachychilon pictum*

Radio principal de las aletas dorsales unido al segundo, y aproximadamente del mismo tamaño; labios normales **5**

**5** Barbillones presentes **6**

Barbillones ausentes **22**

**6** Línea lateral ondulada; escamas ausentes *Aulopyge hugeli*

Línea lateral recta o sólo moderadamente curva; escamas presentes **7**

**7** Dos pares de barbillones; dientes faríngeos dispuestos en tres hileras (triseriales) **8**

Un par de barbillones; dientes faríngeos dispuestos en una o dos hileras (uni o biseriales) **17**

**8** Radio más largo de la aleta dorsal rígido, y con un borde posterior aserrado en la mayor parte de su longitud **9**

Radio más largo de la aleta dorsal sin aserrar, o si lo está aparece sólo en la mitad inferior **10**

**9** Línea lateral con 55-65 escamas *Barbus barbus*

Línea lateral con 49-51 escamas *Barbus comiza*

**10** Cuerpo con manchas o señales oscuras **11**

Cuerpo sin manchas ni señales oscuras **14**

**11** Numerosas pequeñas manchas oscuras visibles en el cuerpo y aletas, pero no en la cabeza; 12 radios en la aleta dorsal **12**

Muchas señales grandes y oscuras con frecuencia formando un mosaico en el dorso y aletas, y llegando hasta la cabeza; 11 radios en la aleta dorsal; 48-55 escamas en la línea lateral *Barbus meridionalis*

**12** Barbillones largos, más de 3 veces el diámetro del ojo, 60-71 escamas en la línea lateral *Barbus ciscaucasicus*

Barbillones cortos, menos de 3 veces el diámetro del ojo **13**

**13** Parte inferior del radio dorsal más largo ligeramente aserrado; vientre amarillento; 49-52 escamas en la línea lateral *Barbus albanicus*

Radio dorsal más largo sin endentaduras; vientre blanquecino *Barbus prespensis*

**14** Barbillones muy cortos, iguales o inferiores al diámetro del ojo *Barbus cyclolepis*

Barbillones más largos, mayores que el diámetro del ojo **15**

**15** Más de 60 escamas en la línea lateral **16**

Menos de 60 escamas en la línea lateral *Barbus graecus*

**16** En general 7 radios dorsales ramificados; barbillones largos, llegando el barbillón anterior más allá del margen anterior del ojo; 67-76 escamas laterales *Barbus brachycephalus*

En general 8 radios dorsales ramificados; barbillones cortos sin llegar nunca el barbillón anterior al margen anterior del ojo; 58-65 escamas laterales *Barbus capito*

**17** Boca terminal; escamas muy pequeñas, más de 80 en la línea lateral; dientes faríngeos uniseriales *Tinca tinca*

Boca inferior; escamas grandes, siempre menos de 50 en la línea lateral; dientes faríngeos biseriales **18**

**18** Pedúnculo caudal corto, ancho y comprimido lateralmente al principio; su grosor en la aleta anal es igual o inferior a la mínima anchura del cuerpo; su anchura en la aleta caudal es superior a un tercio de la longitud del pedúnculo caudal; barbillones generalmente sin llegar al extremo posterior del preopercular *Gobio gobio*

Pedúnculo caudal largo, grueso al principio, tenue al final; su grosor en la aleta anal es mayor que la mínima anchura del cuerpo; longitud del pedúnculo caudal inferior a un tercio de la anchura mínima del cuerpo; barbillones generalmente llegando más allá del margen posterior del ojo **19**

19 Aleta dorsal con 8 radios ramificados; cuello desnudo; colores brillantes; diámetro del ojo igual a la anchura interorbital *Gobio kessleri*

Aleta dorsal con 7 radios ramificados **20**

20 Cuello con escamas; diámetro del ojo igual a la anchura interorbital *Gobio uranoscopus*

Cuello desnudo **21**

21 Diámetro del ojo igual o ligeramente mayor que la anchura interorbital *Gobio albipinnatus*

Diámetro del ojo mucho menor que la anchura interorbital; color jaspeado *Gobio ciscaucasicus*

22 Línea lateral ondulada; abdomen con una quilla dérmica sin escamas y que empieza en el cuello *Pelecus cultratus*

Línea lateral no ondulada; la quilla, si es que está, empieza detrás de las aletas ventrales **23**

23 Boca inferior, como una hendidura transversal; mandíbula inferior incisiva y cubierta de cartílago **24**

Boca terminal, oblicua o, si es inferior, en forma de media luna; nunca como hendidura transversal inferior cubierta de cartílago **32**

24 Menos de 56 o más de 66 escamas en la línea lateral **25**

55-66 escamas en la línea lateral **26**

25 Línea lateral con 52-54 escamas *Chondrostoma kneri*

Línea lateral con 88-90 escamas *Chondrostoma phoxinus*

26 Línea algo oscura a lo largo del flanco; dientes faríngeos 5.5 (de vez en cuando 5.6) *Chondrostoma genei*

Ningún oscurecimiento a lo largo del flanco, o si está, dientes faríngeos 6.5 **27**

27 Cuerpo ancho, la máxima anchura más de dos veces la de la cabeza *Chondrostoma soetta*

Cuerpo menos ancho, la máxima anchura menos de dos veces la de la cabeza **28**

28 Dientes faríngeos 6.6 o 7.6 **29**

Dientes faríngeos 6.5 (de vez en cuando 5.5) **30**

29 11 radios en la aleta dorsal, 13-14 radios en la aleta anal; dientes faríngeos generalmente 6.6 *Chondrostoma toxostoma*

12 radios en la aleta dorsal, 13-14 radios en la aleta anal; dientes faríngeos generalmente 7.6 *Chondrostoma nasus*

30 Hocico pequeño y redondeado, su longitud en general inferior a la mitad del diámetro del ojo *Chondrostoma polylepis*

Hocico prominente, longitud en general superior a la mitad del diámetro del ojo **31**

31 Hendidura bucal recta; anchura del cuerpo generalmente más de 0,22 veces la longitud; a veces con una banda lateral oscura *Chondrostoma colchicum*

Hendidura bucal redondeada; anchura del cuerpo generalmente menos de 0,22 veces la longitud; nunca con banda lateral oscura *Chondrostoma oxyrhynchus*

32 Quilla abdominal sin escamas antes del ano **33**

Ninguna quilla sin escamas en el abdomen detrás de las aletas ventrales **42**

33 Quilla dorsal escamosa detrás de la aleta dorsal; dientes faríngeos uniseriales *Vimba vimba*

Sin quilla detrás de la aleta dorsal **34**

34 Dientes faríngeos uniseriales; aleta anal con 23-43 radios ramificados **35**

Dientes faríngeos biseriales **37**

**35** Menos de 30 radios ramificados en la aleta anal; 51-60 escamas a lo largo de la línea lateral; boca subterminal *Abramis brama*

Más de 30 radios ramificados en la aleta anal **36**

**36** Línea lateral con 49-52 escamas; boca subterminal *Abramis sapa*

Línea lateral con 65-75 escamas; boca terminal *Abramis ballerus*

**37** Quilla escamosa inmediatamente detrás de las aletas ventrales **38**

Quilla sin escamas únicamente delante del ano, sin alcanzar las aletas ventrales *Chalcalburnus chalcoides*

**38** Estría dorsal sin escamas en los adultos antes de la aleta dorsal; escamas gruesas, firmemente hincadas; 19-24 radios ramificados en la aleta anal *Blicca bjoerkna*

Ninguna estría dorsal sin escamas antes de la aleta dorsal; escamas delgadas, fácilmente desprendidas **39**

**39** Branquispinas branquiales largas, atestadas; dientes faríngeos en general aserrados **40**

Branquispinas branquiales cortas, bien distanciadas; dientes faríngeos sin aserrar *Alburnoides bipunctatus*

**40** Cuerpo delgado, anchura máxima equivalente al doble de la del pedúnculo caudal **41**

Cuerpo robusto, anchura máxima aproximadamente el triple la del pedúnculo caudal *Alburnus charusini*

**41** Más de 17 radios en la aleta anal *Alburnus alburnus*

Menos de 18 radios en la aleta anal *Alburnus albidus*

**42** Línea lateral incompleta, corta, terminando mucho antes de la aleta dorsal **43**

Línea lateral completa, y si es incompleta, terminando debajo o detrás de la aleta dorsal **48**

**43** Banda lateral oscura, recorriendo toda la longitud del cuerpo; 4-14 escamas a lo largo de la línea lateral **44**

Banda lateral azul-plateada o azul verde-pálido **45**

**44** Aleta ventral con 8 radios; línea lateral corta, sólo equivalente a la longitud de 4-6 escamas *Phoxinellus minutus*

Aleta ventral con 9-10 radios; más de 6 escamas en la línea lateral *Phoxinellus hispanicus*

**45** Boca subterminal; cuerpo ancho; 8-10 radios ramificados en la aleta anal *Rhodeus sericeus*

Boca terminal; cuerpo alargado; 10-13 radios ramificados en la aleta anal; mandíbula inferior con un tubérculo que penetra en un corte de la mandíbula inferior **46**

**46** Aleta anal con menos de 12 radios *Leucaspius stymphalicus*

Aleta anal con más de 12 radios **47**

**47** Aleta anal con 14-20 radios; aleta ventral con 10 radios; dientes faríngeos 5.4 *Leucaspius delineatus*

Aleta anal con 14 radios; aleta ventral con 9 radios; dientes faríngeos 5.5 *Leucaspius marathonicus*

**48** Escamas muy delgadas, rudimentarias o ausentes **49**

Escamas normales **54**

**49** La mayor parte del cuerpo sin escamas **50**

La mayor parte del cuerpo cubierta de escamas delgadas o rudimentarias **51**

**50** Ninguna escama en el cuerpo salvo a lo largo de la línea lateral *Paraphoxinus alepidotus*

Algunas escamas en el cuerpo aunque no en el dorso ni en el pedúnculo caudal *Paraphoxinus ghethaldii*

**51** Cuerpo cubierto por escamas delgadas y frágiles *Paraphoxinus epiroticus*

Cuerpo cubierto de escamas rudimentarias **52**

**52** Ninguna mancha oscura a lo largo de los flancos *Paraphoxinus croaticus*

Manchas oscuras a lo largo de los flancos **53**

**53** Relativamente pocas manchas pardas, rara vez debajo de la línea lateral *Paraphoxinus pstrossi*

Relativamente muchas manchas pardo-oscuras, frecuentemente debajo de la línea lateral *Paraphoxinus adspersus*

**54** Membranas branquiostegales unidas debajo del ojo; mandíbula inferior con un tubérculo que penetra en el corte de la mandíbula superior; boca terminal, muy grande *Aspius aspius*

Membranas branquiostegales unidas detrás del ojo; mandíbula superior sin corte para recibir el tubérculo de la mandíbula inferior; boca inferior o subterminal, y si es terminal entonces es pequeña **55**

**55** Origen de la aleta dorsal ligeramente detrás de la vertical del extremo posterior de la base de la aleta ventral; dientes faríngeos biseriales **56**

Origen de la aleta dorsal por encima de las aletas ventrales **60**

**56** Escamas grandes, menos de 45 a lo largo de la línea lateral **57**

Escamas pequeñas, más de 45 a lo largo de la línea lateral **58**

**57** Cuerpo ancho, la máxima anchura (que se halla en la aleta dorsal) generalmente igual al doble o más de la anchura de la cabeza; perfil no cóncavo, o apenas, más atrás de la cabeza *Scardinius erythrophthalmus*

Cuerpo menos ancho, la máxima anchura (que se encuentra mucho más adelante de la aleta dorsal) menos del doble de la anchura de la cabeza; perfil claramente cóncavo detrás de la cabeza *Scardinius graecus*

**58** Grandes manchas borrosas y oscuras en el cuerpo, formando a veces un diseño o banda longitudinal; ninguna mota oscura visible en los flancos; tubérculos córneos presentes en la cabeza de los machos maduros. *Phoxinus phoxinus*

Pequeñas motas oscuras visibles en el cuerpo, pero ninguna gran mancha borrosa y oscura; tubérculos córneos nunca presentes en la cabeza de los machos maduros **59**

**59** Cuerpo ancho, con una longitud máxima que sobrepasa la longitud del pedúnculo caudal, y más del 24 % de la longitud del cuerpo *Phoxinus percnurus*

Cuerpo alargado, con una longitud máxima inferior a la longitud del pedúnculo caudal y menos del 24 % de la longitud del cuerpo *Phoxinus czekanowskii*

**60** Dientes faríngeos uniseriales **61**

Dientes faríngeos biseriales **68**

**61** Aleta dorsal con 11 radios o más; normalmente con una banda coloreada a lo largo del flanco del cuerpo **62**

Aleta dorsal con 10 radios o menos; rara vez con una banda coloreada a lo largo del flanco **65**

**62** Línea lateral con 55 escamas o más *Rutilus frisii*

Línea lateral con 50 escamas o más **63**

**63** Aletas pectorales con 16 radios *Rutilus rutilus*

Aletas pectorales con 17-18 radios **64**

**64** Dientes faríngeos 6.5; ninguna señal a lo largo de los flancos del cuerpo *Rutilus pigus*

Dientes faríngeos 5.5; a menudo con bandas grisáceas a lo largo de los flancos del cuerpo *Rutilus rubilio*

**65** Dientes faríngeos generalmente 4.4 *Rutilus macedonicus*
Dientes faríngeos generalmente 5.5 **66**

**66** Banda gris clara a lo largo del flanco del cuerpo *Rutilus macrolepidotus*
Acusada banda oscura a lo largo del cuerpo **67**

**67** Aleta dorsal cóncava *Rutilus lemmingii*
Aleta dorsal convexa *Rutilus alburnoides*

**68** Banda oscura a lo largo del flanco del cuerpo **69**
Ninguna banda oscura a lo largo del flanco del cuerpo **72**

**69** Banda lateral violeta *Leuciscus souffia*
Banda lateral de un color gris o pardo apagados **70**

**70** La banda lateral es una gruesa línea oscura que va desde el ojo hasta la base de la cola *Leuciscus polylepis*
Banda lateral ancha **71**

**71** Banda lateral bastante pálida; 62-64 escamas en la línea lateral *Leuciscus ukliva*
Banda lateral ancha y oscura; 70-72 escamas en la línea lateral *Leuciscus turskyi*

**72** Más de 54 escamas en la línea lateral **73**
Menos de 55 escamas en la línea lateral **74**

**73** 55-61 escamas en la línea lateral; 12-14 radios en la aleta dorsal *Leuciscus idus*
73-75 escamas en la línea lateral; 11 radios en la aleta dorsal *Leuciscus microlepis*

**74** Más de 46 escamas en la línea lateral **75**
Menos de 47 escamas en la línea lateral **77**

**75** Aleta dorsal con 10-11 radios; 10-12 radios en la aleta anal *Leuciscus leuciscus*
Aleta dorsal con 12-14 radios; 12-13 radios en la aleta anal **76**

**76** Línea lateral con 48-49 escamas; 12-14 radios en la aleta dorsal; escamas con manchas oscuras *Leuciscus svallize*
Línea lateral con 49-54 escamas; 12 radios en la aleta dorsal; escamas con bordes oscuros *Leuciscus illyrIcus*

**77** Aleta anal truncada o sólo ligeramente con un corte marginal; 43-45 escamas en la línea lateral *Leuciscus danilewskii*
Aleta anal redondeada en el extremo; si, excepcionalmente, es truncada, presenta entonces 37-40 escamas en la línea lateral **78**

**78** Menos de 46 escamas en la línea lateral; adultos grandes, en general más de 15 cm de longitud *Leuciscus cephalus*
Más de 43 escamas en la línea lateral; adultos pequeños, en general menos de 15 cm de longitud **79**

**79** Línea lateral con 36-40 escamas; longitud de la cabeza generalmente inferior a la anchura del cuerpo *Leuciscus borysthenicus*
Línea lateral con 40-43 escamas; longitud de la cabeza generalmente mayor que la anchura del cuerpo *Leuciscus aphipsi*

## **Rutilo común** *Rutilus rutilus*

Fr.: *gardon commun;* Ing.: *roach;* Al.: *Plötze, Rotauge.*

**Tamaño** 20-35 cm; máximo 44 cm, con un peso de 2,1 kg; récord inglés de pesca con caña 1,757 kg. **Caracteres distintivos** cuerpo con grandes escamas plateadas; aletas pectorales con 16 radios. **Distribución** común en lagos, canales y ríos de flujo lento en la mayor parte de Europa y Asia septentrional. Se encuentra a veces en agua salobre cerca de las desembocaduras de los grandes ríos, por ejemplo en los mares Báltico y Negro. También es corriente en regiones del mar Caspio. **Reproducción** mayo-junio, entre las hierbas del agua poco profunda, generalmente en agua estancada, aunque algunas veces se trasladan al agua de flujo rápido para frezar. Los huevos, pegajosos, hacen eclosión al cabo de 5-10 días y las larvas se trasladan de un lugar a otro en grandes cardúmenes, al igual que los adultos, que maduran pasados unos 2-3 años. 1000-14 600 huevos por hembra. **Alimento** especie omnívora que se alimenta tanto de plantas acuáticas (sobre todo algas fijas) como de invertebrados de muchas clases. **Importancia** comercialmente importante en algunas regiones de Europa oriental donde se pesca con trampas y redes. Importante especie deportiva en muchos países donde se pesca con hilos fijos utilizando muchos cebos. Los rutilos comunes pequeños a veces se utilizan como cebo en la pesca del lucio.

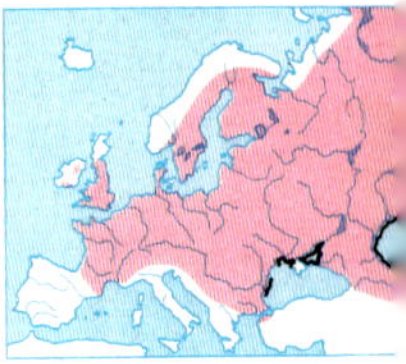

## **Rutilo del Danubio** *Rutilus pigus*

Fr.: *gardon galant;* Ing.: *Danube roach;* Al.: *Pigo.*

**Tamaño** 20-30 cm; máximo 40 cm; peso máximo 1 kg aproximadamente. **Caracteres distintivos** pez bastante delgado con escamas plateadas muy grandes (44-49 a lo largo de la línea lateral). **Distribución** encontrado en aguas tranquilas o de corriente lenta en regiones de la cuenca del Danubio e Italia septentrional. **Reproducción** abril-mayo, entre las hierbas, etc. Los adultos maduran pasados 2-3 años. 35 000-60 000 huevos por hembra. **Alimento** invertebrados, sobre todo gusanos, moluscos y crustáceos, y algunas plantas acuáticas. **Importancia** de escasa importancia comercial, a veces es buscado como especie deportiva.

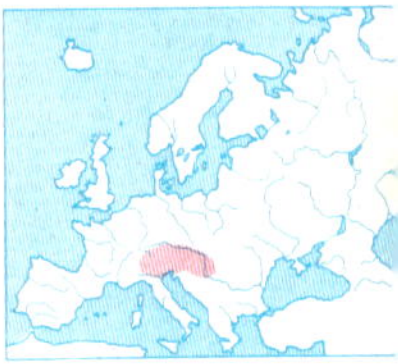

## **Rutilo sudeuropeo** *Rutilus rubilio*

Fr.: *gardon de l'Europe du Sud;* It.: *triotto;* Ing.: *Adriatic roach;* Al.: *südeuropäische Plötze.*

**Tamaño** 20-25 cm; máximo 30 cm. **Caracteres distintivos** cuerpo con grandes escamas plateadas y bandas grisáceas a lo largo de los flancos. **Distribución** encontrado en la mayor parte de Italia y cuencas que desaguan en el mar Adriático. Aparece principalmente en aguas de flujo lento o estancadas. **Reproducción** abril-mayo, frezando en cardúmenes entre las hierbas del agua poco profunda. **Alimento** principalmente invertebrados, sobre todo larvas de insectos y gusanos. **Importancia** de cierta importancia local para los pescadores de red; en algunos lugares también se pesca con caña.

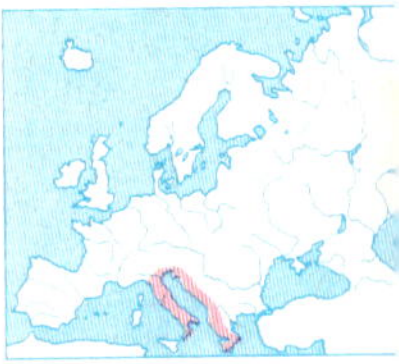

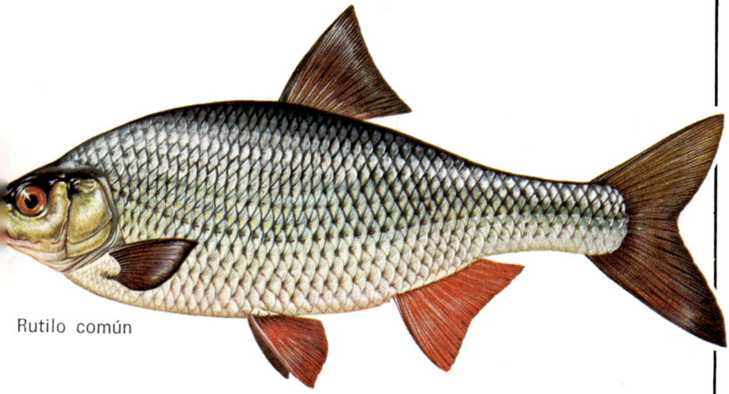

Rutilo común

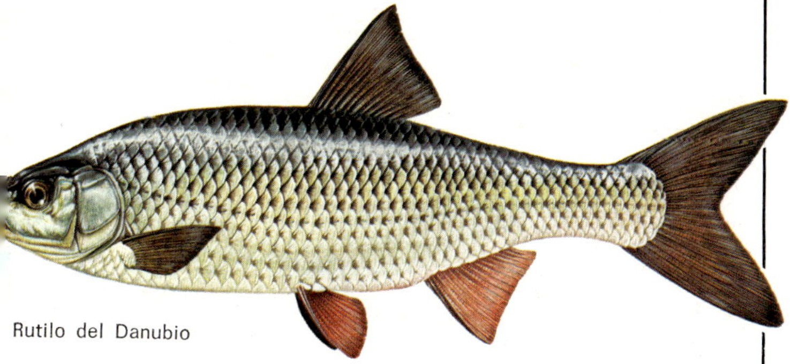

Rutilo del Danubio

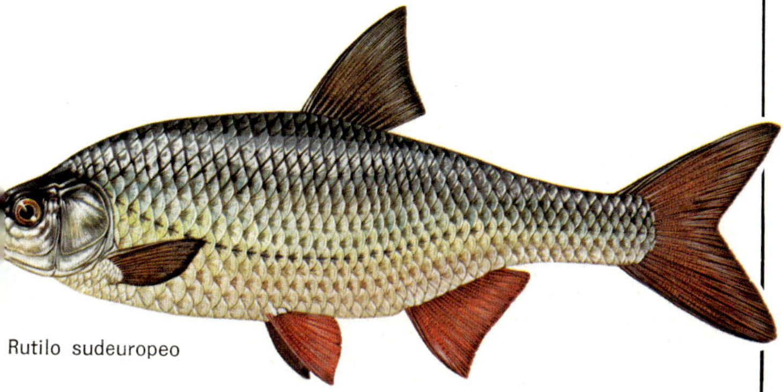

Rutilo sudeuropeo

## **Rutilo portugués** *Rutilus macrolepidotus*

Ing.: *Portuguese roach.*

**Tamaño** 12-15 cm; máximo 18 cm. **Caracteres distintivos** grandes escamas plateadas en el cuerpo y una banda gris clara a lo largo de cada flanco. **Distribución** se encuentra únicamente en algunas zonas de Portugal, en lagos y ríos de las tierras bajas. **Reproducción** abril-mayo, principalmente entre las hierbas del agua poco profunda. **Alimento** invertebrados, sobre todo gusanos, crustáceos y larvas de insectos. **Importancia** de escasa significación comercial o deportiva.

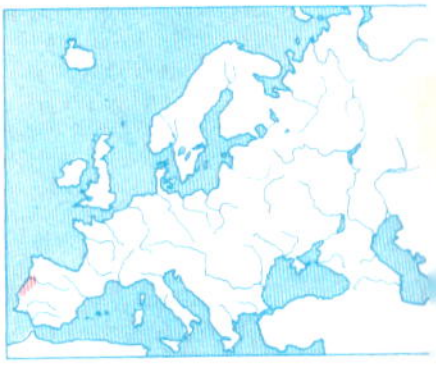

## **Pardilla** *Rutilus lemmingii*

Ing.: *pardilla roach.*

**Tamaño** 15-20 cm. **Caracteres distintivos** banda oscura a lo largo de cada flanco; boca ligeramente inferior. **Distribución** en aguas estancadas o de flujo lento de Portugal y sudoeste de España. **Reproducción** abril-mayo, frezando en grandes cardúmenes entre las malas hierbas del agua poco profunda. **Alimento** invertebrados, sobre todo gusanos, crustáceos y larvas de insectos. **Importancia** de escasa importancia comercial o deportiva.

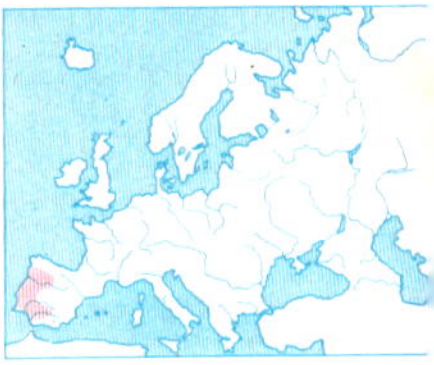

## **Rutilo macedonio** *Rutilus macedonius*

Ing.: *Macedonian roach.*

**Tamaño** 12-15 cm; máximo 18 cm. **Caracteres distintivos** grandes escamas plateadas en el cuerpo y sólo rara vez con una banda oscura a lo largo del flanco; dientes faríngeos en general 4.4 (véase pág. 110). **Distribución** aparece únicamente en aguas fértiles estancadas o de flujo lento de algunas pequeñas cuencas que dan al noroeste del mar Egeo. **Reproducción** abril-mayo, en cardúmenes entre las hierbas del agua poco profunda. **Alimento** invertebrados, sobre todo gusanos, crustáceos y larvas de insectos. **Importancia** de ninguna significación comercial ni deportiva.

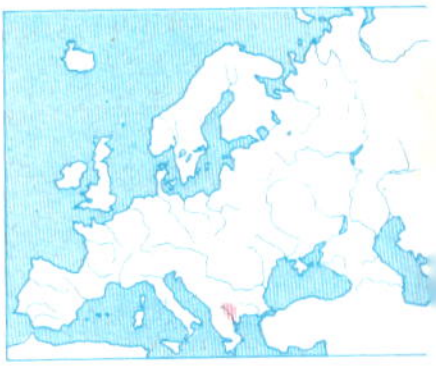

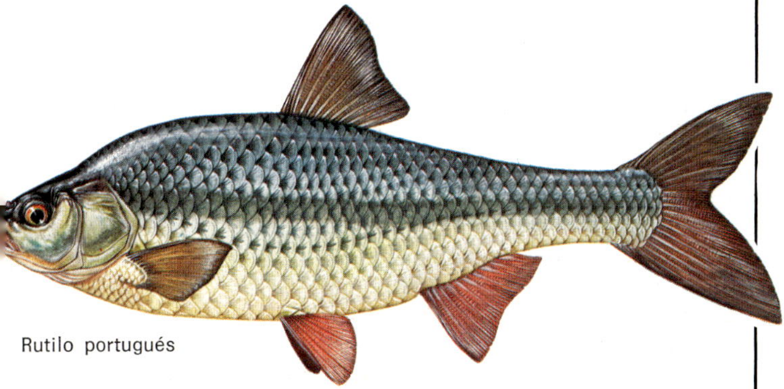

Rutilo portugués

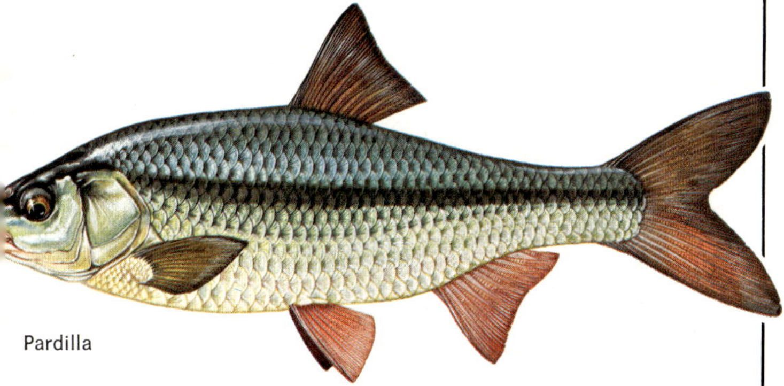

Pardilla

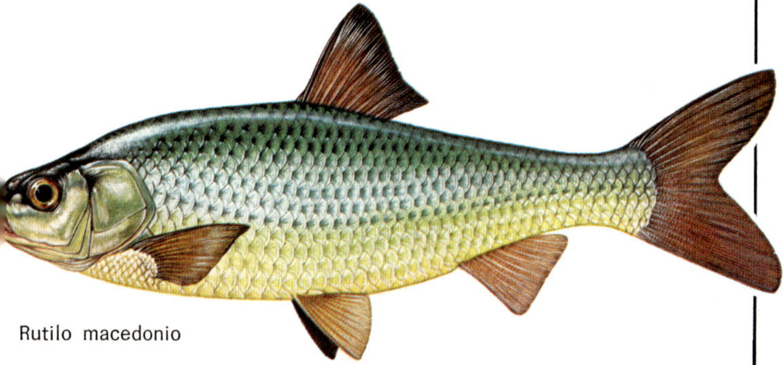

Rutilo macedonio

## Rutilo del Mar Negro *Rutilus frisii*

Fr.: *gardon de la mer Noire;* Ing.: *pearl roach;* Al.: *Schwarzmeerplötze.*

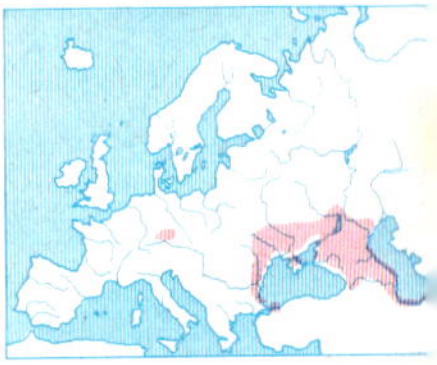

**Tamaño** 40-50 cm; máximo 71 cm; peso máximo unos 7,1 kg. **Caracteres distintivos** cuerpo con grandes escamas plateadas, 60 o más escamas a lo largo de la línea lateral. **Distribución** encontrado en algunas regiones de Alemania y Austria en la cuenca superior del Danubio, en cuencas que penetran en el mar Negro, el mar de Azov y el mar Caspio. Aparece sobre todo en los cursos bajos de los ríos. **Reproducción** abril-mayo, en agua poco profunda entre las hierbas o sobre grava y piedras. Las crías hacen eclosión al cabo de unos 10 días y maduran pasados 3-5 años. Tienen lugar grandes migraciones a lo largo de los ríos, y dentro y fuera de los lagos varias veces al año. Por término medio unos 138 400 huevos por hembra. **Alimento** extensa variedad de invertebrados, junto con algo de materia vegetal y pequeños peces. **Importancia** de considerable importancia comercial en muchas regiones cerca de los mares Negro y Caspio, y anualmente se pescan con redes muchos millares de ejemplares grandes en algunos ríos. En algunas regiones es también importante como especie deportiva.

## Calandino *Rutilus alburnoides*

Ing.: *calandino roach.*

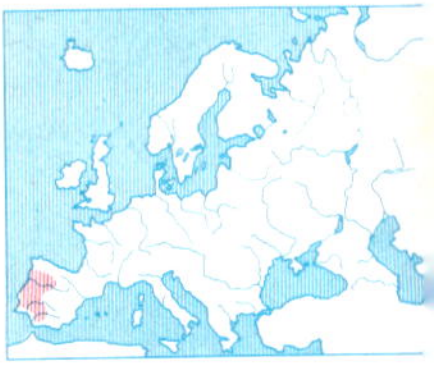

**Tamaño** 12-15 cm; máximo 20 cm. **Caracteres distintivos** acusada banda oscura a lo largo de cada flanco; aleta dorsal convexa. **Distribución** encontrado únicamente en aguas fértiles de curso lento o estancadas de Portugal y sudoeste de España. **Reproducción** abril-mayo, entre las hierbas y piedras del agua poco profunda. **Alimento** invertebrados, sobre todo gusanos y larvas de insectos. **Importancia** de escasa significación comercial o deportiva.

## Rutilo de Albania *Pachychilon pictum*

Fr.: *gardon d'Albanie;* Ing.: *moranec;* Al.: *albanische Plötze.*

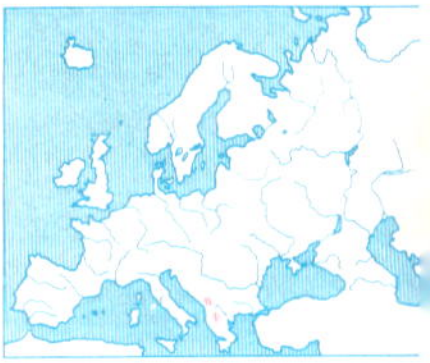

**Tamaño** 12-15 cm; máximo 16 cm. **Caracteres distintivos** pequeño pez delgado con manchas oscuras diseminadas; labios muy gruesos. **Distribución** encontrado únicamente en dos regiones de Albania (Ohrid y Skutari). **Reproducción** en cardúmenes en agua poco profunda durante mayo-agosto. **Alimento** invertebrados, sobre todo crustáceos y larvas de insectos. **Importancia** de ninguna importancia comercial ni deportiva.

## Foxinelo griego *Phoxinellus minutus*

Ing.: *Greek minnowcarp.*

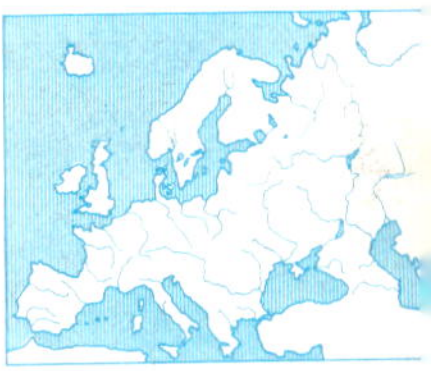

**Tamaño** 4-5 cm; máximo 6 cm. **Caracteres distintivos** línea lateral muy corta (extendiéndose por sólo 4-6 escamas); aleta ventral con 8 radios; banda oscura a lo largo de cada flanco. **Distribución** encontrado únicamente en el lago Ohrid de Albania. **Reproducción** costumbres de freza, etc., desconocidas. **Alimento** principalmente zooplancton, sobre todo crustáceos. **Importancia** de ninguna significación comercial ni deportiva.

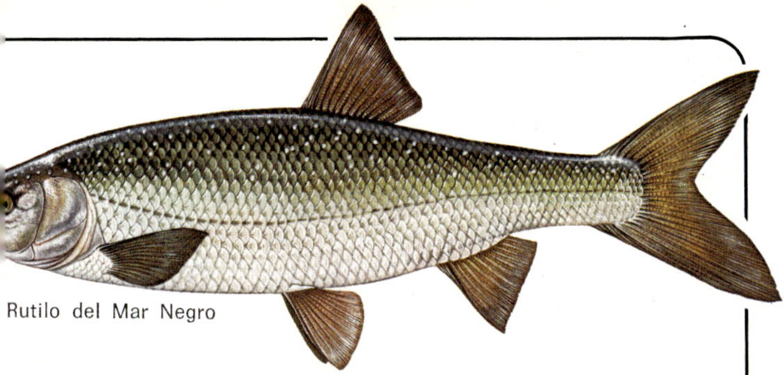
Rutilo del Mar Negro

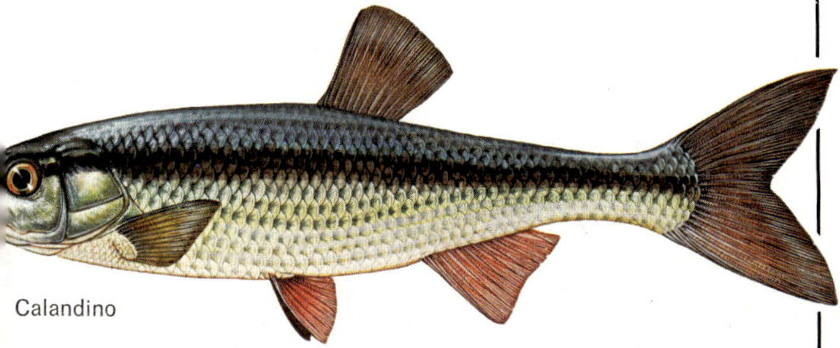
Calandino

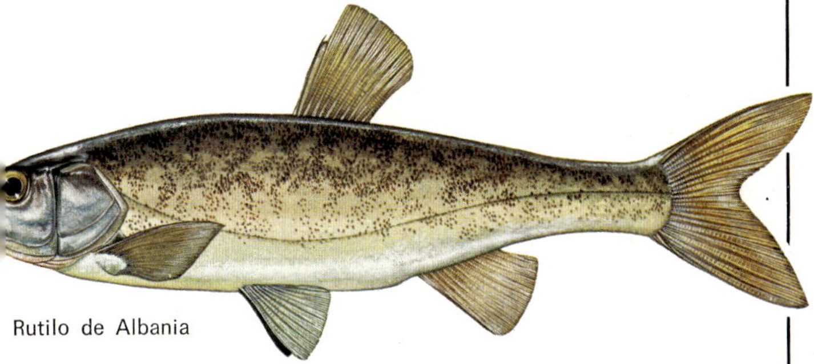
Rutilo de Albania

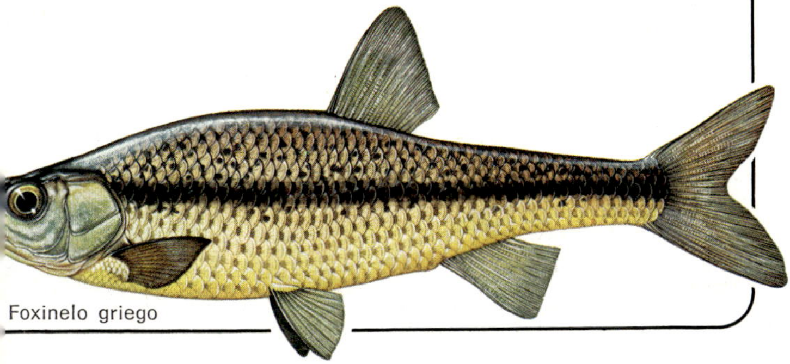
Foxinelo griego

## **Foxinelo hispánico** *Phoxinellus hispanicus*

Ing.: *Spanish minnowcarp.*

**Tamaño** 4-6 cm. **Caracteres distintivos** banda oscura a lo largo de cada flanco; más de 6 escamas en la línea lateral; 9-10 radios en la aleta ventral. **Distribución** encontrado únicamente en los arroyos de la cuenca del río Guadiana en el sur de España. **Reproducción** en cardúmenes en pequeños arroyos durante los meses de mayo-julio. **Alimento** principalmente invertebrados, sobre todo insectos. **Importancia** de ninguna importancia comercial ni deportiva.

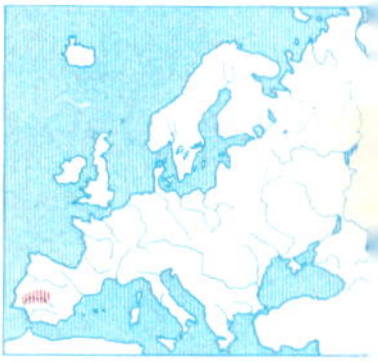

## **Foxino del Adriático** *Paraphoxinus alepidotus*

Ing.: *Adriatic minnow.*

**Tamaño** 8-9 cm; máximo 10 cm. **Caracteres distintivos** cuerpo prácticamente sin escamas salvo unas cuantas a lo largo de la línea lateral. **Distribución** encontrado únicamente en algunas cuencas de Dalmacia que desaguan en el mar Adriático oriental. **Reproducción** costumbres de freza, etc., desconocidas. **Alimento** invertebrados, sobre todo pequeños crustáceos y larvas de insectos. **Importancia** de ninguna importancia comercial ni deportiva.

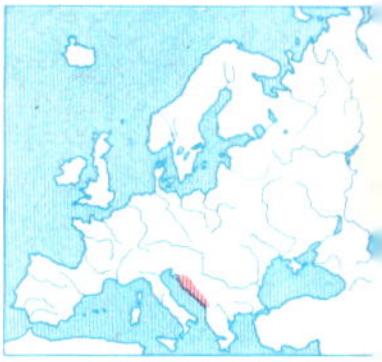

## **Foxino de Croacia** *Paraphoxinus croaticus*

Ing.: *Croatian minnow.*

**Tamaño** 8-9 cm; máximo 10 cm. **Caracteres distintivos** cuerpo con escamas rudimentarias, pero sin manchas oscuras a lo largo de los flancos. **Distribución** encontrado únicamente en el sur de Croacia. **Reproducción** comportamiento de freza, etc., desconocido. **Alimento** invertebrados (principalmente crustáceos y larvas de insectos) y algunos detritus. **Importancia** de ninguna importancia comercial ni deportiva.

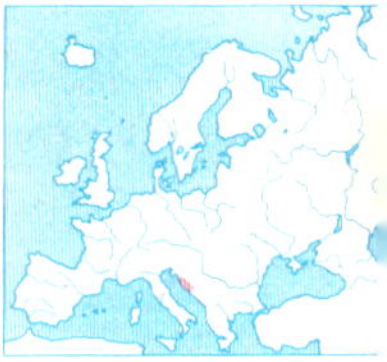

## **Foxino de Dalmacia** *Paraphoxinus ghethaldii*

Ing.: *Dalmatian minnow.*

**Tamaño** 9-12 cm; máximo 13 cm. **Caracteres distintivos** la mayor parte del cuerpo sin escamas, algunas presentes en el cuerpo, aunque no en el dorso ni en el pedúnculo caudal. **Distribución** encontrado únicamente en la cuenca del Popovo en Herzegovina (Yugoslavia). **Reproducción** costumbres de freza desconocidas. **Alimento** invertebrados, principalmente crustáceos. **Importancia** de ninguna importancia comercial ni deportiva.

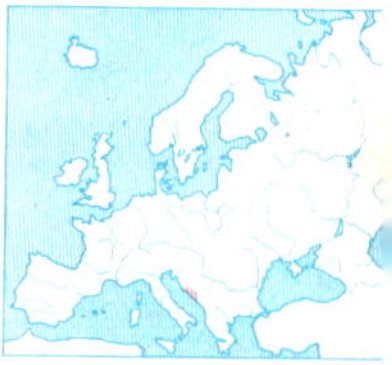

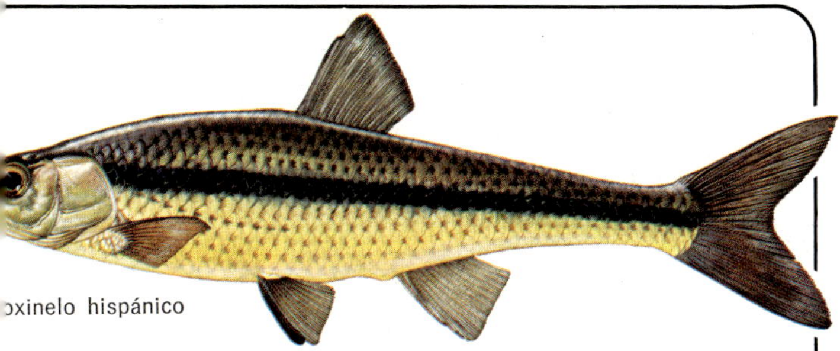

oxinelo hispánico

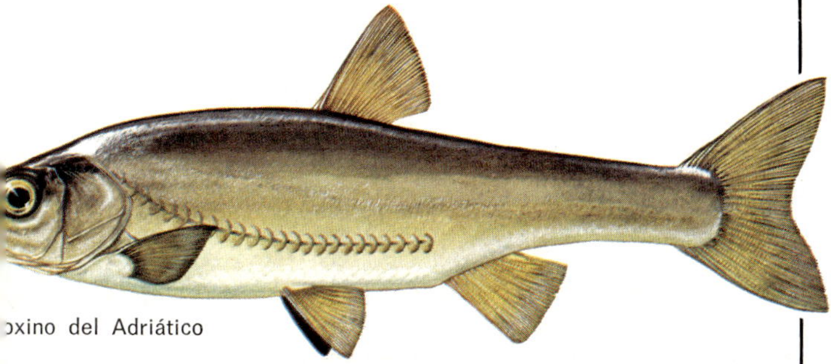

oxino del Adriático

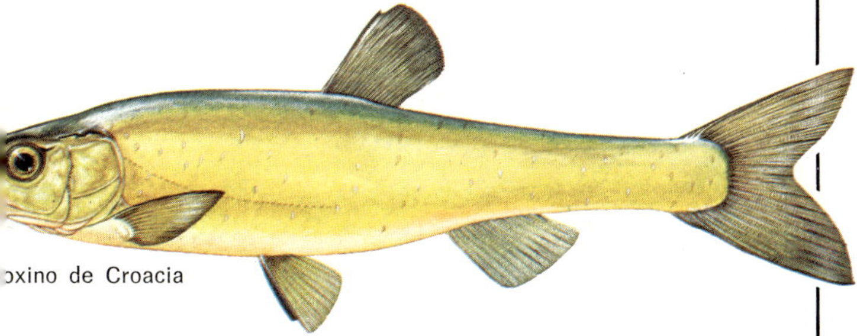

oxino de Croacia

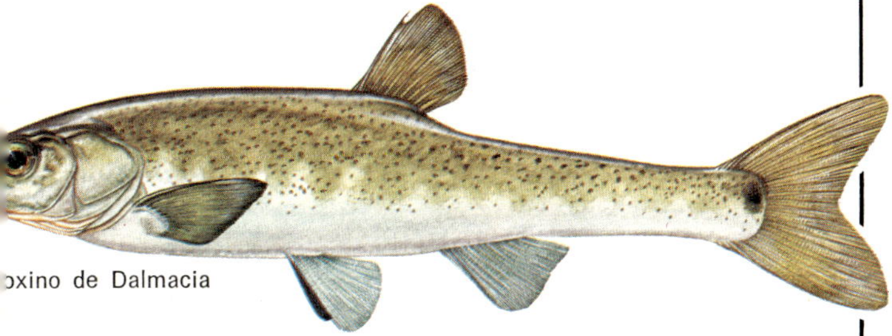

oxino de Dalmacia

**Foxino del sur de Dalmacia**
*Paraphoxinus pstrossi*
Ing.: *South Dalmatian minnow.*

**Tamaño** 8-9 cm; máximo 10 cm. **Caracteres distintivos** algunas manchas oscuras a lo largo de los flancos pero en general por encima de la línea lateral. **Distribución** encontrado únicamente en ciertas regiones costeras del sudoeste de Yugoslavia. **Reproducción** comportamiento de freza desconocido. **Alimento** invertebrados, crustáceos y larvas de insectos inclusive. **Importancia** de ninguna importancia comercial ni deportiva.

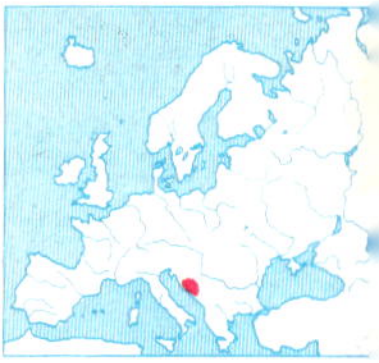

**Foxino griego** *Paraphoxinus epiroticus*
Ing.: *Greek minnow.*

**Tamaño** 9-10 cm; máximo 12 cm. **Caracteres distintivos** cuerpo cubierto de delgadas y frágiles escamas. **Distribución** encontrado únicamente en Dalmacia en el lago Janina y en el río Luro. **Reproducción** comportamiento de freza desconocido. **Alimento** invertebrados, crustáceos y larvas de insectos inclusive. **Importancia** de ninguna importancia comercial ni deportiva.

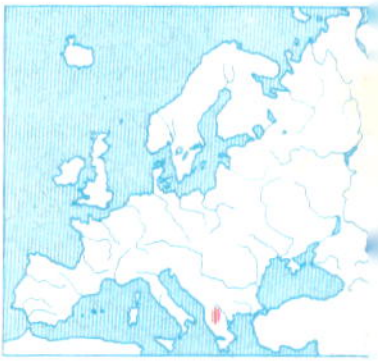

**Foxino moteado** *Paraphoxinus adspersus*
Ing.: *spotted minnow.*

**Tamaño** 8-9 cm; máximo 10 cm. **Caracteres distintivos** manchas oscuras a lo largo de los flancos, muchas de ellas por debajo de la línea lateral. **Distribución** encontrado únicamente en algunas aguas de Dalmacia. **Reproducción** comportamiento de freza desconocido. **Alimento** invertebrados, sobre todo gusanos, crustáceos y larvas de insectos. **Importancia** de ninguna importancia comercial ni deportiva.

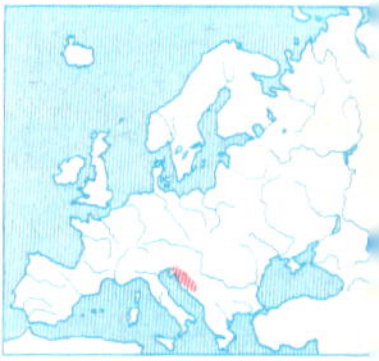

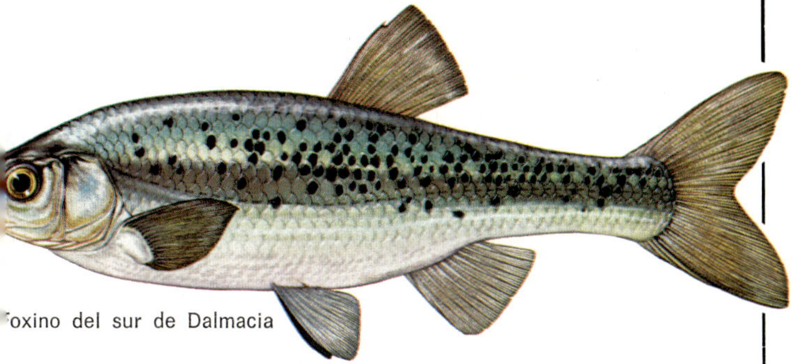

'oxino del sur de Dalmacia

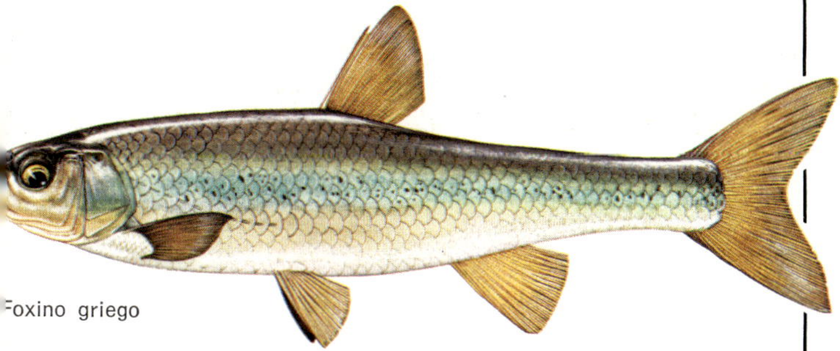

'oxino griego

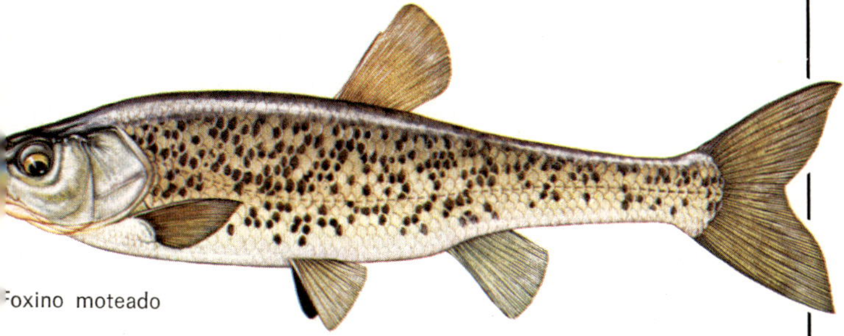

'oxino moteado

**Alburno rayado** *Leucaspius delineatus*

Ing.: *belica;* Al.: *Moderlieschen.*

**Tamaño** 5-9 cm; máximo 12 cm. **Caracteres distintivos** línea lateral incompleta, extendiéndose solamente por encima de las 2-13 primeras escamas; aleta ventral con 10 radios. **Distribución** encontrado en pequeños estanques, y en los cursos bajos de algunos ríos de Europa central y oriental desde la cuenca del Rhin al oeste hasta la cuenca del Volga al este. **Reproducción** junio-julio, frezando entre las hierbas acuáticas a poca profundidad. Madura pasados 2 años y vive sólo unos 5 años. **Alimento** invertebrados (sobre todo crustáceos y algunas larvas de insectos) y materia vegetal menuda. **Importancia** de importancia comercial local en las pesquerías con redes de comarcas de Rusia. Rara vez pescado con caña pero a veces se cría en acuarios.

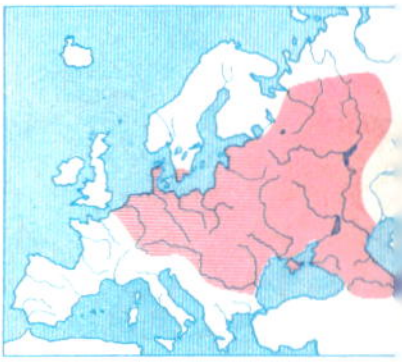

**Tsima** *Leucaspius marathonicus*

Ing.: *tsima.*

**Tamaño** 8-10 cm; máximo 12 cm. **Caracteres distintivos** línea lateral incompleta, extendiéndose solamente por encima de las 2-13 primeras escamas; aleta ventral con 9 radios. **Distribución** encontrado únicamente en las aguas de la región de Maratón, en Grecia. **Reproducción** costumbres reproductoras desconocidas. **Alimento** invertebrados, principalmente crustáceos, larvas de insectos e insectos aéreos. **Importancia** de escasa importancia comercial o deportiva.

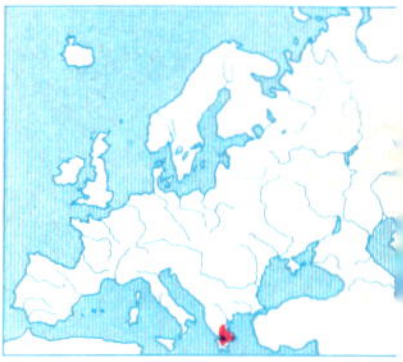

**Marida** *Leucaspius stymphalicus*

Ing.: *marida.*

**Tamaño** 8-10 cm; máximo 12 cm. **Caracteres distintivos** línea lateral incompleta; extendiéndose solamente hasta las primeras 2-13 escamas; aleta anal con menos de 12 radios. **Distribución** encontrado únicamente en Morea, al sur de Grecia. **Reproducción** costumbres reproductoras desconocidas. **Alimento** invertebrados, principalmente crustáceos, larvas de insectos e insectos aéreos. **Importancia** de escasa importancia comercial o deportiva.

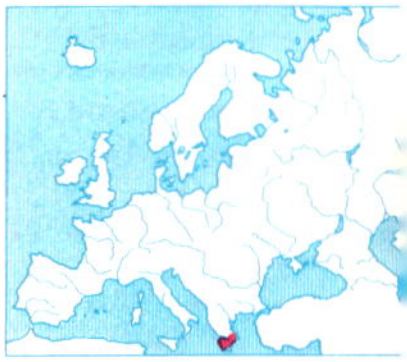

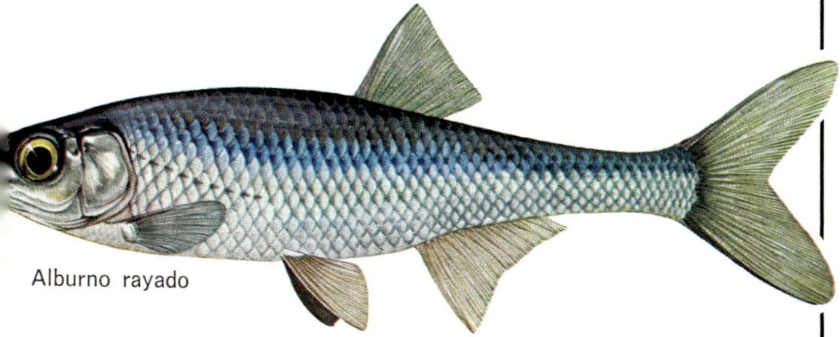

Alburno rayado

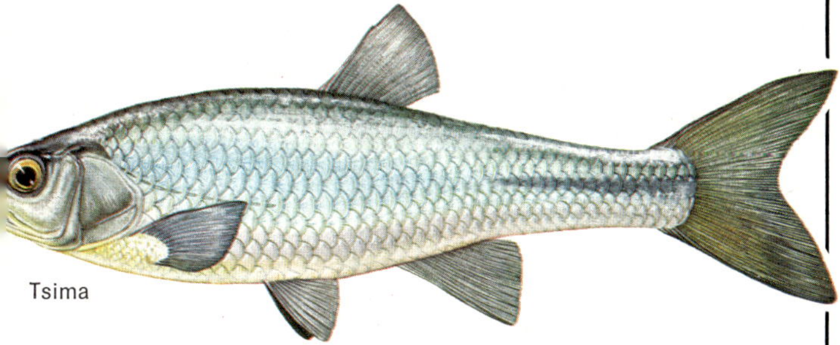

Tsima

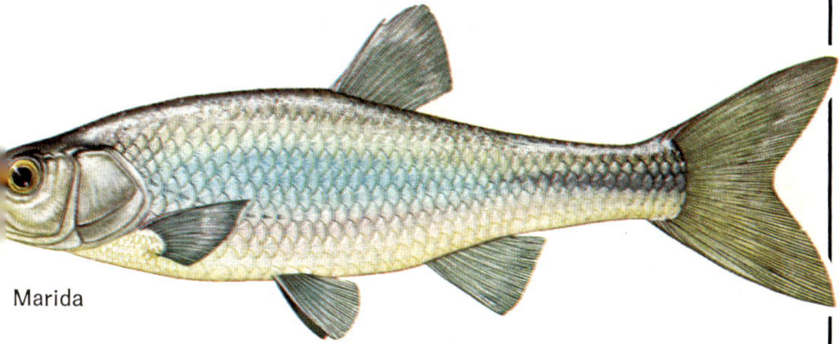

Marida

**Leucisco común** *Leuciscus leuciscus*

Cat.: *bagra nassuda;* Fr.: *vandoise;* Ing.: *dace;* Al.: *Hasel.*

**Tamaño** 15-25 cm; máximo 30 cm. Récord inglés de pesca con caña: 574 g. **Caracteres distintivos** cuerpo con grandes escamas plateadas, 49-52 a lo largo de la línea lateral; aleta anal cóncava; 10-11 radios en la aleta dorsal. **Distribución** encontrado en ríos y arroyos por toda Europa excepto en el extremo noroccidental y suroccidental. De vez en cuando en agua salobre cerca de las desembocaduras de los ríos. **Reproducción** marzo-mayo, entre las piedras y plantas del agua corriente. Los adultos maduran pasados 3-4 años. 2 500-27 500 huevos por hembra. **Alimento** principalmente invertebrados, sobre todo insectos acuáticos, tanto larvas como adultos. **Importancia** de cierta importancia comercial en regiones de Rusia. Especie deportiva en algunos lugares de Europa occidental.

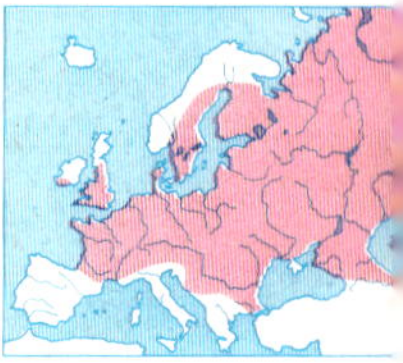

**Leucisco de Danilewskii** *Leuciscus danilewskii*

Ing.: *Danilewskii's dace.*

**Tamaño** 15-20 cm; máximo 25 cm. **Caracteres distintivos** cuerpo cubierto de grandes escamas plateadas, 43-45 a lo largo de la línea lateral. **Distribución** encontrado únicamente en el agua corriente de la cuenca del río Don. **Reproducción** marzo-mayo, frezando entre la grava, piedras y hierbas de los arroyos. Madura pasados 3-4 años. **Alimento** invertebrados, sobre todo insectos. **Importancia** de escasa importancia comercial o deportiva.

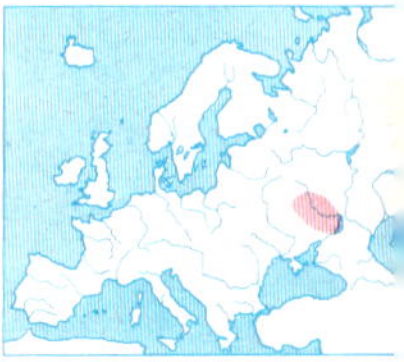

**Leucisco del Adriático** *Leuciscus svallize*

Ing.: *Adriatic dace.*

**Tamaño** 15-25 cm. **Caracteres distintivos** cuerpo con grandes escamas plateadas, 48-49 a lo largo de la línea lateral; aleta anal con 13 radios. **Distribución** encontrado únicamente en los arroyos y ríos transparentes del sudoeste de Yugoslavia (Dalmacia) y Albania. **Reproducción** no se conoce mucho sobre las costumbres reproductoras de esta especie. **Alimento** invertebrados, con inclusión de gusanos, crustáceos e insectos acuáticos voladores. **Importancia** de cierta importancia comercial local en las pesquerías de redes; pescado con caña en algunas regiones.

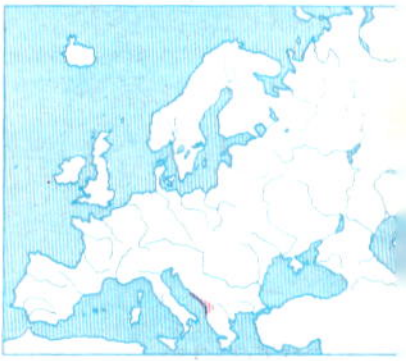

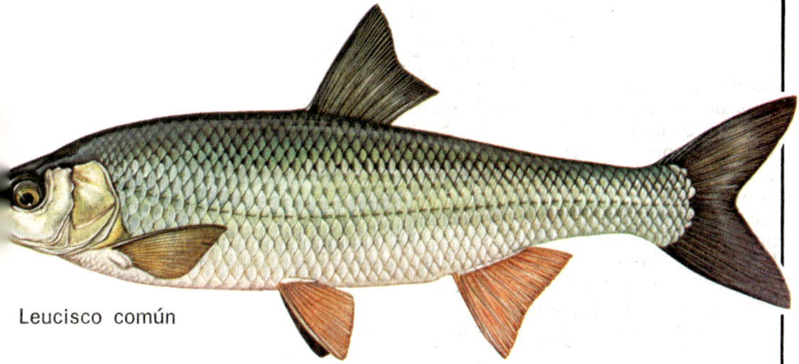

Leucisco común

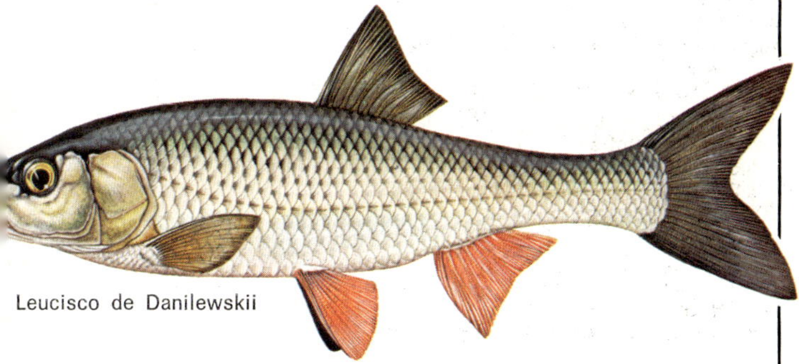

Leucisco de Danilewskii

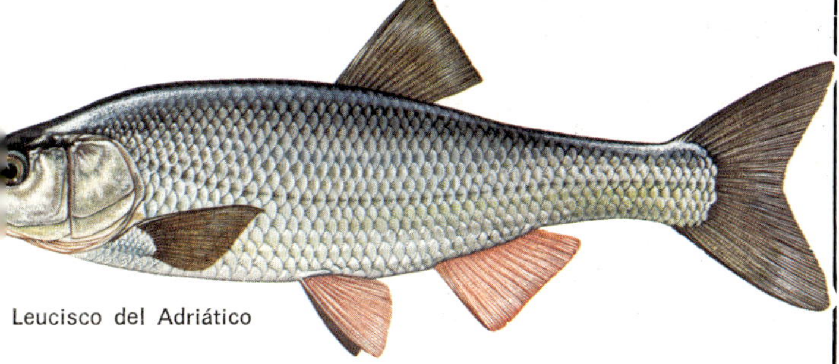

Leucisco del Adriático

**Leucisco de Yugoslavia** *Leuciscus illyricus*

Ing.: *Yugoslavian dace.*

**Tamaño** 15-20 cm; máximo 25 cm. **Caracteres distintivos** cuerpo con grandes escamas plateadas, 49-54 a lo largo de la línea lateral; 12 radios en la aleta dorsal. **Distribución** encontrado únicamente en Yugoslavia occidental (Dalmacia), donde aparece en diversas aguas. **Reproducción** costumbres reproductoras desconocidas. **Alimento** invertebrados, especialmente gusanos, crustáceos y larvas de insectos. **Importancia** de secundaria importancia comercial (no pesquera) local y de pesca con caña.

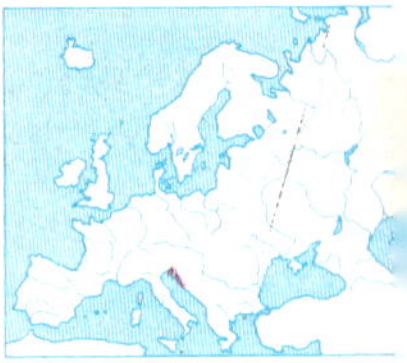

**Leucisco cabezudo** *Leuciscus cephalus*

Cat.: *bagra;* Vas.: *eskallu;* Fr.: *chevaine;* It.: *cavedano;* Ing.: *chub;* Al.: *Döbel.*

**Tamaño** 30-50 cm; máximo 80 cm. Récord inglés de pesca con caña 3,345 kg. **Caracteres distintivos** cuerpo con grandes escamas plateadas, menos de 46 a lo largo de la línea lateral; frente ancha y plana; aleta anal redondeada. **Distribución** encontrado en el agua corriente (de vez en cuando en lagos) por la mayor parte de Europa central y meridional. A veces aparece en el agua salobre (por ejemplo mar Báltico). **Reproducción** abril-junio entre las piedras y plantas del agua de flujo lento. Los huevos hacen eclosión al cabo de 6-8 días y los adultos maduran a los 3-4 años. 50 000 a 200 000 huevos por hembra. **Alimento** principalmente invertebrados y algo de materia vegetal cuando son jóvenes, grandes invertebrados y peces una vez adultos. **Importancia** únicamente de importancia local como especie comercial, cuando es pescado con redes. Es de considerable importancia deportiva en muchos lugares de Europa.

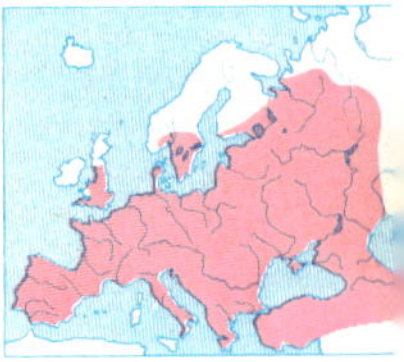

**Leucisco de Kessler** *Leuciscus borysthenicus*

Cat.: *bagra de Kessler;* Fr.: *chevaine de la mer Noire, bobyrez;* Ing.: *Black Sea chub;* Al.: *Bobyrez.*

**Tamaño** 15-35 cm; máximo 40 cm. **Caracteres distintivos** cuerpo con grandes escamas plateadas, 36-40 a lo largo de la línea lateral; aleta anal cuadrada. **Distribución** encontrado en pequeños lagos y en los cursos bajos de los ríos (por ejemplo, el Dniéster y el Dniéper) que penetran en el mar Negro. **Reproducción** mayo-junio, frezando entre las hierbas acuáticas y las piedras en los cursos lentos. Los adultos maduran pasados 3-4 años. Por término medio, unos 2500 huevos por hembra (esta cantidad hace referencia a los pequeños peces del río Kubán). **Alimento** invertebrados en la etapa joven, invertebrados y pequeños peces en la adulta. **Importancia** de escasa importancia comercial o deportiva.

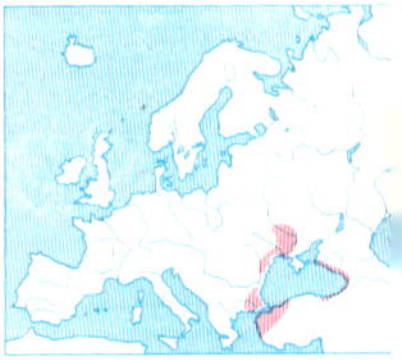

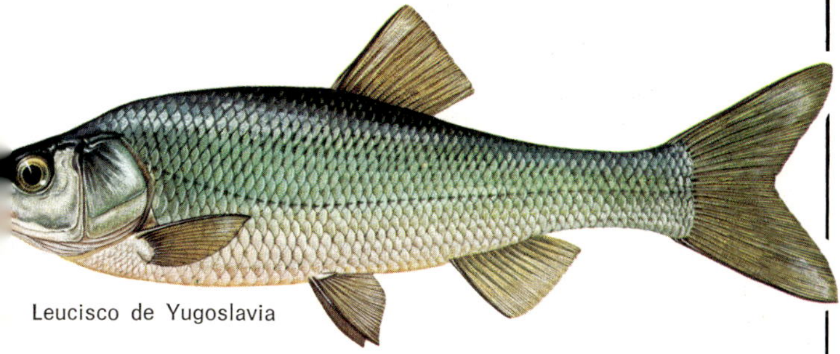

Leucisco de Yugoslavia

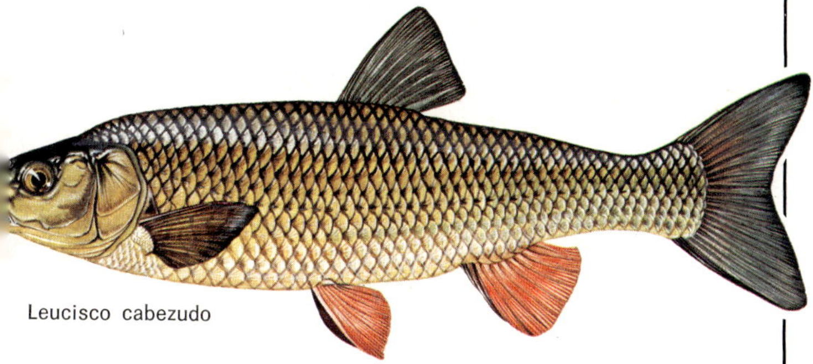

Leucisco cabezudo

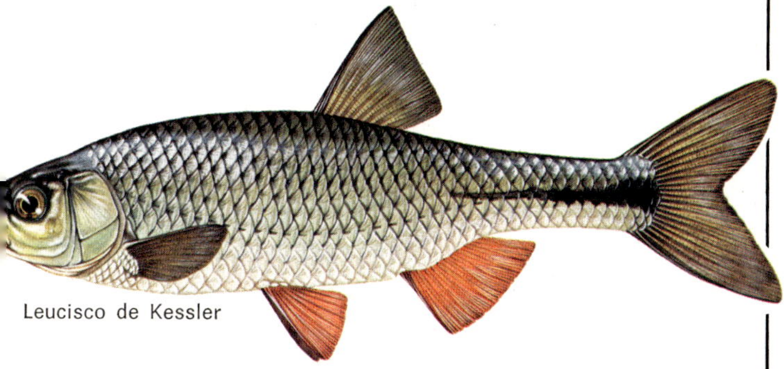

Leucisco de Kessler

## Leucisco del Cáucaso *Leuciscus aphipsi*

Ing.: *Caucasian chub.*

**Tamaño** 12-15 cm; máximo 18 cm. **Caracteres distintivos** cuerpo con grandes escamas plateadas, 40-43 a lo largo de la línea lateral; aleta anal ligeramente redondeada. **Distribución** encontrado únicamente en los ríos Afips y Psekups (afluentes montañosos del río Kubán en Caucasia occidental). **Reproducción** mayo, frezan en el agua corriente. Los machos desarrollan unos tubérculos durante el período de freza. **Alimento** invertebrados, sobre todo larvas de insectos. **Importancia** de ninguna importancia comercial ni deportiva.

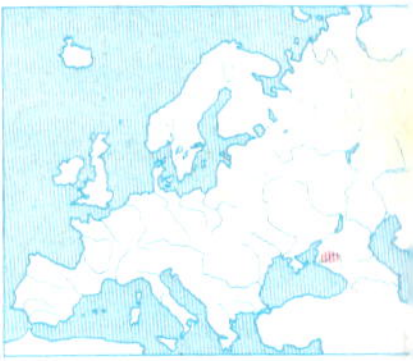

## Leucisco italiano *Leuciscus souffia*

Cat.: *bagra italiana;* Fr.: *blageon;* Ing.: *blageon;* It.: *mozzeta, vairone;* Al.: *Strömer.*

**Tamaño** 12-18 cm; máximo 25 cm. **Caracteres distintivos** cuerpo con grandes escamas, las que están situadas a lo largo de la línea lateral con un tinte amarillento; banda violeta visible a lo largo de los flancos. **Distribución** encontrado en algunos lagos y en el curso medio de los ríos (por ejemplo, el Ródano) de Europa central. **Reproducción** marzo-mayo sobre la grava y las piedras del agua corriente. 5500-8000 huevos por hembra. **Alimento** invertebrados, sobre todo crustáceos y larvas de insectos. **Importancia** de escasa importancia, aunque es consumido de vez en cuando en ciertas localidades o utilizado como cebo en la pesca deportiva.

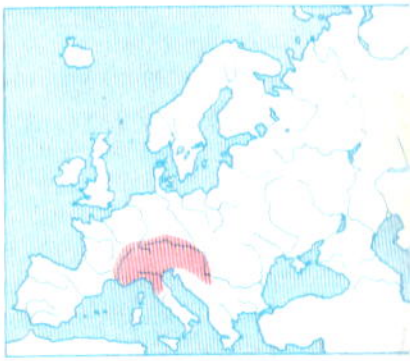

## Leucisco de Croacia *Leuciscus polylepis*

Ing.: *Croatian dace.*

**Tamaño** 15-20 cm; máximo 25 cm. **Caracteres distintivos** cuerpo cubierto de grandes escamas, con una delgada banda gris o pardo-oscura a lo largo de los flancos desde el ojo hasta la base de la cola. **Distribución** encontrado únicamente en el norte de Yugoslavia (Croacia). **Reproducción** costumbres reproductoras desconocidas. **Alimento** invertebrados, sobre todo gusanos, crustáceos y larvas de insectos. **Importancia** de escasa importancia comercial o deportiva.

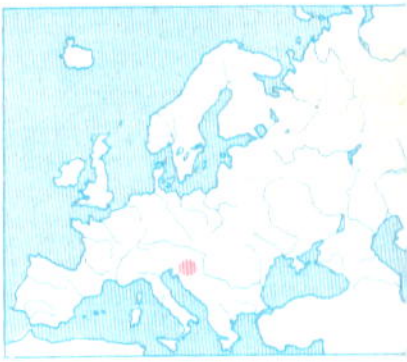

## Leucisco de Ukliva *Leuciscus ukliva*

*Ukliva dace.*

**Tamaño** 15-20 cm; máximo 25 cm. **Caracteres distintivos** cuerpo con grandes escamas desarrolladas, 62-64 escamas a lo largo de la línea lateral; una ancha línea oscura, aunque bastante borrosa, a lo largo de los flancos. **Distribución** encontrado únicamente en la dársena de Cetinia, al sudoeste de Yugoslavia (Dalmacia). **Reproducción** costumbres reproductoras desconocidas. **Alimento** invertebrados, sobre todo gusanos, crustáceos y larvas de insectos. **Importancia** de escasa importancia comercial o deportiva.

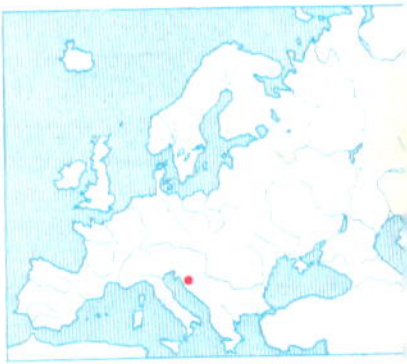

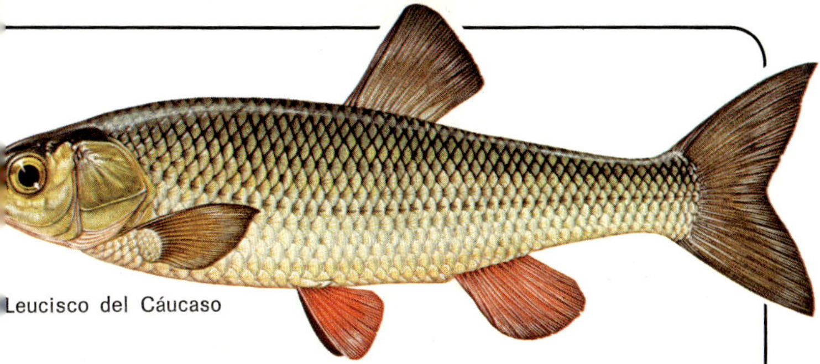
Leucisco del Cáucaso

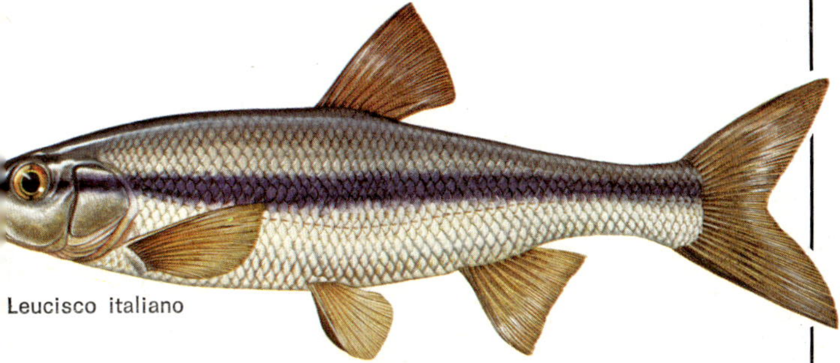
Leucisco italiano

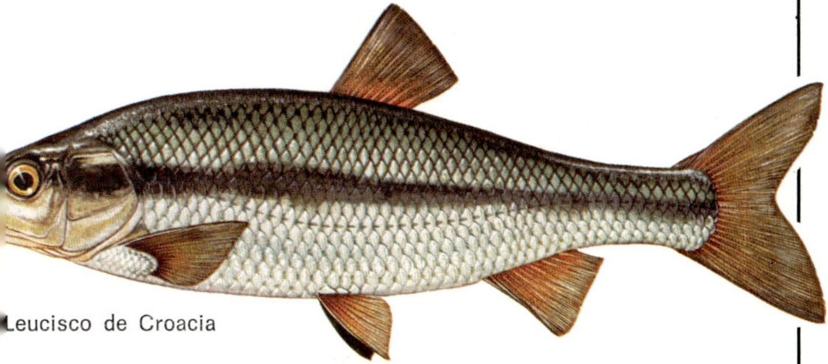
Leucisco de Croacia

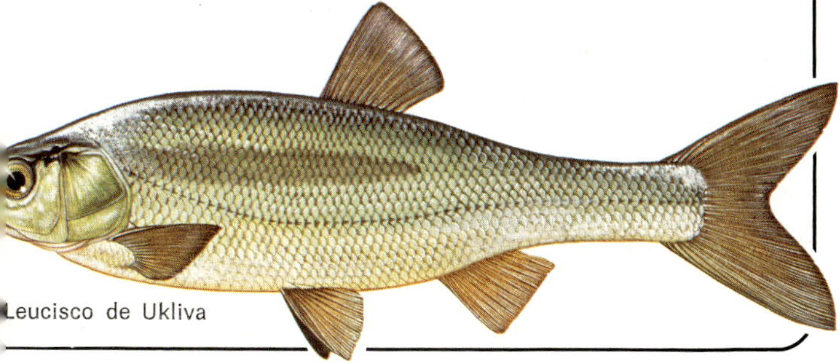
Leucisco de Ukliva

## Leucisco de Makal *Leuciscus micropelis*

Ing.: *Makal dace.*

**Tamaño** 20-25 cm; máximo 30 cm. **Caracteres distintivos** cuerpo cubierto de escamas bien desarrolladas, 73-75 a lo largo de la línea lateral; a veces con una banda longitudinal borrosa a lo largo de los flancos. **Distribución** encontrado únicamente en los arroyos y lagos del sudoeste de Yugoslavia (Dalmacia). **Reproducción** costumbres reproductoras desconocidas. **Alimento** invertebrados, sobre todo larvas de insectos. **Importancia** de ninguna importancia comercial ni deportiva.

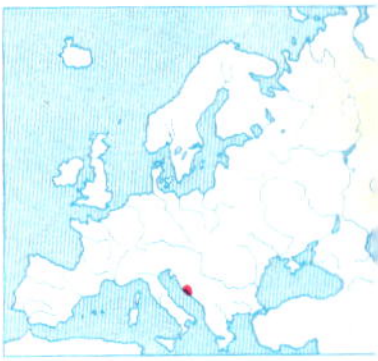

## Leucisco de Turskyi *Leuciscus turskyi*

Ing.: *Turskyi dace.*

**Tamaño** 15-20 cm; máximo 25 cm. **Caracteres distintivos** cuerpo con escamas bien desarrolladas, 70-72 a lo largo de la línea lateral; una ancha banda lateral oscura en cada flanco. **Distribución** encontrado únicamente en arroyos y lagos de la cuenca del Narenta, al sudoeste de Yugoslavia (Dalmacia). **Reproducción** costumbres reproductoras desconocidas. **Alimento** invertebrados, sobre todo gusanos, crustáceos y larvas de insectos. **Importancia** de escasa importancia comercial o deportiva.

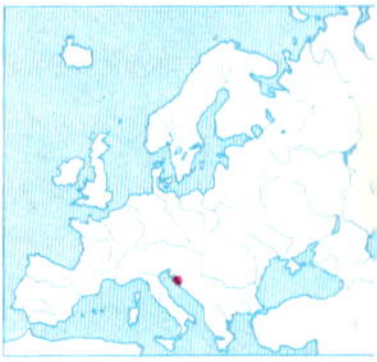

## Idus *Leuciscus idus*

Cat.: *bagra idus;* Fr.: *ide mélanote;* Ing.: *orfe;* Al.: *Aland.*

**Tamaño** 35-50 cm; máximo 100 cm; récord inglés de pesca con caña, 1,771 kg. **Caracteres distintivos** cuerpo con escamas desarrolladas, 55-61 a lo largo de la línea lateral; 12-14 radios en la aleta dorsal. **Distribución** indígena de la mayor parte de Europa y regiones de Asia situadas al este del Rhin. Introducido con éxito en varios países al oeste del Rhin. Encontrado a veces en agua salobre, se presenta principalmente en los ríos y algunos lagos. **Reproducción** abril-mayo, en agua poco profunda entre las hierbas acuáticas y las piedras. Los huevos hacen eclosión al cabo de 15-20 días y los adultos maduran a los 5-7 años. 39 000-114 000 huevos por hembra. **Alimento** invertebrados, sobre todo moluscos, crustáceos y larvas de insectos, y algo de materia vegetal, de jóvenes; invertebrados y algunos peces cuando son mayores. **Importancia** de considerable importancia comercial en Rusia, donde se pescan grandes cantidades con redes y trampas. Pescado con caña en algunos lugares de Europa. La variedad dorada es muy popular como pez de acuario o de estanque.

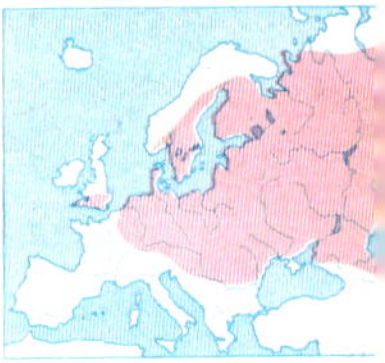

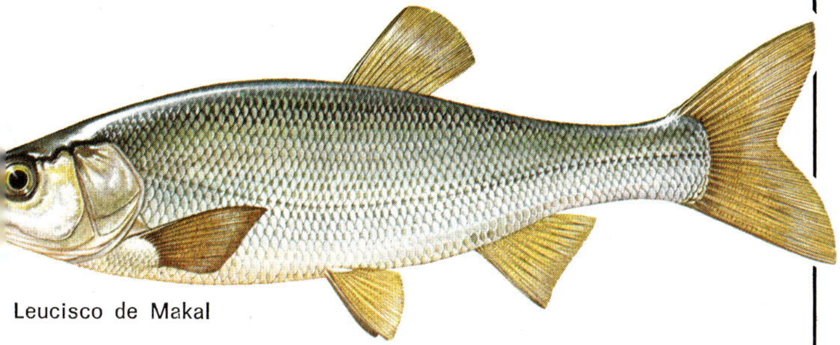

Leucisco de Makal

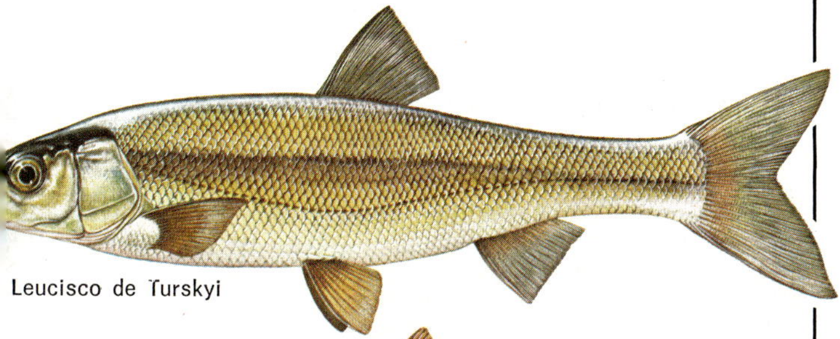

Leucisco de Turskyi

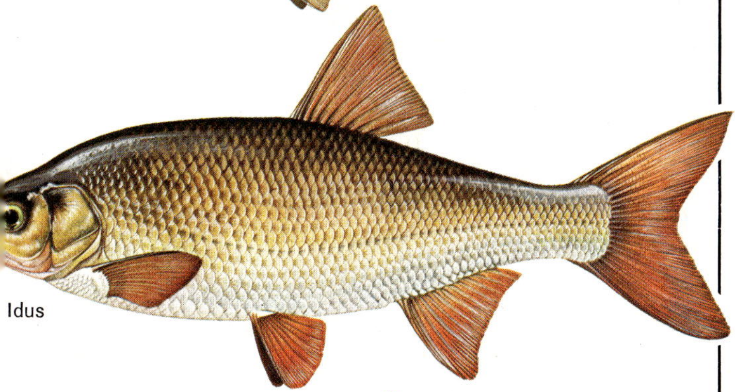

Idus

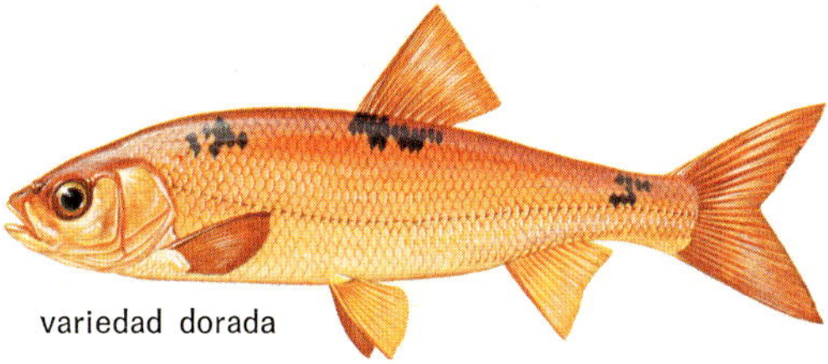

variedad dorada

**Foxino de fangal** *Phoxinus percnurus*

Fr.: *vairon des marais;* Ing.: *swamp minnow;* Al.: *Sumpfelritze.*

**Tamaño** 10-15 cm; máximo 19 cm; peso máximo: unos 100 g. **Caracteres distintivos** escamas pequeñas, 70-80 a lo largo de la línea lateral; cuerpo ancho y cubierto de pequeñas manchas pardas. **Distribución** encontrado en estanques y lagos de regiones de Europa central y en las cuencas de todos los ríos que desembocan en el océano Ártico. **Reproducción** junio-julio, frezando entre las plantas acuáticas a las que se adhieren sus huevos pegajosos. Los huevos hacen eclosión al cabo de 5-8 días y los adultos maduran pasados 2-3 años. 1 600-18 700 huevos por hembra. **Alimento** invertebrados, sobre todo gusanos, crustáceos y larvas de insectos. **Importancia** de considerable importancia comercial en regiones de Rusia, y utilizado como especie de cebo para la pesca deportiva en otros lugares.

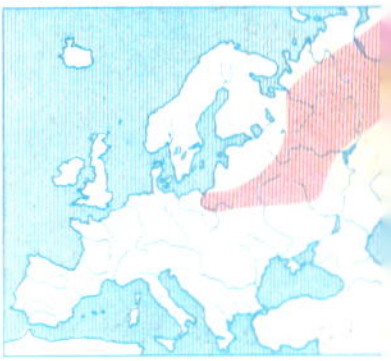

**Foxino común** *Phoxinus phoxinus*

Cat.: *barb roig;* Fr.: *vairon;* It.: *sanguinerola;* Ing.: *minnow;* Al.: *Elritze.*

**Tamaño** 6-10 cm; máximo 14 cm. **Caracteres distintivos** escamas pequeñas, 80-100 a lo largo de la línea lateral; numerosas manchas pardas y negras a lo largo de los flancos, uniéndose a veces para formar bandas; machos brillantemente coloreados durante la freza. **Distribución** encontrado en ríos y lagos por casi toda Europa y Asia septentrional. **Reproducción** junio-julio, frezando en cardúmenes encima de las piedras y la grava (a las que se pegan los huevos) del agua corriente. Los huevos hacen eclosión al cabo de 5-10 días y los adultos maduran pasados 2-3 años. 200-1000 huevos por hembra. **Alimento** invertebrados, sobre todo crustáceos y larvas de insectos, y algo de materia vegetal. **Importancia** de importancia comercial en varias regiones de Rusia. Especie de cebo apreciable en otras partes. Utilizado también corrientemente como pez de acuario y de laboratorio.

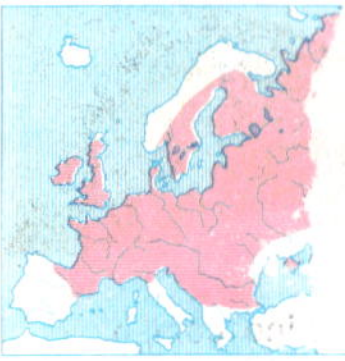

**Foxino de Poznan** *Phoxinus czekanowskii*

Ing.: *Poznan minnow.*

**Tamaño** 5-8 cm; máximo 12 cm. **Caracteres distintivos** escamas pequeñas, 90-94 a lo largo de los flancos; cuerpo con numerosas manchas oscuras. **Distribución** encontrado en ríos y lagos de muchas cuencas cuyas aguas desembocan en el océano Ártico. **Reproducción** junio-julio, entre las hierbas tanto del agua corriente como de la estancada. **Alimento** invertebrados, sobre todo crustáceos y larvas de insectos. **Importancia** de cierta importancia comercial en algunas regiones de Rusia.

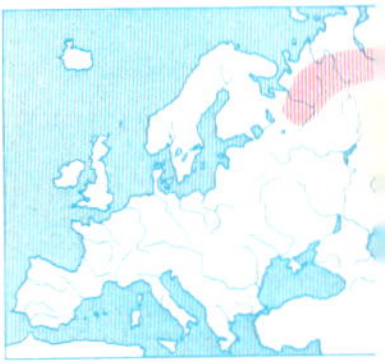

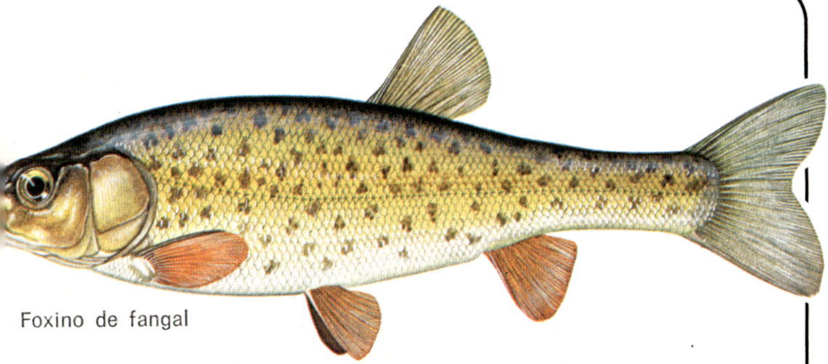

Foxino de fangal

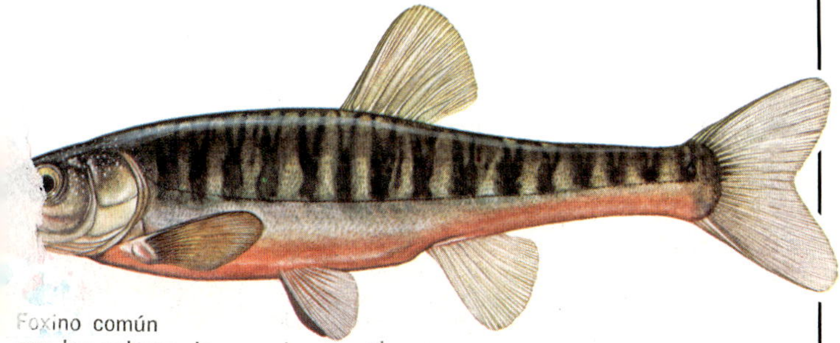

Foxino común
con los colores de reproducción ♂

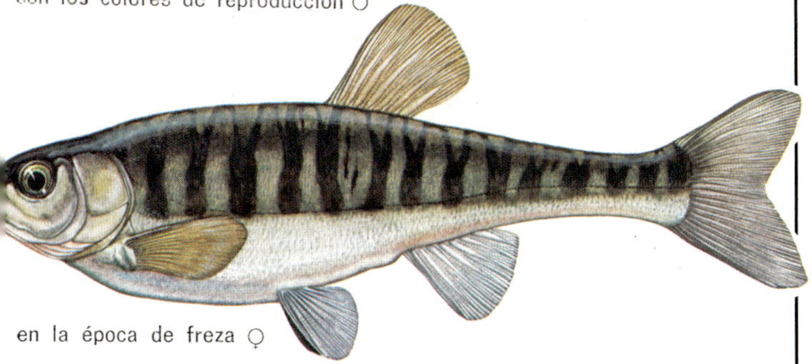

en la época de freza ♀

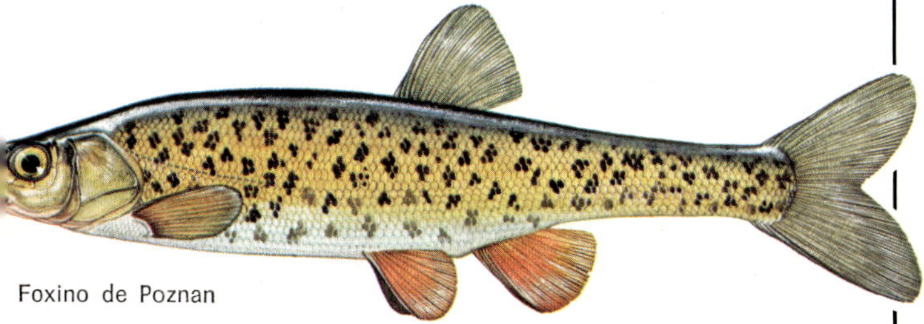

Foxino de Poznan

## Escardinio *Scardinius erythrophthalmus*

Cat.: *gardi;* Fr.: *rotengle;* It.: *scardola;* Ing.: *rudd;* Al.: *Rotfeder.*

**Tamaño** 15-30 cm; máximo 45 cm; récord inglés de pesca con caña 2,041 kg. **Caracteres distintivos** cuerpo con grandes escamas plateadas, 40-43 a lo largo de la línea lateral; aletas inferiores de color rojo subido; punto de partida de las aletas pélvicas anterior al de la aleta dorsal. **Distribución** encontrado en lagos y en ríos de corriente lenta por la mayor parte de Europa. **Reproducción** mayo-junio, frezando en cardúmenes entre las hierbas acuáticas. Los huevos hacen eclosión al cabo de 5-8 días y los adultos maduran pasados 2-3 años. 90 000-200 000 huevos por hembra. **Alimento** invertebrados (sobre todo moluscos y larvas de insectos) y vegetación acuática. **Importancia** de escasa importancia comercial, pero de importancia como especie deportiva y como cebo en algunos países. La variedad dorada se cría corrientemente en acuarios y estanques.

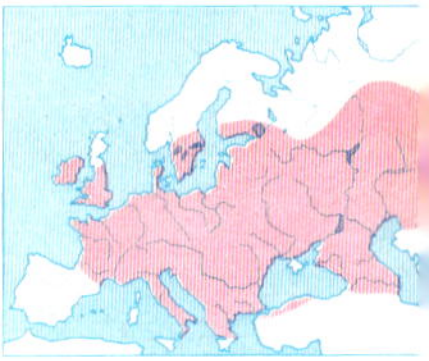

## Escardinio griego *Scardinius graecus*

Cat.: *gardi grec;* Ing.: *greek rudd;* Al.: *griechische Rotfeder.*

**Tamaño** 20-35 cm; máximo 40 cm. **Caracteres distintivos** cuerpo con grandes escamas plateadas, máxima anchura del cuerpo anterior a la aleta dorsal. **Distribución** encontrado únicamente en lagos y en aguas de curso lento del sur de Grecia. **Reproducción** abril-junio, frezando en cardúmenes entre las hierbas del agua poco profunda. **Importancia** de cierta importancia local tanto como especie comercial como deportiva.

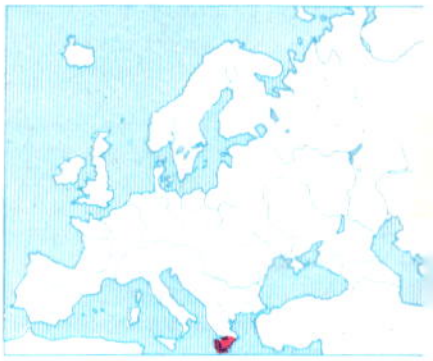

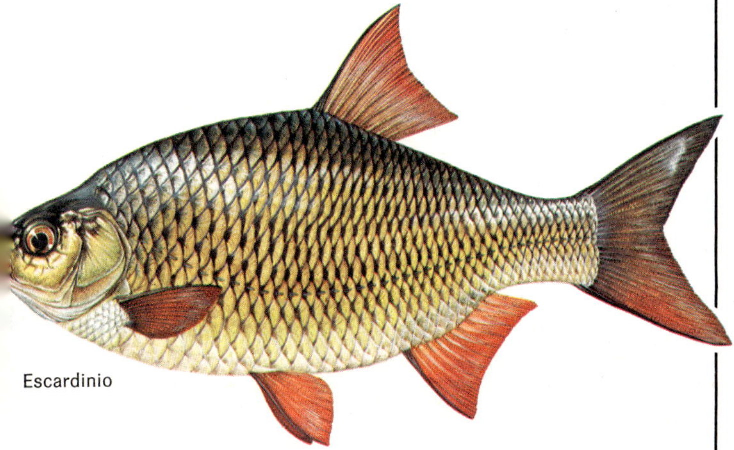

Escardinio

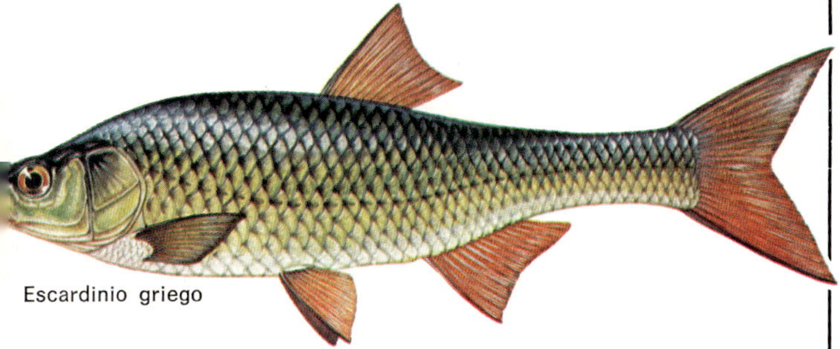

Escardinio griego

## **Aspio** *Aspius aspius*

Fr.: *aspe;* Ing.: *asp;* Al.: *Rapfen, Schied.*

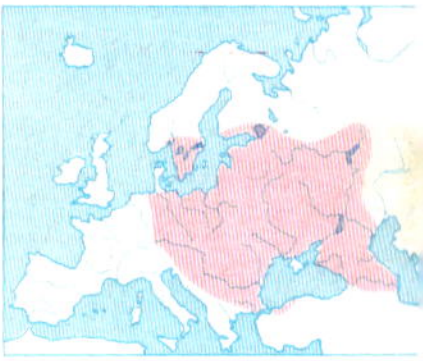

**Tamaño** 50-75 cm; máximo 120 cm; peso máximo unos 12 kg. **Caracteres distintivos** cuerpo con escamas desarrolladas, 64-76 a lo largo de la línea lateral; boca grande, mandíbula inferior con un tubérculo que penetra en el corte de la mandíbula superior. **Distribución** encontrado en los cursos medios de los ríos de Europa central desde Holanda hasta el oeste del mar Caspio. De vez en cuando aparece en lagos y en agua salobre de regiones con estuarios. **Reproducción** abril-junio, frezando entre las piedras y la grava del agua corriente. Los huevos hacen eclosión al cabo de 10-15 días y los adultos maduran a los 4-5 años de edad. 58 000-500 000 huevos por hembra. **Alimento** invertebrados (sobre todo crustáceos) cuando son jóvenes, y principalmente peces en la etapa adulta. **Importancia** de considerable importancia comercial en algunas regiones donde se pesca con redes y trampas (por ejemplo, en el Volga). También es apreciado como pez deportivo en algunas regiones.

## **Tenca** *Tinca tinca*

Cat.: *tenca;* Vas.: *tenka;* Fr.: *tanche;* It.: *tinca;* Ing.: *tench;* Al.: *Schleie.*

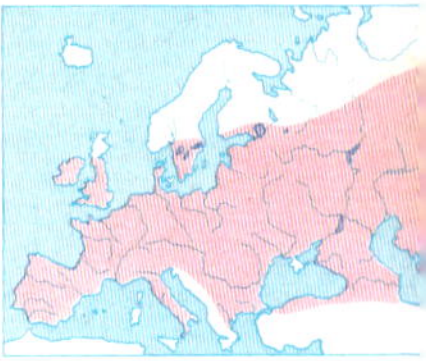

**Tamaño** 20-40 cm; máximo 65 cm; récord inglés de pesca con caña 4,110 kg. **Caracteres distintivos** cuerpo ancho, con pequeñas escamas profundamente hincadas, 95-120 a lo largo de la línea lateral; un par de pequeños barbillones junto a la boca; aletas muy redondeadas. **Distribución** encontrado en los lagos y ríos de curso lento, fértiles y llenos de hierbas, de la mayor parte de Europa salvo en las regiones septentrionales. **Reproducción** mayo-junio, frezando entre las hierbas del agua poco profunda. Los huevos hacen eclosión al cabo de 3-5 días, y los adultos maduran pasados 3-4 años. Pueden llegar a vivir hasta 10 años. 280 000-827 000 huevos por hembra. **Alimento** invertebrados, sobre todo moluscos, crustáceos y larvas de insectos. **Importancia** de poca importancia comercial, pero apreciado como especie deportiva en muchos países donde se pesca con anzuelos y cebos de varios tipos. La variedad dorada es un pez popular de acuarios y estanques.

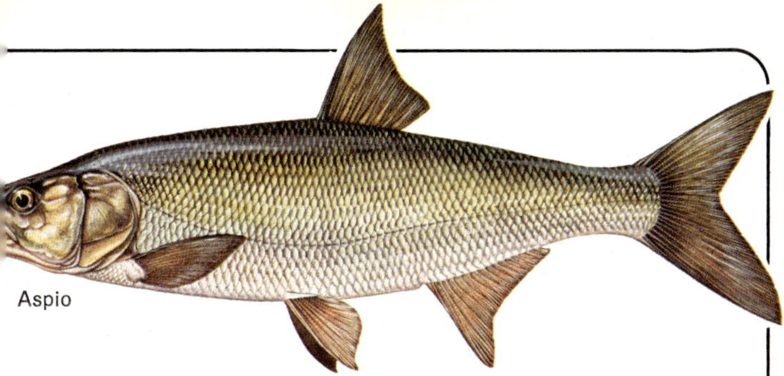

Aspio

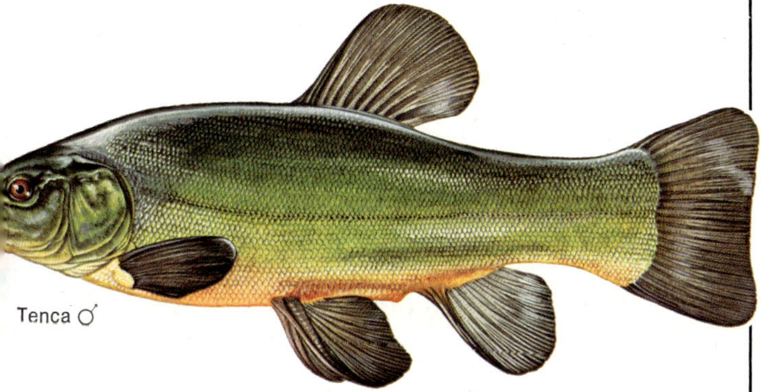

Tenca ♂

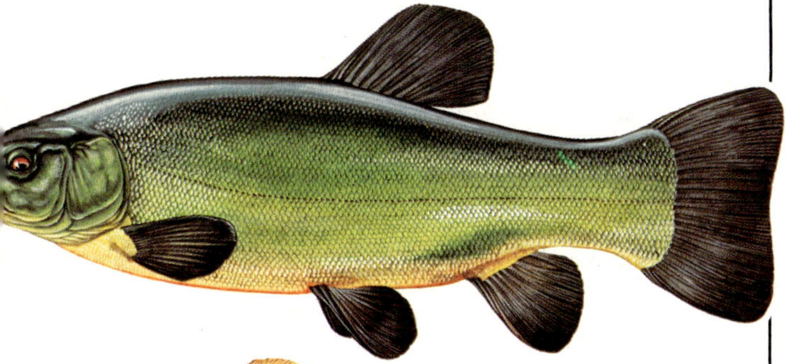

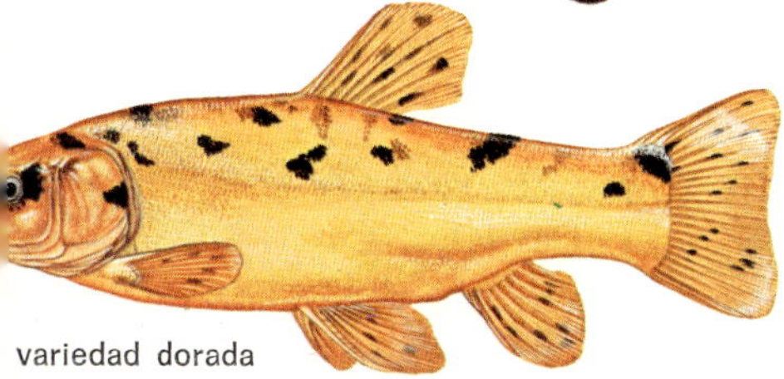

variedad dorada

## **Condrostoma común** *Chondrostoma nasus*

Fr.: *nase commun;* Ing.: *nase;* Al.: *Nase.*

**Tamaño** 20-40 cm; máximo 51 cm; peso máximo 2,5 kg. **Caracteres distintivos** hocico prominente y labios desarrollados; 13-14 radios en la aleta anal. **Distribución** encontrado en los cursos medios de los grandes ríos de Europa central y oriental. **Reproducción** marzo-mayo, frezando, después de emigrar río arriba, sobre la grava y las piedras del agua corriente. Los adultos maduran pasados 3-4 años y pueden vivir por lo menos hasta 9 años. Por término medio, unos 10 000 huevos por hembra. **Alimento** principalmente material raspado de la superficie de las piedras (por ejemplo algas filamentosas y diversos invertebrados). **Importancia** de considerable importancia comercial en el Dnieper, Volga y otros ríos donde se pesca con redes y trampas. Es de poca importancia deportiva.

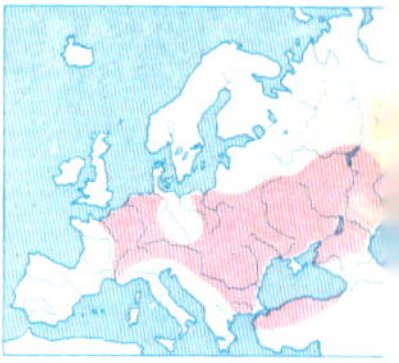

## **Condrostoma italiano** *Chondrostoma soetta*

Fr.: *nase d'Italie;* It.: *savetta;* Ing.: *Italian nase;* Al.: *italienischer Näsling.*

**Tamaño** 25-35 cm; máximo 45 cm. **Caracteres distintivos** labios desarrollados; cuerpo ancho, anchura máxima algo superior al doble de la cabeza. **Distribución** encontrado únicamente en los cursos medios de los importantes ríos alpinos del norte de Italia (por ejemplo el Po). **Reproducción** costumbres reproductoras desconocidas. **Alimento** principalmente invertebrados (sobre todo moluscos y larvas de insectos) y materia vegetal menuda (algas). **Importancia** de cierta importancia local en pesquerías de redes y trampas. No es pescado con caña.

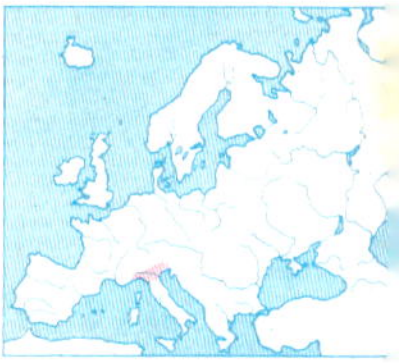

## **Condrostoma del Cáucaso** *Chondrostoma colchicum*

Ing.: *Caucasian nase.*

**Tamaño** 20-25 cm; máximo 29 cm. **Caracteres distintivos** hocico bien desarrollado, hendidura bucal recta y transversal. A menudo una banda longitudinal de manchas oscuras recorre lateralmente el cuerpo desde la cabeza hasta la cola. **Distribución** encontrado en los cursos medios de los grandes ríos (por ejemplo, el Kubán) en la región del Cáucaso al sur de Rusia. **Reproducción** costumbres reproductoras poco conocidas. Machos con desarrollados tubérculos. **Alimento** invertebrados (moluscos y larvas de insectos) y algas fijas y otras pequeñas plantas. **Importancia** de poca importancia comercial y de ninguna importancia deportiva.

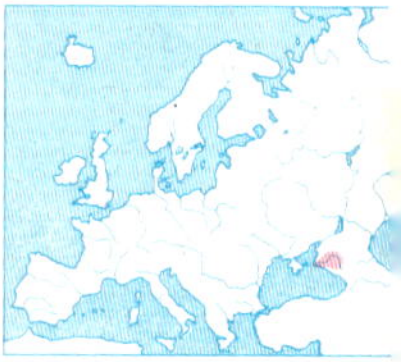

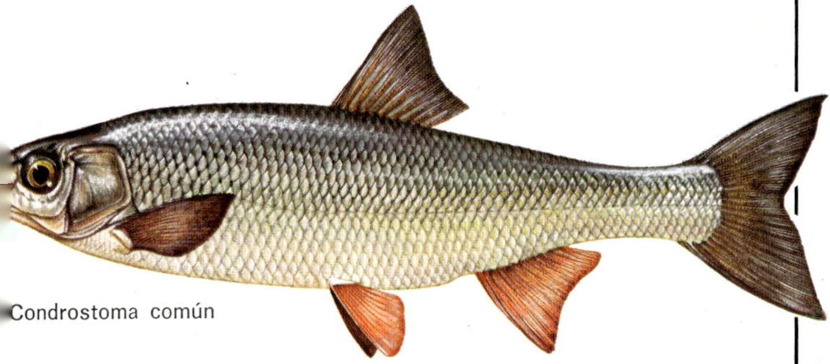

Condrostoma común

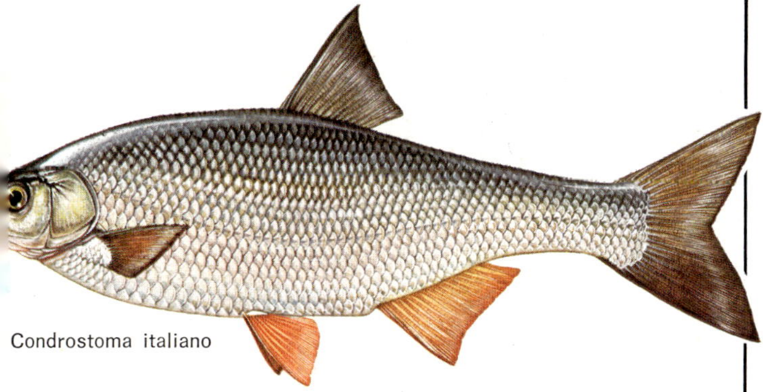

Condrostoma italiano

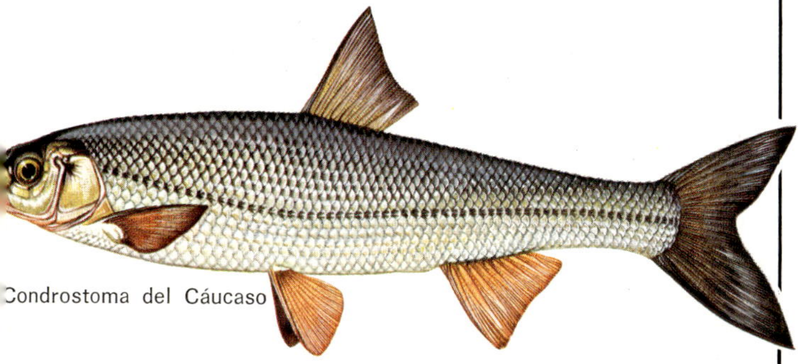

Condrostoma del Cáucaso

## Condrostoma ibérico o Boga de río
*Chondrostoma polylepis*

Cat.: *boga de riu;* Ing.: *Iberian nase;* Al.: *iberischer Näsling.*

**Tamaño** 15-20 cm; máximo 25 cm. **Caracteres distintivos** en general pequeño, con un hocico redondeado; aleta anal con 12 radios. **Distribución** encontrado únicamente en ríos de Portugal (por ejemplo, el Duero, el Mondego) y España occidental. **Reproducción** costumbres reproductoras desconocidas. **Alimento** invertebrados bentónicos (sobre todo moluscos y larvas de insectos) y diversos vegetales (principalmente algas fijas). **Importancia** de poca importancia comercial y de ninguna importancia deportiva.

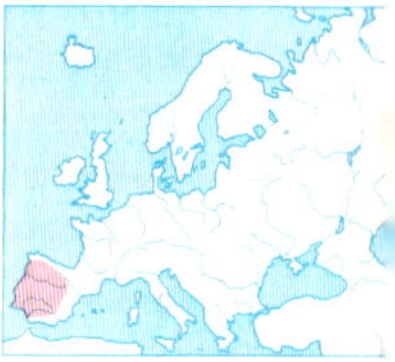

## Condrostoma de Terek
*Chondrostoma oxyrhynchum*

Ing.: *Terek nase.*

**Tamaño** 15-20 cm; máximo 24 cm. **Caracteres distintivos** hocico moderado, hendidura bucal redondeada; cuerpo alargado, siendo su longitud equivalente a unas 5 veces su anchura; 11-12 radios en la aleta anal; sin ninguna banda lateral oscura. **Distribución** encontrado únicamente en ríos que desembocan al oeste del mar Caspio (por ejemplo, el Kuma y el Sulak). **Reproducción** costumbres reproductoras desconocidas. **Alimento** invertebrados y algas fijas. **Importancia** de escasa importancia comercial y de ninguna importancia deportiva.

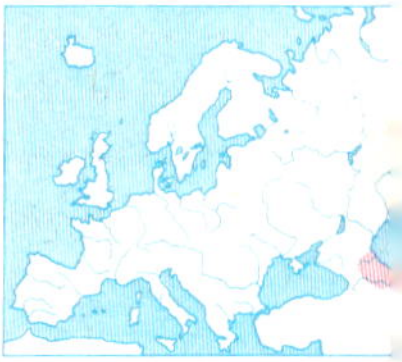

## Condrostoma sudeuropeo
*Chondrostoma genei*

Fr.: *nase de l'Europe du Sud;* Ing.: *Laska nase;* Al.: *Lau.*

**Tamaño** 15-20 cm; máximo 30 cm. **Caracteres distintivos** hocico y labios moderadamente desarrollados; banda algo oscura a lo largo de cada flanco. **Distribución** encontrado principalmente en los cursos medios de los grandes ríos de Italia central y septentrional. **Reproducción** marzo-mayo, frezando en el agua corriente sobre las piedras y la grava. **Alimento** invertebrados y material vegetal menudo. **Importancia** de escasa importancia comercial o deportiva.

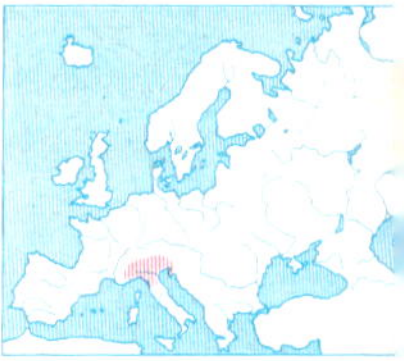

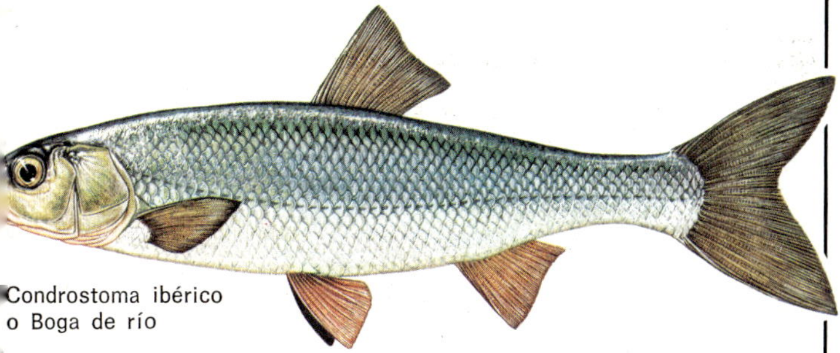

Condrostoma ibérico
o Boga de río

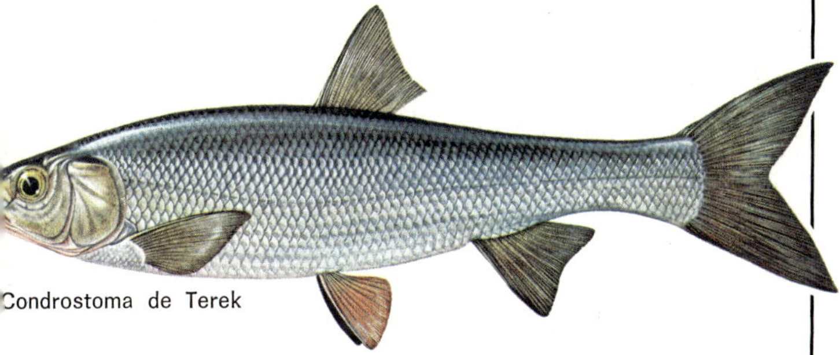

Condrostoma de Terek

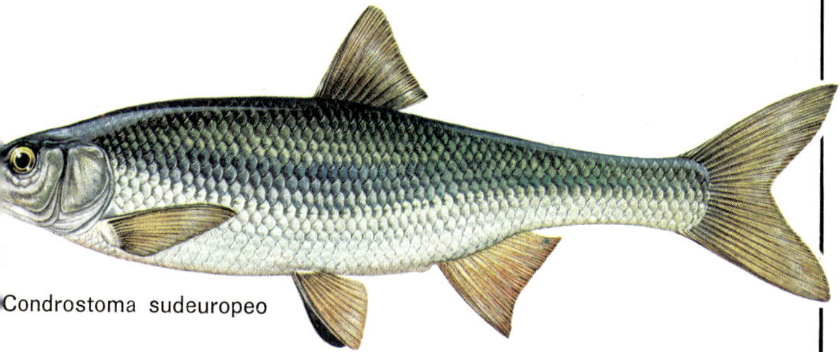

Condrostoma sudeuropeo

## Condrostoma del sudoeste europeo
*Chondrostoma toxostoma*

Cat.: *madrilla;* Vas.: *madrilla;* Fr.: *soffie;* It.: *aletta, lasca;* Ing.: *French nase;* Al.: *südwesteuropäischer Näsling.*

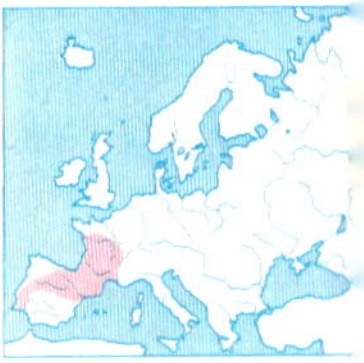

**Tamaño** 20-25 cm; máximo 30 cm. **Caracteres distintivos** hocico pequeño; boca pequeña y arqueada; 11 radios en la aleta dorsal y 12 radios en la aleta anal. **Distribución** encontrado únicamente en ríos del sudoeste de Francia, España y Portugal. **Reproducción** marzo-mayo, frezando sobre la grava y las piedras del agua de curso rápido, a menudo en afluentes bastante pequeños. **Alimento** invertebrados y material vegetal menudo (principalmente algas fijas). **Importancia** de ninguna importancia comercial ni deportiva.

## Condrostoma dálmata *Chondrostoma kneri*

Ing.: *Dalmatian nase;* Al.: *dalmatinischer Näsling.*

**Tamaño** 15-18 cm; máximo 20 cm. **Caracteres distintivos** boca de forma semicircular; escamas relativamente grandes, 52-54 a lo largo de la línea lateral. **Distribución** encontrado únicamente en los cursos medios de los ríos del oeste de Yugoslavia (Dalmacia). **Reproducción** marzo-mayo, frezando sobre la grava y las piedras del agua corriente. **Alimento** invertebrados y algas fijas. **Importancia** de ninguna importancia comercial ni deportiva.

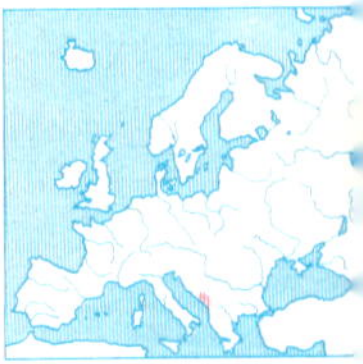

## Condrostoma foxino *Chondrostoma phoxinus*

Fr.: *nase-vairon;* Ing.: *minnow nase;* Al.: *Elritzennäsling.*

**Tamaño** 10-12 cm; máximo 15 cm. **Caracteres distintivos** muy pequeño y delgado con pequeñas escamas, 88-90 a lo largo de la línea lateral. **Distribución** encontrado únicamente en el agua de curso rápido de ciertos ríos del oeste de Yugoslavia (Dalmacia y Bosnia). **Reproducción** costumbres reproductoras desconocidas. **Alimento** invertebrados, algas fijas y demás material vegetal menudo. **Importancia** de ninguna importancia comercial ni deportiva.

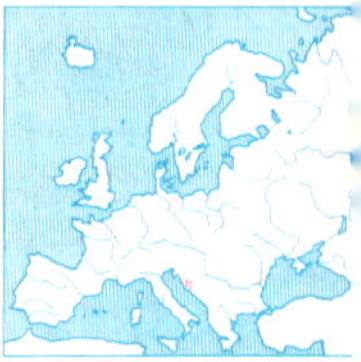

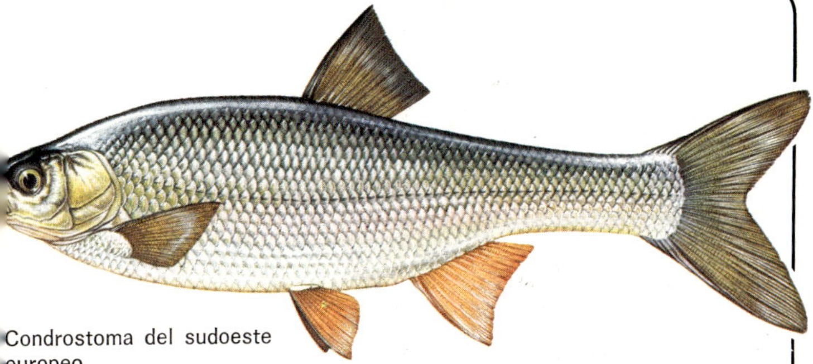

Condrostoma del sudoeste europeo

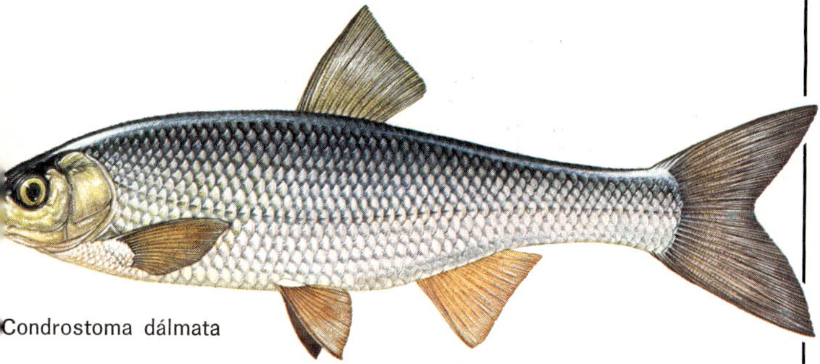

Condrostoma dálmata

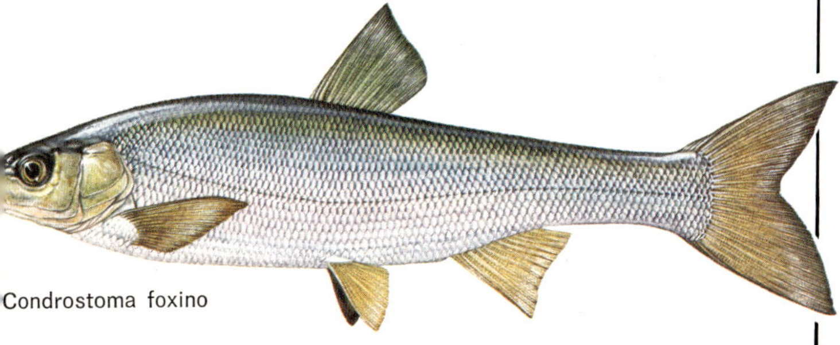

Condrostoma foxino

## Gobio *Gobio gobio*

Cat.: *gobi;* Fr.: *goujon;* It.: *gobione;* Ing.: *gudgeon;* Al.: *Gründling.*

**Tamaño** 10-15 cm; máximo 20 cm; récord inglés de pesca con caña 113 g. **Caracteres distintivos** 2 barbillones desarrollados; escamas grandes, 40-45 a lo largo de la línea lateral. **Distribución** encontrado en arroyos y ríos de clima templado por toda Europa y Asia. **Reproducción** mayo-junio, entre las piedras y hierbas del agua corriente. Las crías hacen eclosión pasados 15-20 días y los adultos maduran al cabo de 2-3 años, viviendo hasta un máximo de 8 años. 800-3000 huevos por hembra. **Alimento** invertebrados, sobre todo moluscos, crustáceos y larvas de insectos. **Importancia** de poca significación comercial, pero utilizado de vez en cuando como especie de cebo en la pesca deportiva, o pescado con caña en su territorio.

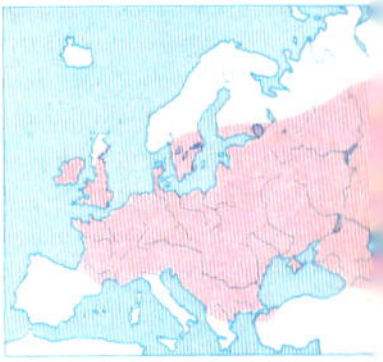

## Gobio de Kessler *Gobio kessleri*

Ing.: *Kessler's gudgeon.*

**Tamaño** 10-12 cm; máximo 15 cm. **Caracteres distintivos** 1 par de largos barbillones que llegan al borde posterior del ojo; aleta dorsal con 8 radios ramificados. **Distribución** encontrado únicamente en ríos de Europa central en la región de la cuenca del Danubio. **Reproducción** costumbres reproductoras no del todo conocidas. **Alimento** invertebrados, sobre todo crustáceos y larvas de insectos. **Importancia** de ninguna importancia comercial ni deportiva.

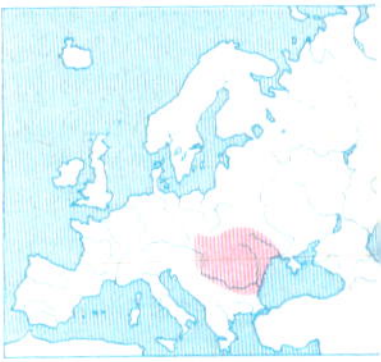

## Gobio del Danubio *Gobio uranoscopus*

Cat.: *gobi del Danubi;* Fr.: *goujon du Danube;* Ing.: *Danube gudgeon;* Al.: *Steingressling.*

**Tamaño** 10-12 cm; máximo 15 cm. **Caracteres distintivos** 1 par de largos barbillones que pueden llegar hacia atrás más allá de los ojos; muy pocas manchas en el cuerpo y en las aletas, pero con una banda azul recorriendo todo lo largo de la línea lateral. **Distribución** vive en aguas de curso rápido, en los tramos medio y alto de los arroyos de la cuenca del Danubio. **Reproducción** mayo-junio, entre las hierbas y las piedras del agua corriente. **Alimento** invertebrados, sobre todo gusanos, crustáceos y larvas de insectos. **Importancia** de ninguna importancia comercial ni deportiva.

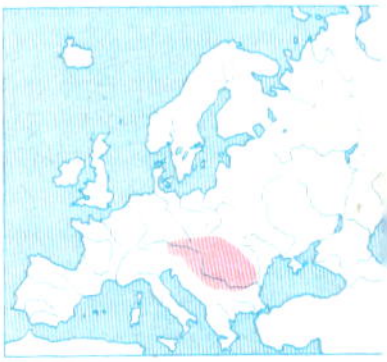

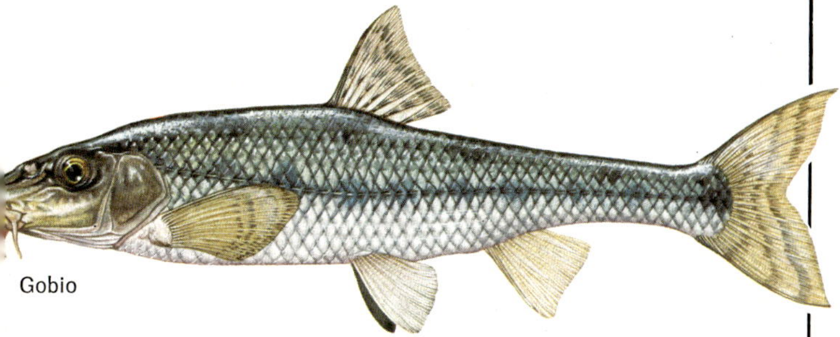

Gobio

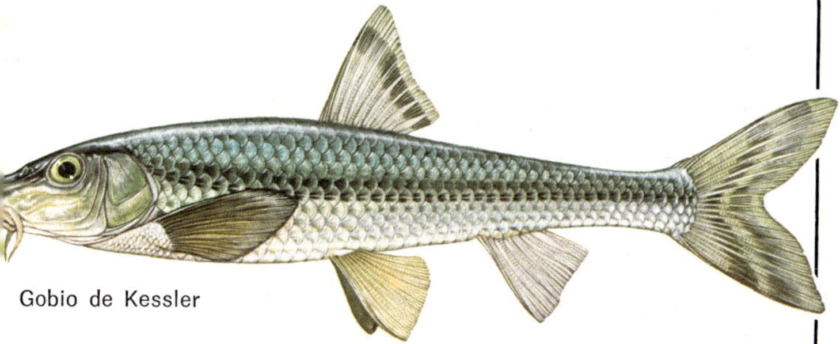

Gobio de Kessler

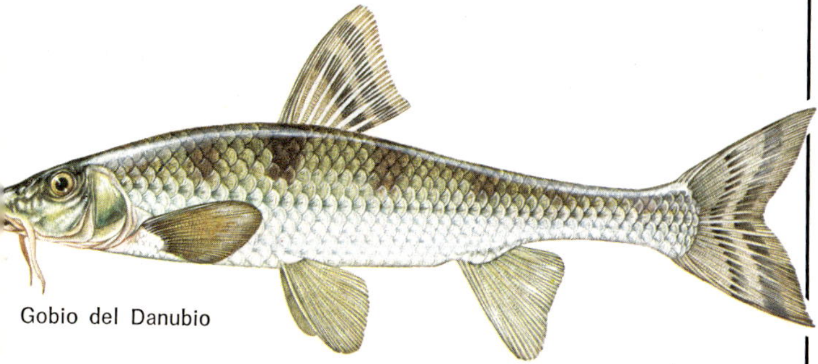

Gobio del Danubio

## Gobio de aletas blancas *Gobio albipinnatus*

Ing.: *whitefin gudgeon.*

**Tamaño** 10-12 cm; máximo 13 cm. **Caracteres distintivos** 1 par de largos barbillones que llegan al margen posterior del ojo; aletas dorsal y caudal sin manchas oscuras; cuello generalmente sin escamas. **Distribución** encontrado únicamente en los cursos medio y alto de los ríos de Europa central y oriental, principalmente el Volga, el Dniéper y el Don. **Reproducción** costumbres reproductoras poco conocidas. **Alimento** invertebrados, sobre todo gusanos, crustáceos y larvas de insectos. **Importancia** de ninguna importancia comercial ni deportiva.

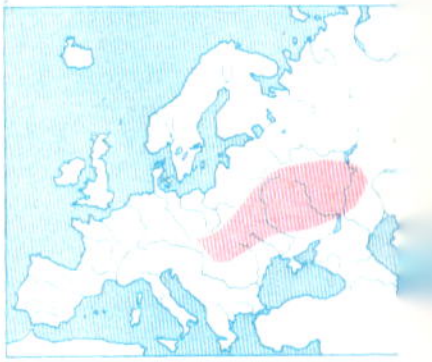

## Gobio caucasiano *Gobio ciscaucasicus*

Ing.: *Caucasian gudgeon.*

**Tamaño** 11-14 cm; máximo 15 cm. **Caracteres distintivos** barbillones muy largos, llegando más allá del borde posterior del ojo; 42-46 escamas a lo largo de la línea lateral; cuello en general sin escamas. **Distribución** encontrado únicamente en arroyos y ríos del sudoeste de Rusia (Transcaucasia), notablemente el Kubán, el Kuma, el Terek y el Sulak. **Reproducción** mayo-junio, pero de costumbres de freza poco conocidas. **Alimento** invertebrados moradores del fondo acuático, sobre todo crustáceos y larvas de insectos. **Importancia** de ninguna significación comercial ni deportiva.

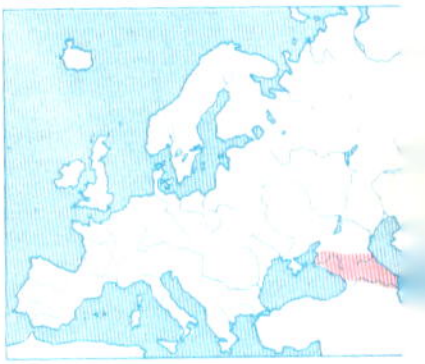

## Gobio dálmata *Aulopyge hugeli*

Fr.: *goujon-barbeau de Dalmatie;* Ing.: *Dalmatian barbelgudgeon;* Al.: *Barbengründling.*

**Tamaño** 9-12 cm; máximo 13 cm. **Caracteres distintivos** hocico desarrollado con 4 barbillones; cuerpo sin escamas, pero con una línea lateral ondulada extendiéndose desde la cabeza hasta la aleta caudal. **Distribución** encontrado únicamente en aguas corrientes de regiones de Yugoslavia occidental (Dalmacia y Bosnia). **Reproducción** costumbres reproductoras poco conocidas. **Alimento** invertebrados, sobre todo gusanos y larvas de insectos. **Importancia** de significación comercial local secundaria, pero de ninguna importancia deportiva.

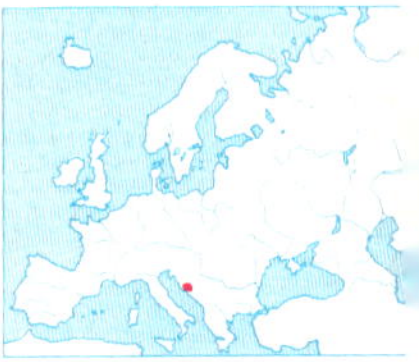

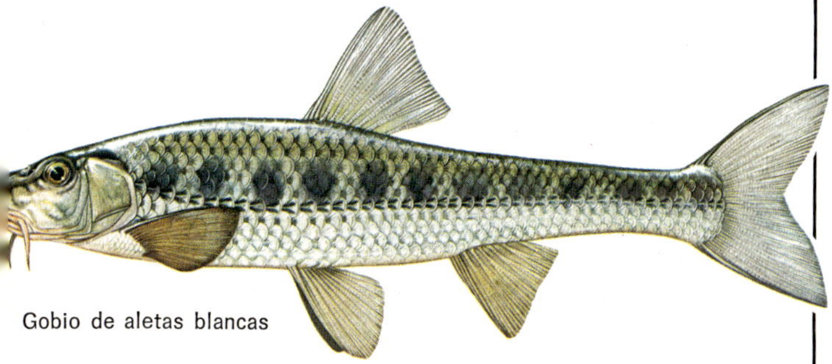

Gobio de aletas blancas

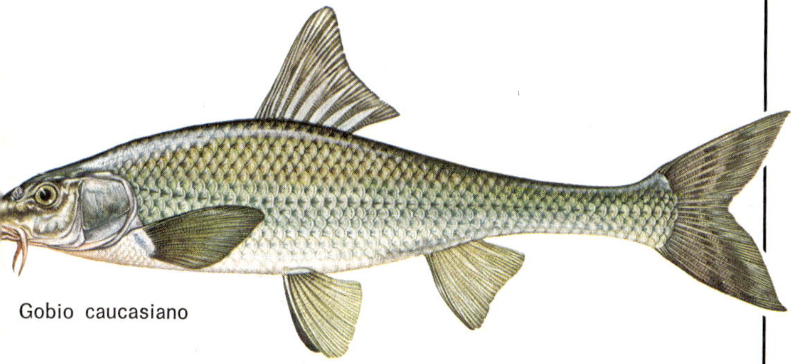

Gobio caucasiano

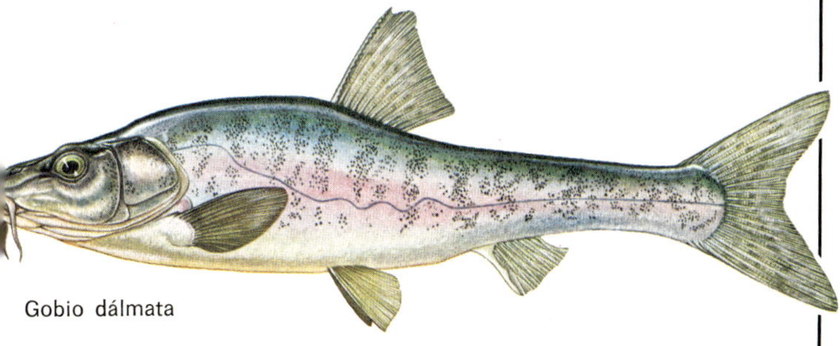

Gobio dálmata

## **Barbo común** *Barbus barbus*

Cat.: *barb;* Vas.: *barbo;* Fr.: *barbeau commun;* It.: *barbo;* Ing.: *barbel;* Al.: *Barbe.*

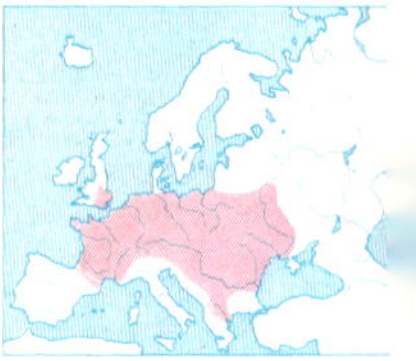

**Tamaño** 25-75 cm; máximo 90 cm; récord inglés de pesca con caña 6,237 kg. **Caracteres distintivos** boca inferior con 4 barbillones sensoriales; 55-65 escamas laterales; último radio no ramificado de la aleta dorsal engrosado posteriormente con numerosos dentículos. **Distribución** se encuentra en los cursos medios de los ríos de Europa central desde Inglaterra oriental hasta el mar Negro. **Reproducción** mayo-julio entre la grava y las piedras del agua corriente. Los huevos (que tienen fama de ser venenosos) hacen eclosión al cabo de 10-15 días y las crías maduran pasados 4-5 años. 3 000-32 000 huevos por hembra. **Alimento** invertebrados (principalmente gusanos, moluscos y larvas de insectos) y algo de materia vegetal cuando son jóvenes; invertebrados y pequeños peces en la fase adulta. **Importancia** de cierta importancia comercial en algunas localidades, donde se pesca con trampas y redes. En varios países importante especie de pesca con caña.

## **Barbo del sudeste de Europa** *Barbus cyclolepis*

Ing.: *Turkish barbel.*

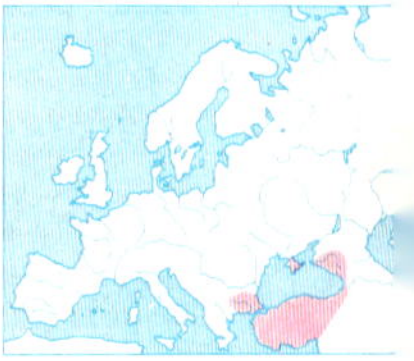

**Tamaño** 20-30 cm; máximo 35 cm. **Caracteres distintivos** boca inferior con 4 barbillones cortos, éstos son iguales, o inferiores, al diámetro del ojo. **Distribución** encontrado únicamente en el agua corriente de algunas cuencas que desembocan en los mares Negro y Egeo (por ejemplo, los ríos Maritza y Struma). **Reproducción** abril-julio, sobre la grava y las piedras del agua corriente. **Alimento** principalmente invertebrados, pero algo de alimento vegetal cuando son jóvenes, y peces y huevos de peces en la etapa adulta. **Importancia** de ninguna importancia local ni deportiva.

## **Barbo macedonio** *Barbus prespensis*

Ing.: *Macedonian barbel.*

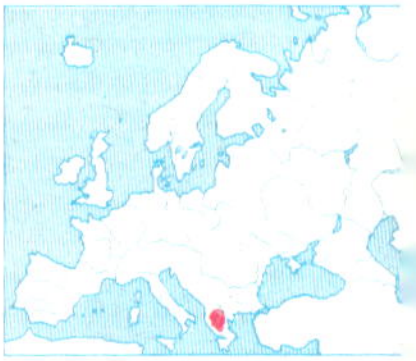

**Tamaño** 20-25 cm; máximo 30 cm. **Caracteres distintivos** 4 barbillones alrededor de la boca inferior; radio dorsal más largo sin dentículos en la parte posterior. **Distribución** se encuentra únicamente en una pequeña región del norte de Grecia. **Reproducción** costumbres reproductoras desconocidas. **Alimento** principalmente invertebrados, sobre todo larvas de insectos. **Importancia** de escasa importancia comercial o deportiva.

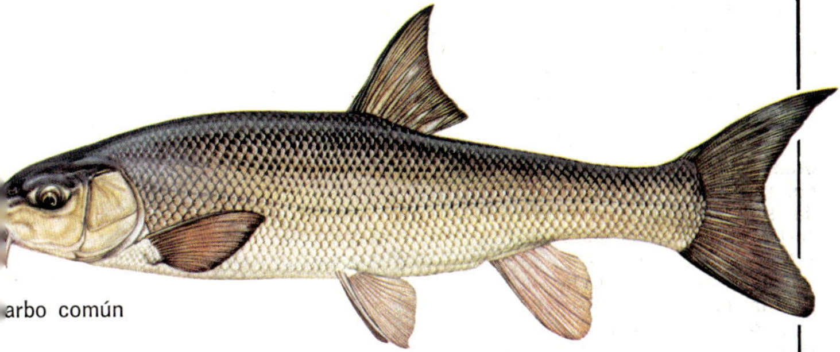

Barbo común

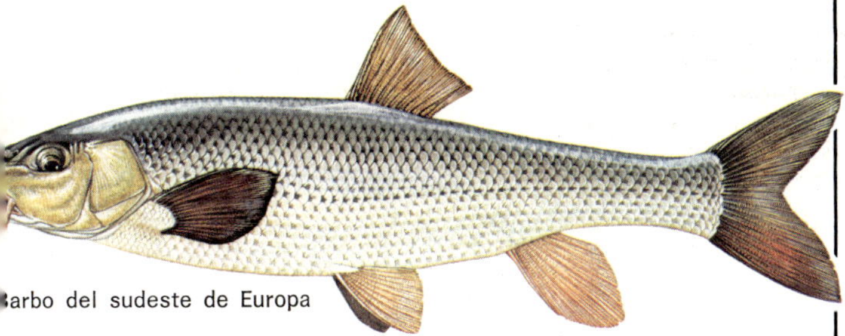

Barbo del sudeste de Europa

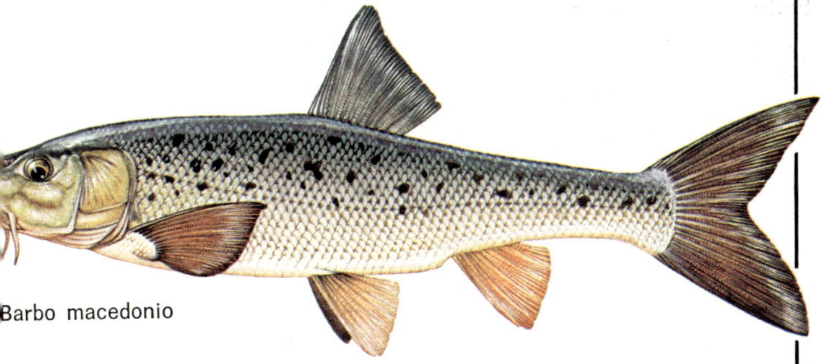

Barbo macedonio

## **Barbo caucasiano** *Barbus ciscaucasicus*

Ing.: *Caucasian barbel.*

**Tamaño** 25-35 cm; máximo 39 cm. **Caracteres distintivos** 4 largos barbillones alrededor de la boca inferior, de una longitud aproximada al triple del diámetro del ojo; 60-71 escamas a lo largo de la línea lateral; cuerpo, sobre todo por encima de la línea lateral, cubierto de numerosas manchas oscuras. **Distribución** se encuentra únicamente en los cursos medio y alto de los ríos que desembocan al oeste del mar Caspio (por ejemplo, el Kuma y el Terek). **Reproducción** mayo-julio, frezando sobre las piedras y la grava, a veces en pequeños afluentes. **Alimento** principalmente invertebrados, sobre todo larvas de insectos. **Importancia** de importancia comercial secundaria, y de ninguna importancia para la pesca con caña.

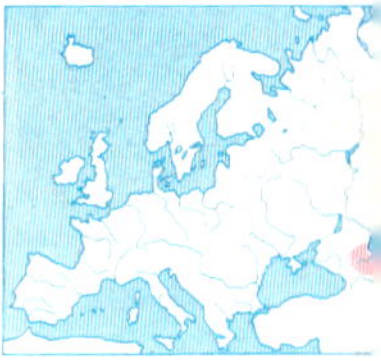

## **Barbo griego** *Barbus graecus*

Ing.: *Greek barbel.*

**Tamaño** 30-40 cm; máximo 45 cm. **Caracteres distintivos** cuerpo sin manchas ni señales oscuras; 4 barbillones alrededor de la boca inferior, cada una de ellas más larga que el diámetro del ojo; menos de 60 escamas a lo largo de la línea lateral. **Distribución** se encuentra únicamente al oeste de Grecia en el río Aspropótamo. **Reproducción** costumbres desconocidas. **Alimento** invertebrados bentónicos, sobre todo larvas de insectos y moluscos. **Importancia** de poca importancia comercial o deportiva.

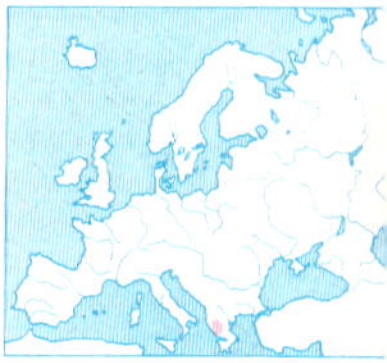

## **Barbo albanés** *Barbus albanicus*

Ing.: *Albanian barbel.*

**Tamaño** 30-40 cm; máximo 45 cm. **Caracteres distintivos** 4 barbillones cortos alrededor de la boca inferior, cada uno de ellos menor de 1/3 del diámetro del ojo; 49-52 escamas a lo largo de la línea lateral; parte inferior del radio dorsal más largo ligeramente dentellado en la parte posterior. **Distribución** encontrado únicamente en la región de Janina en Albania. **Reproducción** costumbres desconocidas. **Alimento** principalmente invertebrados bentónicos, sobre todo larvas de insectos. **Importancia** de escasa importancia comercial o deportiva.

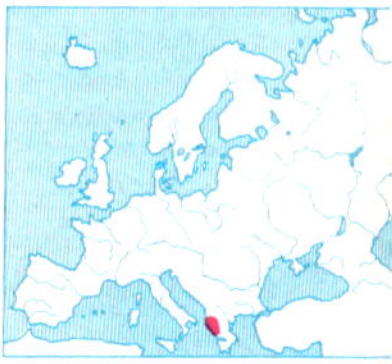

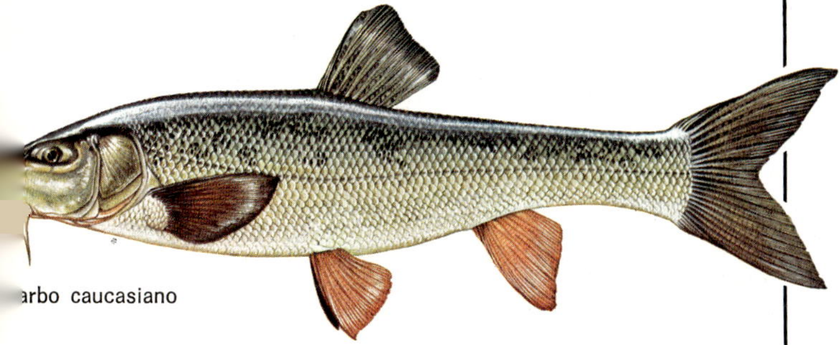

arbo caucasiano

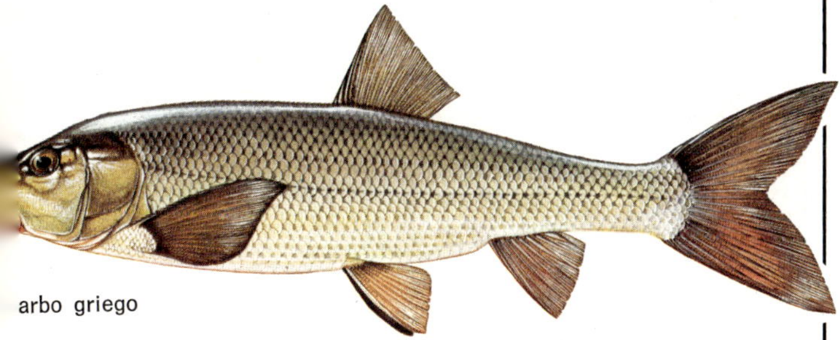

arbo griego

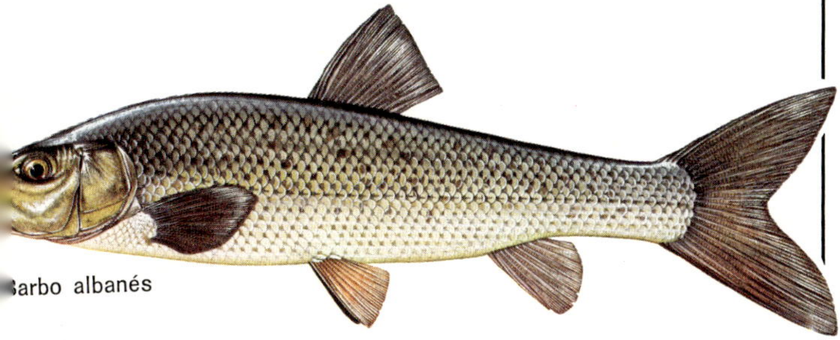

Barbo albanés

**Barbo de montaña** *Barbus meridionalis*

Cat.: *barb de muntanya;* Fr.: *barbeau méditerranéen;* It.: *stornazza;* Ing.: *Mediterranean barbel;* Al.: *Hundsbarbe.*

**Tamaño** 20-30 cm; máximo 40 cm; un ejemplar de 20 cm pesa unos 150 g. **Caracteres distintivos** numerosas grandes manchas oscuras, formando a menudo un mosaico en el dorso y aletas; 48-55 escamas laterales; radio más largo de la aleta dorsal sin aserraduras posteriores. **Distribución** cursos medios de ríos del sudoeste y centro de Europa. **Reproducción** mayo-julio, sobre la grava y las piedras del agua corriente, a veces en zonas de vegetación. **Alimento** principalmente invertebrados bentónicos, aunque también algo de alimento vegetal en la etapa joven y peces en la adulta. **Importancia** comercial local y deportiva.

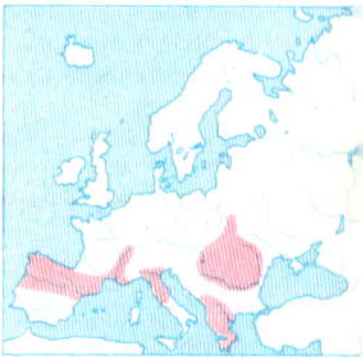

**Barbo de Bulatmai** *Barbus capito*

Ing.: *Bulatmai barbel.*

**Tamaño** 60-90 cm; máximo 105 cm. **Caracteres distintivos** 4 barbillones alrededor de la boca inferior, barbo anterior sin alcanzar nunca el margen del ojo; 58-65 escamas laterales. **Distribución** cursos bajo y medio de los ríos que desembocan en los mares Caspio y Aral; también en el agua salada de esas regiones, emigrando al agua dulce en la estación de freza. **Reproducción** en el agua corriente, madurando las crías al cabo de 6-7 años. **Alimento** invertebrados bentónicos, sobre todo larvas de insectos. También consumen material vegetal y peces. **Importancia** de importancia local, se pescan con trampas y redes en los ríos durante la estación de freza.

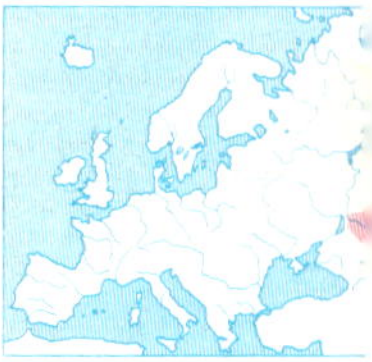

**Barbo del Aral** *Barbus brachycephalus*

Ing.: *Aral barbel.*

**Tamaño** 80-100 cm; máximo 120 cm; peso máximo unos 22,5 kg. **Caracteres distintivos** 4 barbillones alrededor de la parte inferior de la boca que llegan por atrás más allá del margen del ojo; 67-76 escamas laterales. **Distribución** aguas salobres de los mares Aral y Caspio, y en el agua dulce únicamente en los cursos bajos de los ríos de aquella región (por ejemplo el Volga, el Ural), con frecuencia sólo para frezar. **Reproducción** abril-julio, en ríos fácilmente accesibles desde el mar. Hasta 1 259 000 huevos por hembra. **Alimento** invertebrados (principalmente moluscos del mar Aral). **Importancia** de importancia comercial en las regiones del Aral y del Caspio, donde se les pesca con redes y trampas durante la migración de freza.

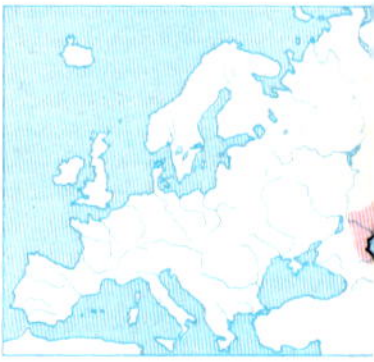

**Comiza** *Barbus comiza*

Fr.: *barbeau ibérique;* Ing.: *Iberian barbel;* Al.: *iberische Barbe.*

**Tamaño** 20-30 cm; máximo 35 cm. **Caracteres distintivos** 2 pares de barbillones en la parte inferior de la boca; radio dorsal más largo rígido con un borde posterior dentado; 49-51 escamas laterales. **Distribución** en algunos ríos del sudoeste de Portugal y España (por ejemplo, el Guadalquivir, el Tajo). **Reproducción** costumbres reproductoras desconocidas. **Alimento** principalmente invertebrados bentónicos, sobre todo larvas de insectos. **Importancia** ni comercial ni deportiva.

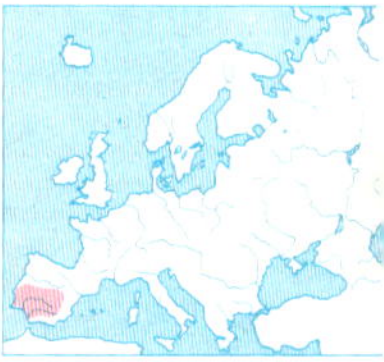

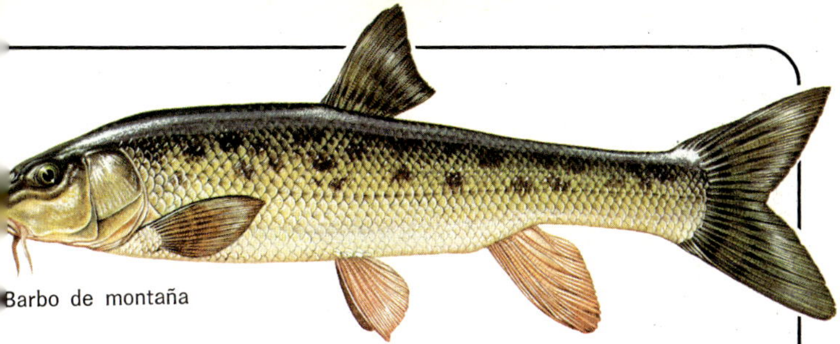

Barbo de montaña

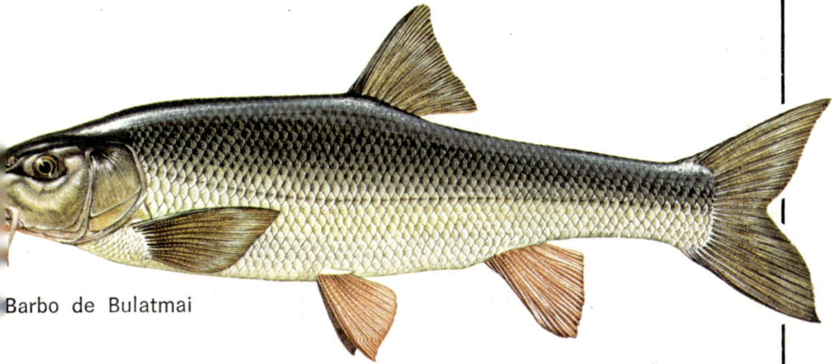

Barbo de Bulatmai

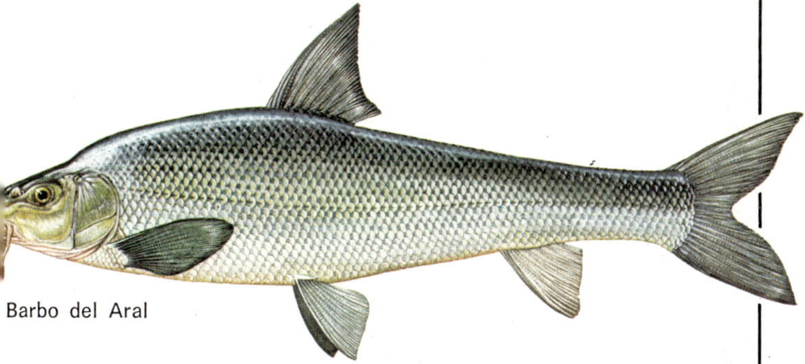

Barbo del Aral

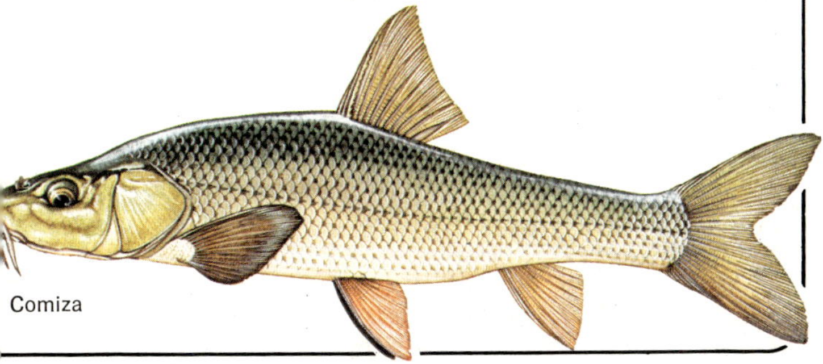

Comiza

## **Alburno** *Alburnus alburnus*

Fr.: *ablette;* It.: *alborella;* Ing.: *bleak;* Al.: *Ukelei, Laube.*

**Tamaño** 12-15 cm; máximo 25 cm; récord inglés de pesca con caña 111 g. **Caracteres distintivos** cuerpo delgado; base de la aleta anal más larga que la de la aleta dorsal; más de 17 radios en la aleta anal. **Distribución** encontrado en ríos de curso lento y en lagos por la mayor parte de Europa desde el este de Francia hasta el mar Caspio. **Reproducción** mayo-julio, entre las piedras y la grava del agua poco profunda. Los huevos hacen eclosión al cabo de 5-10 días y las crías maduran pasados 2-3 años. 5000-6500 huevos por hembra. Alimento invertebrados, sobre todo crustáceos e insectos (larvas y adultos). **Importancia** sólo resulta comercialmente importante en ciertas regiones, puede utilizarse para alimento animal y para producir un material utilizado para revestir las perlas artificiales; esto se manufactura a partir de las escamas de los peces. De cierta importancia deportiva.

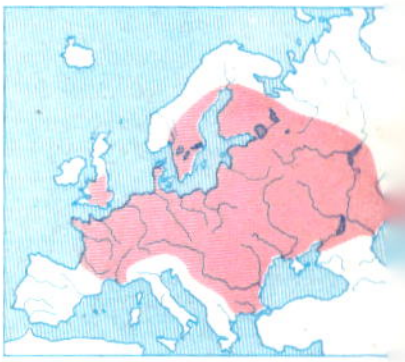

## **Alburno italiano** *Alburnus albidus*

Fr.: *ablette italienne;* It.: *alborella;* Ing.: *white bleak;* Al.: *Alborella.*

**Tamaño** 10-15 cm; máximo 20 cm. **Caracteres distintivos** cuerpo delgado, anchura máxima del doble de la del pedúnculo caudal; 13-18 radios en la aleta anal. **Distribución** encontrado únicamente en las aguas del oeste de Yugoslavia y al norte y sur de Italia. **Reproducción** costumbres reproductoras no bien conocidas. **Alimento** invertebrados, sobre todo gusanos, crustáceos, larvas e insectos adultos. **Importancia** de escasa importancia comercial o deportiva.

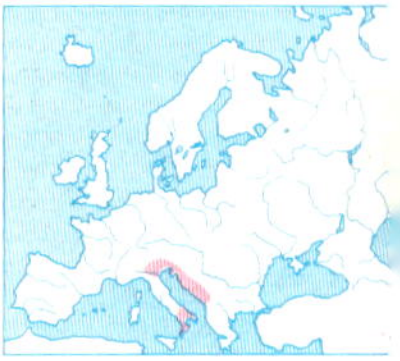

## **Alburno caucasiano** *Alburnus charusini*

Ing.: *Caucasian bleak.*

**Tamaño** 8-10 cm; máximo 12 cm. **Caracteres distintivos** anchura máxima del cuerpo equivalente al triple de la del pedúnculo caudal. 41-47 escamas a lo largo de la línea lateral. **Distribución** se encuentra en lagos y ríos de curso lento de varias cuencas fluviales (por ejemplo el Kuma y el Terek) en Transcaucasia, entre los mares Negro y Caspio. **Reproducción** se saben pocos detalles sobre las costumbres reproductoras de esta especie. **Alimento** invertebrados, principalmente crustáceos, larvas e insectos adultos. **Importancia** de ninguna significación comercial ni deportiva.

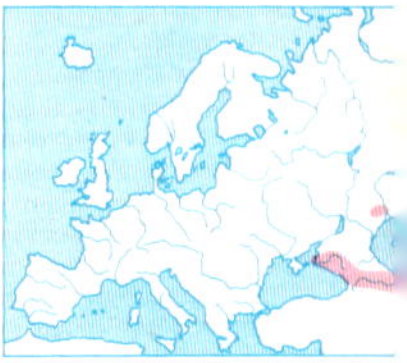

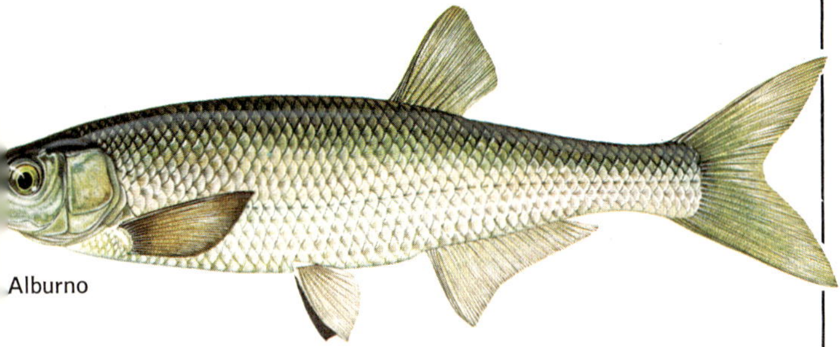

Alburno

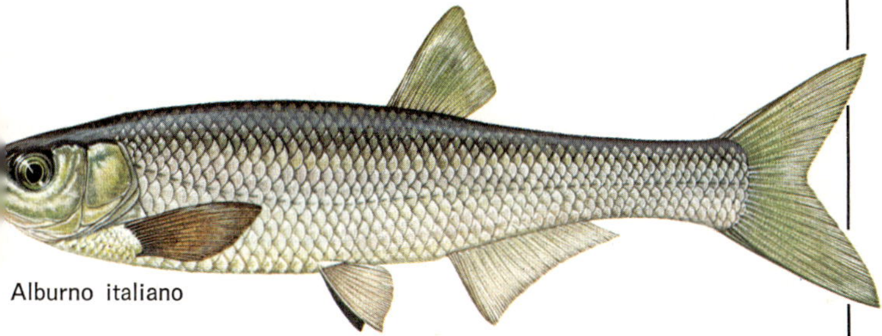

Alburno italiano

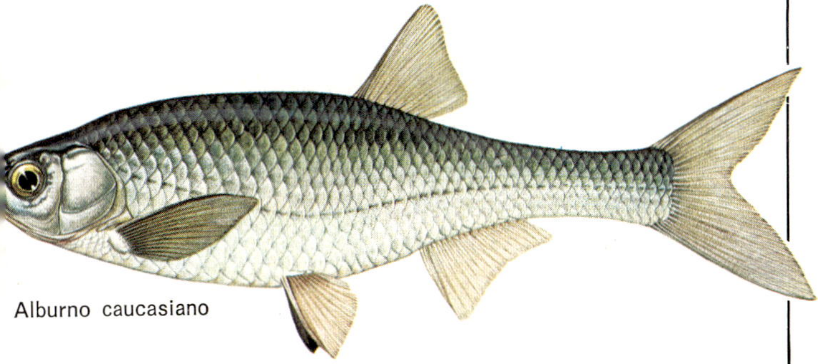

Alburno caucasiano

## Alburno del Danubio
*Chalcalburnus chalcoides*

Fr.: *ablette du Danube;* Ing.: *shemaya;* Al.: *Schemaja.*

**Tamaño** 15-30 cm; máximo 40 cm. **Caracteres distintivos** cuerpo delgado y alargado con 57-70 escamas a lo largo de la línea lateral; abdomen reducido lateralmente a una quilla, que carece de escamas en la parte posterior. **Distribución** encontrado en la mayor parte de las cuencas fluviales que desembocan en el mar Negro y en la mitad occidental del mar Caspio. Se presenta también en el agua salada de estas regiones, pero emigra al agua dulce para reproducirse. **Reproducción** mayo-julio, frezando sobre la grava y las piedras del agua dulce poco profunda. 15 500-23 500 huevos por hembra. **Alimento** invertebrados, sobre todo gusanos, moluscos, crustáceos y larvas de insectos. **Importancia** de cierta importancia comercial en la región del Caspio, donde se le pesca en grandes cantidades con redes durante la migración de freza.

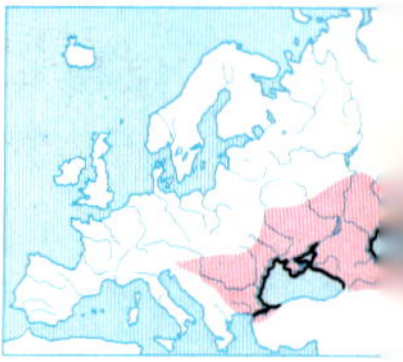

## Alburno bimaculado *Alburnoides bipunctatus*

Fr.: *spirlin;* Ing.: *schneider, stream bleak;* Al.: *Schneider.*

**Tamaño** 10-12 cm; máximo 16 cm. **Caracteres distintivos** dientes faríngeos uniformes; branquispinas branquiales cortas y muy apartadas; 44-51 escamas a lo largo de la línea lateral. **Distribución** se encuentra en arroyos, en ríos y de vez en cuando en lagos de regiones de Europa desde el oeste de Francia hacia el este y hasta más allá del mar Caspio. **Reproducción** mayo-julio, frezando sobre la grava y las piedrecitas del agua corriente. **Alimento** invertebrados, principalmente larvas e insectos adultos. **Importancia** de ninguna importancia comercial, pero utilizado de vez en cuando como especie de cebo o criado en acuarios.

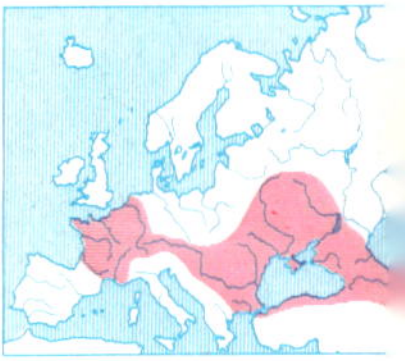

## Brema blanca *Blicca bjoerkna*

Cat.: *brema blanca;* Fr.: *brème bordelière;* Ing.: *white bream;* Al.: *Güster, Blicke.*

**Tamaño** 20-30 cm; máximo 35 cm; peso máximo 1,25 kg. **Caracteres distintivos** cuerpo ancho y fuertemente comprimido; 40-45 escamas a lo largo de la línea lateral; aleta anal con 19-24 radios ramificados. **Distribución** se encuentra en ríos de curso lento y en lagos de la mayor parte de Europa central y septentrional desde el este de Inglaterra hasta el mar Caspio. **Reproducción** mayo-julio, frezando entre las plantas del agua poco profunda. Las crías maduran pasados 3-5 años y pueden vivir hasta 10 años. 11 000-82 000 huevos por hembra. **Alimento** invertebrados, sobre todo gusanos, moluscos y larvas de insectos. **Importancia** de cierta importancia local comercialmente (pescado con redes y trampas) y también como especie deportiva.

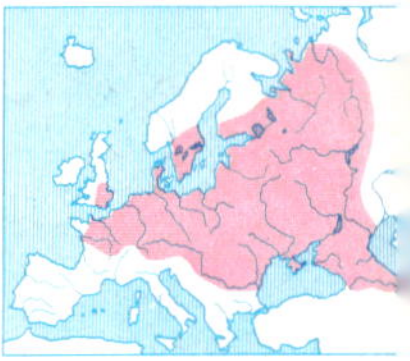

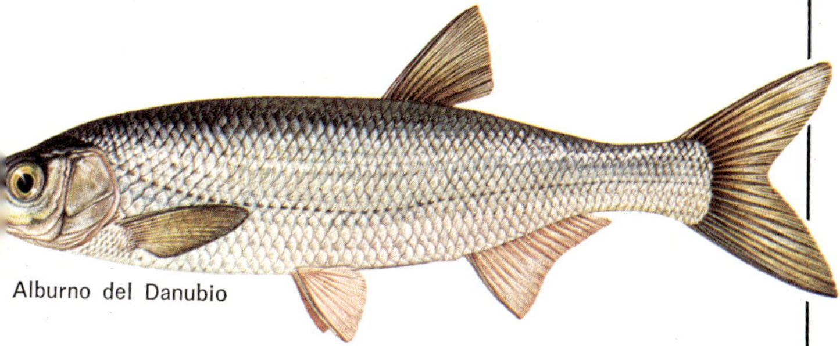

Alburno del Danubio

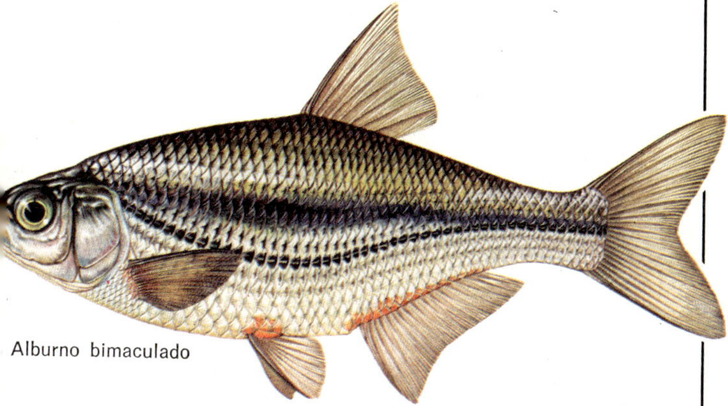

Alburno bimaculado

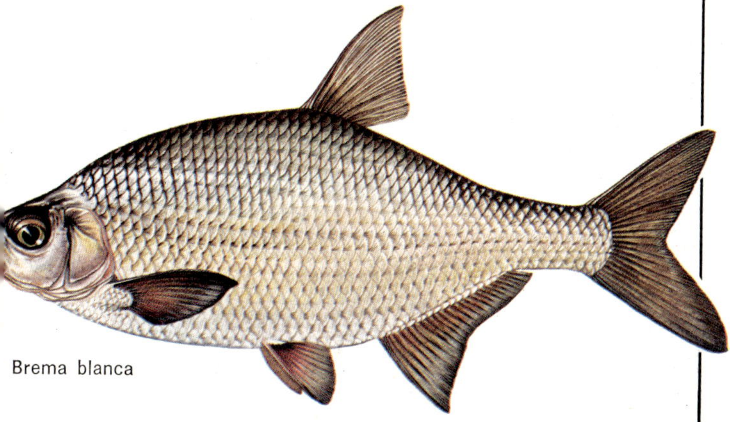

Brema blanca

## Brema común *Abramis brama*

Cat.: *brema;* Fr.: *brème;* Ing.: *bream;* Al.: *Blei, Brachsen.*

**Tamaño** 30-50 cm; máximo 80 cm; récord inglés de pesca con caña 5,840 kg. **Caracteres distintivos** cuerpo muy ancho y comprimido lateralmente; 51-60 escamas a lo largo de la línea lateral; menos de 30 radios ramificados en la aleta anal. **Distribución** se encuentra en ríos de curso lento y lagos de la mayor parte de Europa desde Irlanda hasta el mar Aral. También aparece en el agua de los estuarios y en el agua salobre de algunas regiones (por ejemplo, el golfo de Finlandia). **Reproducción** mayo-julio, frezando entre las hierbas del agua poco profunda. Los huevos hacen eclosión al cabo de 5-10 días y las crías maduran pasados 3-5 años. 104 000-587 000 huevos por hembra. **Alimento** invertebrados bentónicos, sobre todo gusanos, moluscos y larvas de insectos. **Importancia** de considerable importancia comercial en Europa central donde se le pesca en grandes cantidades con redes y trampas. Es también importante como especie deportiva en muchos países.

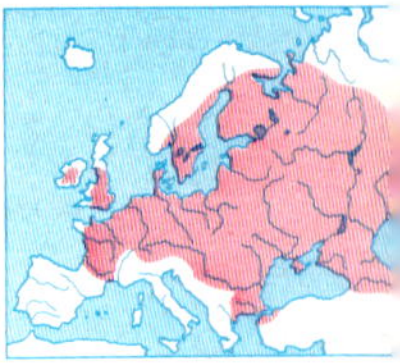

## Brema del Danubio *Abramis sapa*

Cat.: *brema del Danubi;* Fr.: *brème du Danube;* Ing.: *whiteye bream;* Al.: *Zobel.*

**Tamaño** 15-25 cm; máximo 39 cm; peso máximo 800 g. **Caracteres distintivos** ancho, cuerpo comprimido lateralmente con 49-52 escamas a lo largo de la línea lateral; boca subterminal; aleta anal con 41-48 radios. **Distribución** se encuentra en ríos de curso lento, en algunos lagos y en el agua salobre de varias cuencas fluviales (por ejemplo, del Danubio y del Volga) que desembocan al norte de los mares Negro y Caspio. Las poblaciones marinas emigran al agua dulce para frezar. **Reproducción** abril-mayo entre las hierbas del agua corriente. Las crías maduran pasados 3-4 años y pueden llegar a sobrepasar los 8 años. 8 000-150 000 huevos por hembra. **Alimento** invertebrados bentónicos, principalmente moluscos, crustáceos y larvas de insectos. **Importancia** de cierta importancia comercial regional en pesquerías de redes y también apreciado como pez deportivo.

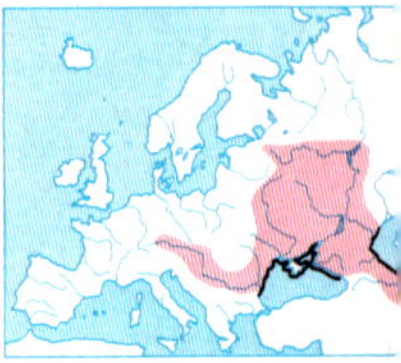

## Ballerus *Abramis ballerus*

Fr.: *zope;* Ing.: *blue bream;* Al.: *Zope.*

**Tamaño** 20-30 cm; máximo 45 cm; los ejemplares con una longitud media de 18 cm pesan unos 92 g. **Caracteres distintivos** ancho, cuerpo comprimido lateralmente con 66-73 escamas bastante pequeñas a lo largo de la línea lateral; aleta anal con 39-46 radios. **Distribución** encontrado en ríos de curso lento y en lagos de las regiones de tierras bajas de Europa central y oriental cuyas cuencas desembocan en los mares Báltico, Negro y Caspio, en cuyas aguas salobres también aparece. **Reproducción** abril-junio entre las plantas acuáticas poco profundas. 4 200-25 400 huevos por hembra. **Alimento** invertebrados, sobre todo crustáceos planctónicos. **Importancia** de poca importancia comercial o deportiva.

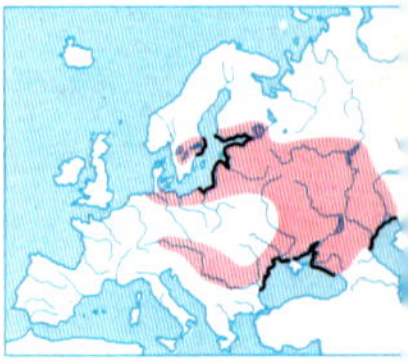

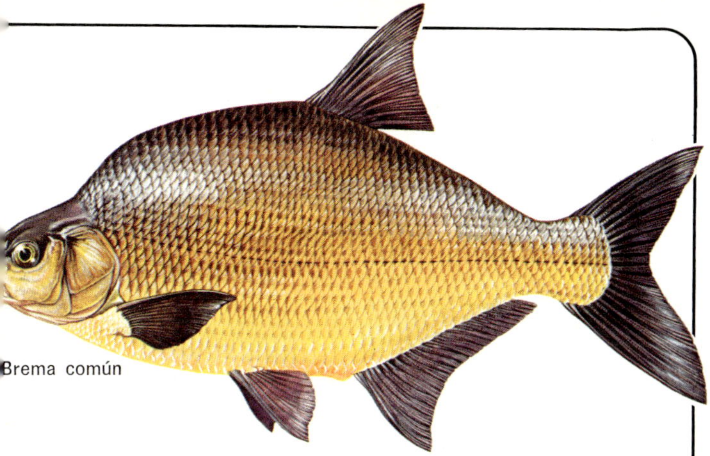

Brema común

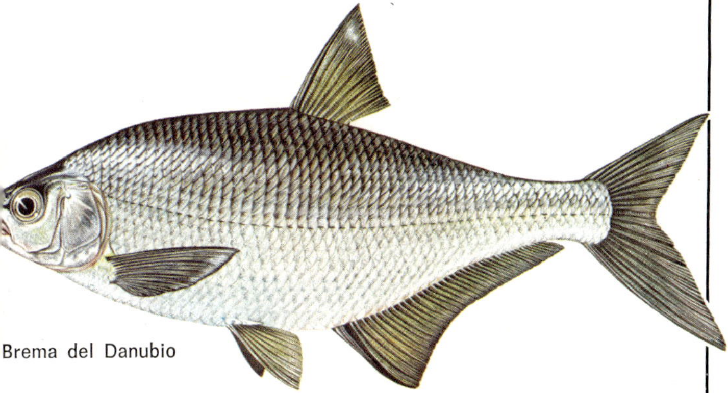

Brema del Danubio

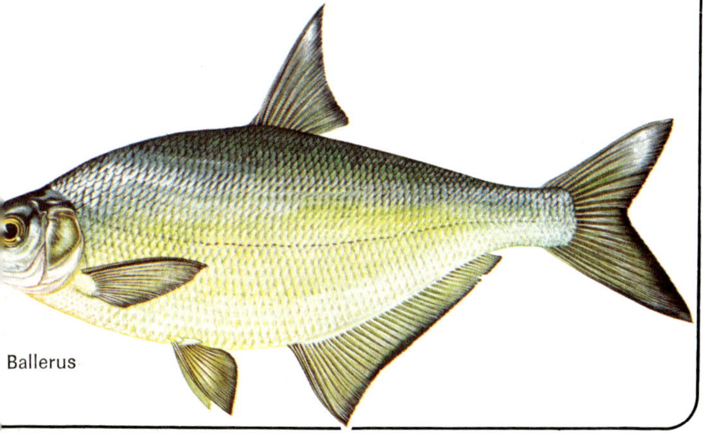

Ballerus

## **Vimba** *Vimba vimba*

Cat.: *vimba;* Fr.: *zhärte;* Ing.: *vimba;* Al.: *Zährte, Russnase.*

**Tamaño** 20-30 cm; máximo 50 cm; los ejemplares de una longitud media de 30 cm pesan unos 490 g. **Caracteres distintivos** pez robusto, comprimido lateralmente con 53-61 escamas a lo largo de la línea lateral; quilla abdominal sin escamas antes del ano, y quilla escamada detrás de la aleta dorsal. **Distribución** se encuentra en los cursos bajos de ríos y algunos lagos y cuencas relacionadas con los mares Báltico, Negro y Caspio, en cuyas aguas también aparece. **Reproducción** mayo-julio, frezando entre las hierbas y piedras del agua corriente poco profunda. Los huevos hacen eclosión al cabo de 5-10 días y las crías maduran pasados 3-4 años. 27 000-115 500 huevos por hembra. **Alimento** invertebrados bentónicos, sobre todo gusanos, moluscos y larvas de insectos. **Importancia** de considerable importancia comercial y pescado en grandes cantidades con redes y trampas.

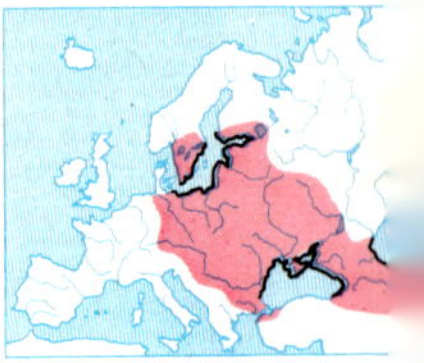

## **Peleco** *Pelecus cultratus*

Fr.: *rasoir;* Ing.: *chekhon;* Al.: *Ziege, Sichling.*

**Tamaño** 30-50 cm; máximo 60 cm; peso máximo 3,5 kg. **Caracteres distintivos** cuerpo alargado pero fuertemente comprimido lateralmente; línea lateral ondulada a lo largo de los flancos; escamas pequeñas, 90-115 a lo largo de la línea lateral; quilla bien desarrollada a lo largo del abdomen. **Distribución** se encuentra en Europa central y oriental, en las cuencas de los mares Báltico y norte del Negro, Caspio y Aral, presentándose principalmente en los cursos bajos y estuarios de grandes ríos. **Reproducción** mayo-julio, frezando tanto en el agua dulce como en el agua salobre. Los huevos hacen eclosión al cabo de 3-4 días y las crías maduran a los 3-4 años, viviendo hasta 9 años. 10 000-58 000 huevos por hembra. **Alimento** en la etapa joven, invertebrados, sobre todo crustáceos, larvas e insectos. En la etapa adulta, invertebrados mayores y pequeños peces (por ejemplo, arenques y góbidos). **Importancia** de considerable importancia comercial en varias regiones del sudeste de Europa; pescado en gran parte con redes y trampas. Al igual que el alburno, sus escamas se utilizan en algunos lugares para revestir las perlas artificiales.

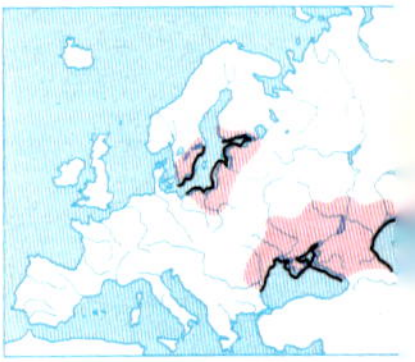

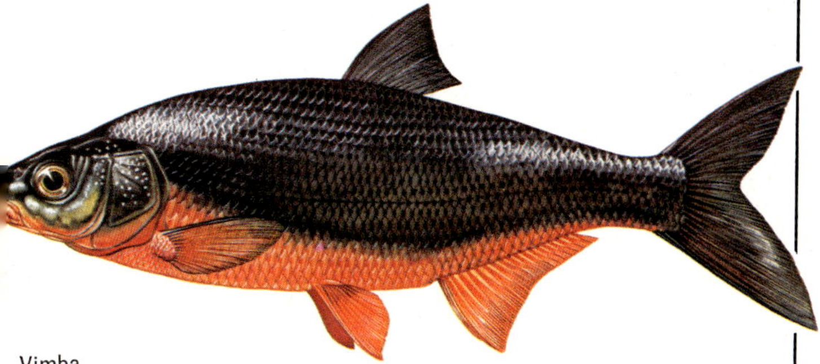

Vimba
con los colores de reproducción
♂

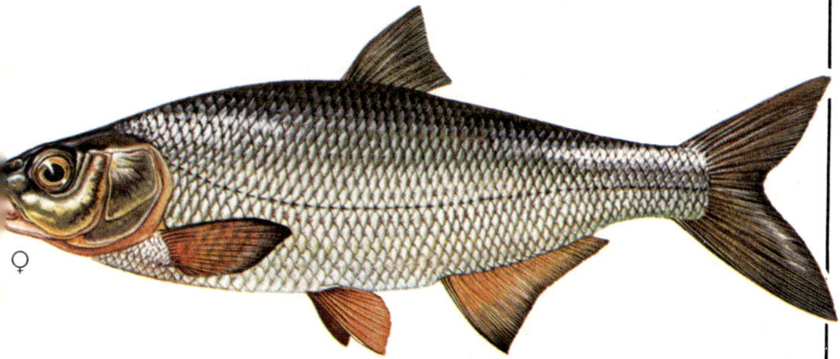

♀

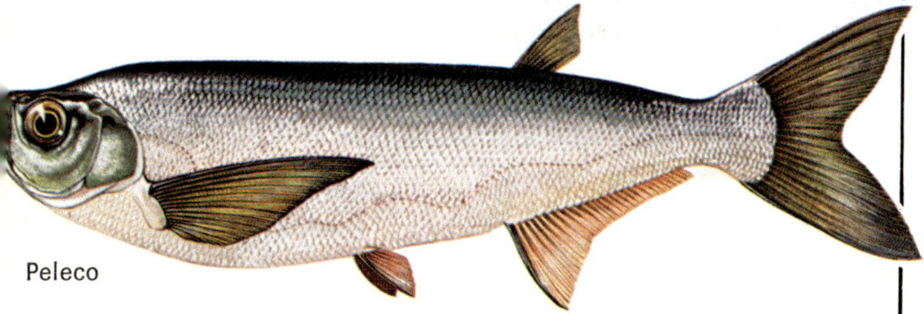

Peleco

## Ródeo *Rhodeus sericeus*

Fr.: *bouvière;* Ing.: *bitterling;* Al.: *Bitterling.*

**Tamaño** 5-8 cm; máximo 10 cm. **Caracteres distintivos** cuerpo ancho y comprimido lateralmente; escamas grandes, 32-40 lateralmente; línea lateral incompleta; la hembra lleva un largo oviscapto. **Distribución** encontrado en ríos fértiles de curso lento y en lagos también fértiles por la mayor parte de Europa central desde Francia hasta el mar Caspio. Introducido con éxito en algunos países, tales como Inglaterra. **Reproducción** abril-junio, formando parejas y depositando los huevos en la cavidad del manto de los grandes mejillones de agua dulce, por medio del alargado oviscapto. Los huevos hacen eclosión al cabo de 15-20 días y las crías abandonan el mejillón al cabo de unos días. Las crías maduran pasados 2-3 años y pueden llegar a vivir hasta 5 o más años. 40-100 huevos por hembra. **Alimento** comen tanto plantas (principalmente algas filamentosas y otras algas fijas), como invertebrados (sobre todo larvas de insectos y pequeños crustáceos). **Importancia** de escasa importancia comercial, pero utilizado a menudo como pez de cebo y muy corrientemente criado en acuarios.

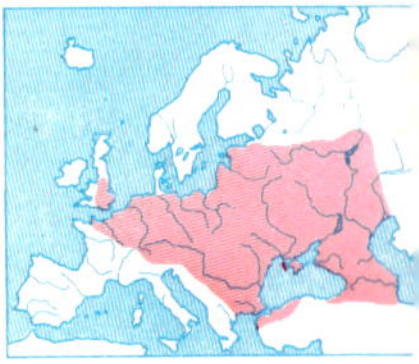

## Carpín *Carassius carassius*

Cat.: *carpí;* Fr.: *carassin;* It.: *carassio;* Ing.: *crucian carp;* Al.: *Karausche.*

**Tamaño** 20-25 cm; máximo 50 cm; peso máximo 5 kg; récord inglés de pesca con caña, 2,253 kg. **Caracteres distintivos** cuerpo en general ancho y comprimido lateralmente; 31-36 escamas a lo largo de la línea lateral; aleta dorsal convexa, primer radio flojo y débilmente aserrado. **Distribución** se encuentra en estanques, lagos y ríos de curso lento por toda Europa oriental y central y muchas regiones del oeste. No es indígena de muchas de estas zonas, pero ha sido introducido en ellas con éxito. **Reproducción** mayo-junio, frezando en agua no muy profunda en lo más espeso de las plantas acuáticas. Los huevos hacen eclosión a los 5-8 días y las crías maduran al cabo de 3-4 años. 137 000-244 000 huevos por hembra. **Alimento** invertebrados y vegetales moradores del fondo. **Importancia** de importancia comercial limitada (principalmente en los criaderos de peces), pero útil como especie deportiva en algunos países.

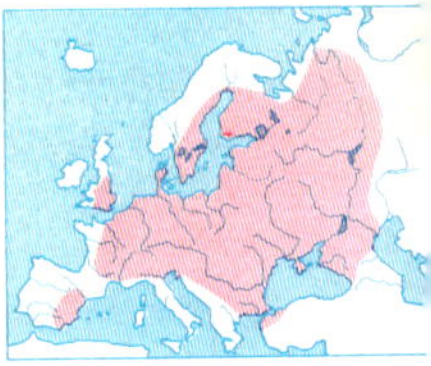

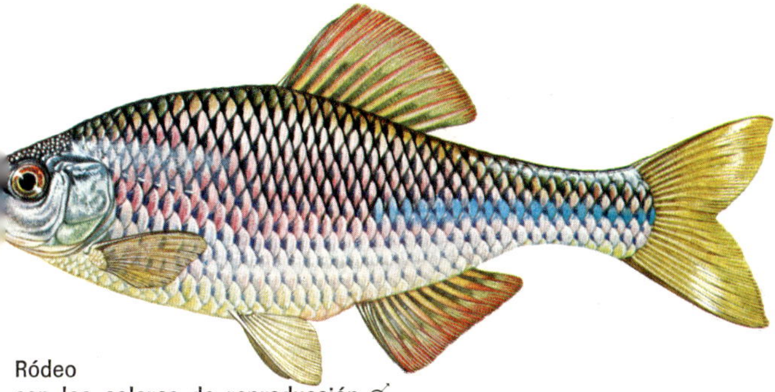

Ródeo
con los colores de reproducción ♂

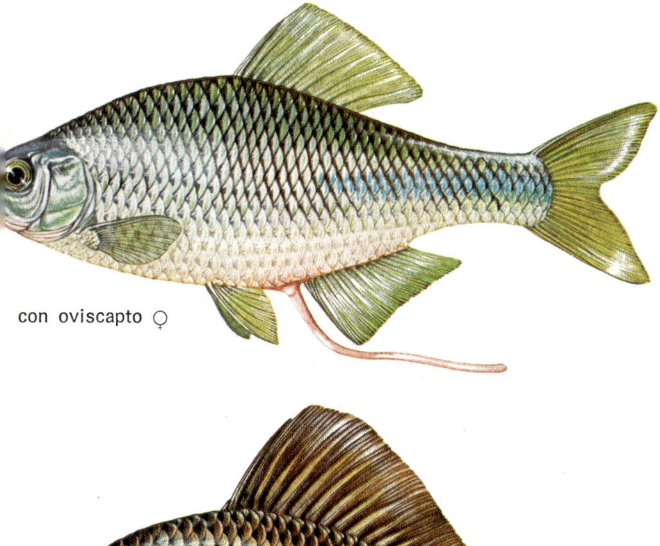

con oviscapto ♀

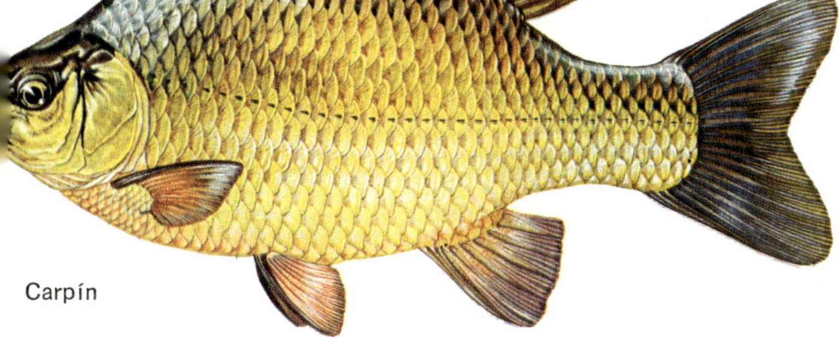

Carpín

## Carpín dorado, Pez rojo *Carassius auratus*

Cat.: *peix vermell;* Vas.: *urre-arrai;* Fr.: *poisson rouge;* It.: *pesce dorato della China;* Ing.: *goldfisch;* Al.: *Giebel, Silberkarausche.*

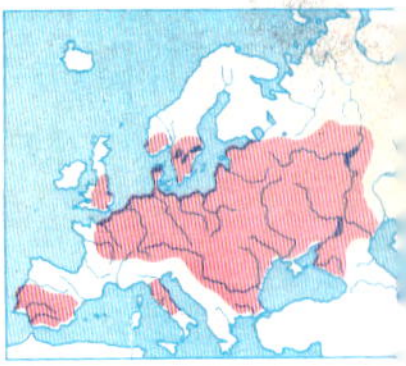

**Tamaño** 15-35 cm; máximo 45 cm; peso máximo unos 3 kg. **Caracteres distintivos** cuerpo de anchura moderada y comprimido lateralmente; 27-31 escamas a lo largo de la línea lateral; aleta dorsal cóncava, primer radio rígido y toscamente dentado. **Distribución** oriundo del este de Asia, este pez se encuentra actualmente en estanques, lagos y ríos de curso lento fértiles de muchos lugares de Europa, en donde ha sido introducido. **Reproducción** mayo-junio, frezando entre la espesura de las hierbas acuáticas poco profundas. Los huevos hacen eclosión al cabo de 5-8 días y las crías maduran a los 2-4 años. Pueden vivir hasta 20 años o más. 160 000-383 000 huevos por hembra. **Alimento** invertebrados y materia vegetal. **Importancia** de bastante importancia comercial ya que la variedad dorada es uno de los peces más populares de los acuarios, cultivándose con este fin grandes cantidades de ellos en criaderos. De poca importancia deportiva aunque puede ser utilizado como especie de cebo.

## Carpa *Cyprinus carpio*

Cat.: *carpa;* Vas.: *karpa;* Fr.: *carpe;* It.: *carpa;* Ing.: *carp;* Al.: *Karpfen.*

**Tamaño** 25-75 cm; máximo 1,02 m; récord inglés de pesca con caña 19,957 kg. **Caracteres distintivos** cuerpo cubierto de grandes escamas; 33-40 escamas a lo largo de la línea lateral; labio superior con 2 largos barbillones y 2 barbillones cortos. **Distribución** oriundo de Europa y Asia oriental, este pez ha sido introducido con éxito en otros muchos países donde se ha establecido definitivamente. Se encuentra en estanques, lagos y ríos de curso lento y fértiles. **Reproducción** junio-julio, frezando entre la densa hierba del agua poco profunda. Los huevos hacen eclosión al cabo de 3-6 días y las crías maduran pasados 3-5 años. 93 000-1 664 000 huevos por hembra. **Alimento** invertebrados y materia vegetal de los fondos acuáticos. **Importancia** de considerable importancia comercial en muchos países, especialmente en Europa central, donde existen centenares de criaderos de peces dedicados a esta especie. También de notable importancia como pez deportivo (véase fig. 6). Las variedades dorada y de color son populares peces de estanques.

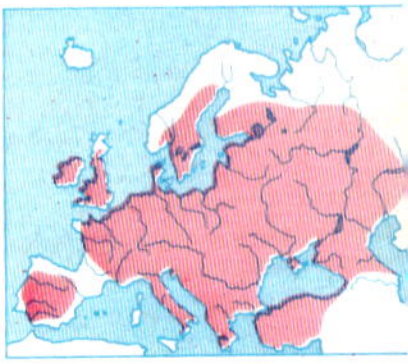

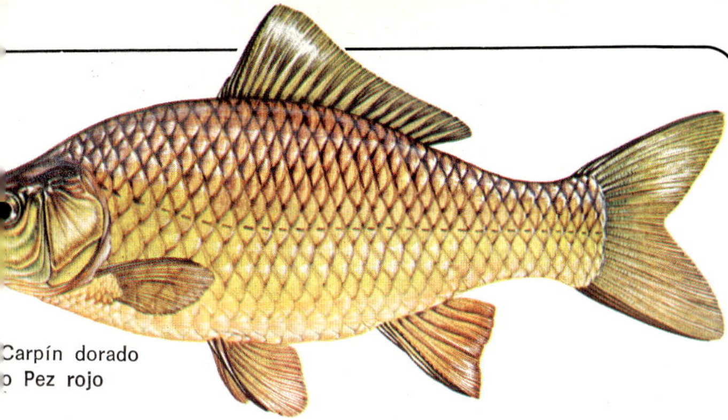

Carpín dorado
o Pez rojo

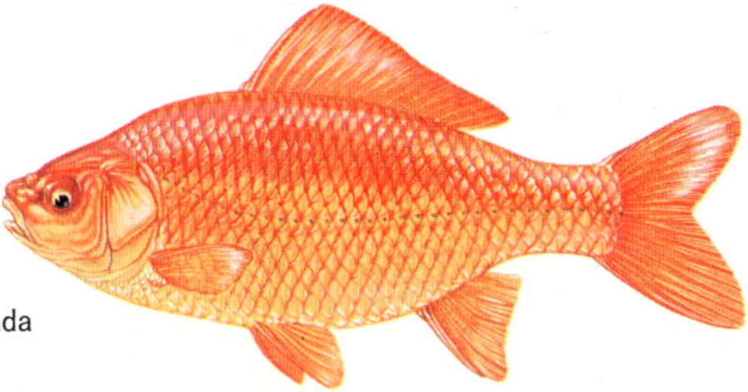

variedad dorada

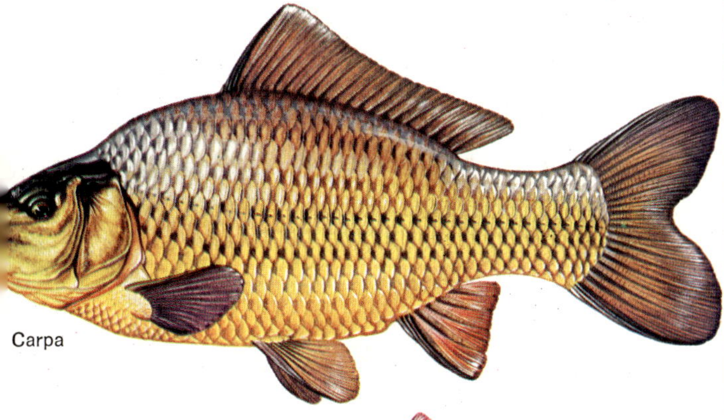

Carpa

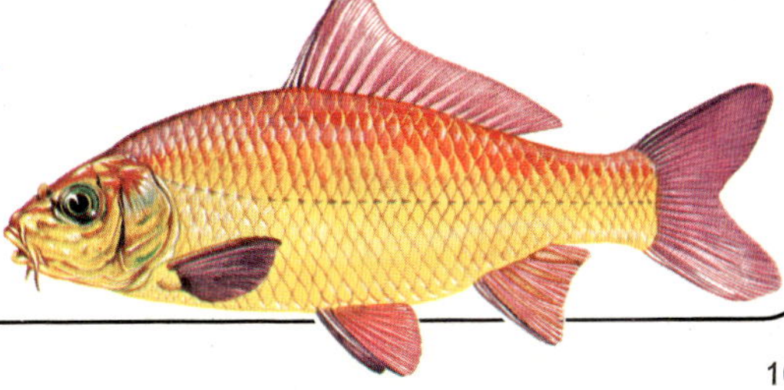

variedad dorada

## Familia COBÍTIDOS

Los Cobítidos o lochas son peces de agua dulce, habitantes del fondo, que se encuentran únicamente en Europa y Asia. Se presentan en estanques, lagos y aguas corrientes de muchas clases. Existen muchos géneros y especies, especialmente en el sur de Asia.

El cuerpo es característicamente muy alargado, y en general cilíndrico o sólo ligeramente comprimido lateralmente. Las escamas pueden faltar, pero donde las hay normalmente son muy pequeñas e hincadas dentro de la piel. Los ojos son pequeños y generalmente en posición bastante dorsal, mientras que la boca es inferior con labios carnosos, y circundada por 6 a 12 barbillones sensoriales. Los Cobítidos están relacionados con los Ciprínidos, y poseen dientes faríngeos para triturar el alimento. En algunos géneros, la cabeza es poco común por cuanto la parte anterior articula con el resto. Existe una sola aleta dorsal, y todas las aletas están medianamente desarrolladas.

Muchos miembros de esta familia son capaces de suplir las insuficientes provisiones de oxígeno del agua estancada nadando a la superficie y tragando aire. El oxígeno es absorbido de esta forma en el intestino, sobre todo en la región posterior, y el resto es eliminado a través del ano. Algunas de las especies que pueden respirar de esta forma (y que probablemente deben guardar cantidades de aire dentro de ellos) son sensibles a los cambios de presión barométrica y se vuelven muy activos en un descenso rápido de la presión atmosférica que precede a las tormentas.

La mayoría de las especies son de costumbres nocturnas, permaneciendo escondidas durante la luz del día debajo de las piedras, entre las hierbas o enterradas en la arena o en la grava. La mayoría de ellos se alimentan de invertebrados bentónicos, pero algunos están adaptados para pacer algas y diversos animales microscópicos.

En total existen 12 especies de ellos en las aguas de Europa.

## Clave para los Cobítidos de Europa

**1** 6 u 8 barbillones **2**

10 barbillones (4 en la mandíbula inferior) *Misgurnus fossilis*

**2** Ninguna púa en la cavidad situada debajo del ojo; cabeza no comprimida lateralmente **3**

Púa en la cavidad situada debajo del ojo; cabeza comprimida lateralmente **5**

**3** Aleta caudal truncada *Noemacheilus barbatulus*

Aleta caudal ligeramente cortada en el borde **4**

**4** Anchura mínima del cuerpo inferior a la mitad de la longitud del pedúnculo caudal; ningún proceso dentiforme en la mandíbula superior *Noemacheilus merga*

Anchura mínima del cuerpo superior a la mitad de la longitud del pedúnculo caudal; en general proceso dentiforme presente en la mandíbula superior *Noemacheilus angorae*

**5** Diseño de color en los flancos con inclusión de una o más hileras visibles de manchas longitudinales **6**

Diseño de color en los flancos moteados sin ninguna hilera visible de manchas **9**

**6** Ninguna línea oscura visible uniendo las manchas de la hilera lateral **7**

Línea oscura visible uniendo las manchas de la hilera lateral **8**

**7** Aleta caudal con 14 radios ramificados; las motas que están por encima de la hilera lateral principal también tienden a formar una hilera visible *Cobitis taenia*

Aleta caudal con menos de 14 radios ramificados; motas por encima de la hilera lateral principal sin formar una hilera visible *Cobitis aurata*

**8** Manchado relativamente claro; región por encima de la hilera de manchas lateral formando una banda en su mayor parte clara *Cobitis romanica*

Manchado relativamente oscuro; muchas pequeñas manchas en la región situada por encima de la hilera lateral *Cobitis elongata*

**9** Colorido del cuerpo principalmente en forma de grandes manchas **10**

Colorido del cuerpo principalmente en forma de pequeñas manchas oscuras **11**

**Fig. 34** Vistas ventrales de la cabeza y de la boca.

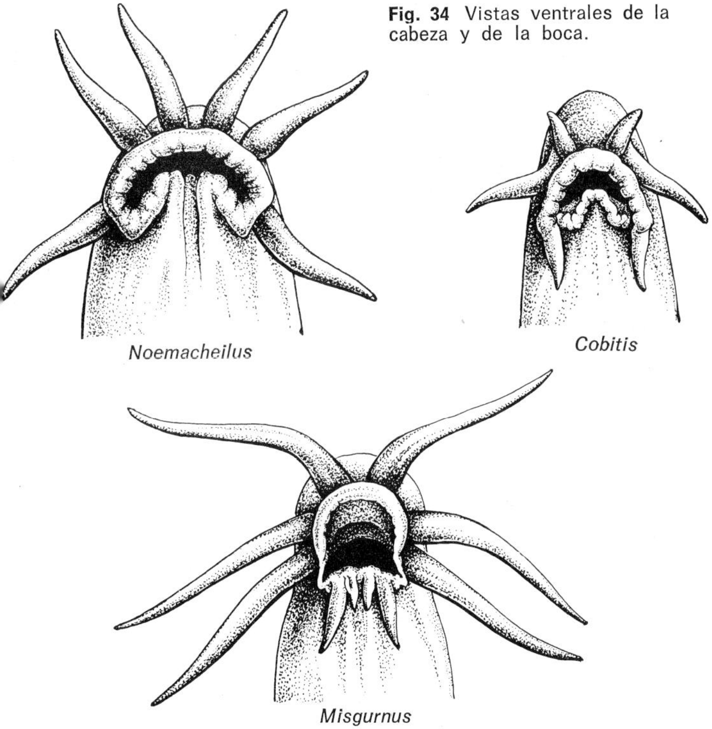


**10** Triángulo oscuro formado por dos bandas en forma de cabestro delante de los ojos; ninguna mancha alargada patente delante de la aleta dorsal *Cobitis larvata*

Ningún triángulo oscuro delante de los ojos; dos manchas alargadas delante de la aleta dorsal. *Cobitis conspersa*

**11** Flancos del cuerpo en su mayor parte con pequeñas motas; púa suborbital rígida, siendo sus ramas parecidas en longitud *Cobitis caucasica*

Raya oscura patente recorriendo lateralmente el cuerpo; las ramificaciones de la púa suborbital difieren mucho en longitud *Cobitis caspia*

## Locha de roca *Noemacheilus barbatulus*

Fr.: *loche franche;* It.: *cobite barbatella;* Ing.: *stone loach;* Al.: *Schmerle, Bartgrundel.*

**Tamaño** 8-12 cm; máximo 18 cm. **Caracteres distintivos** 6 barbillones alrededor de la boca pero ninguna púa debajo del ojo; cabeza redondeada; aleta caudal truncada. **Distribución** se encuentra en arroyos, ríos y algunos lagos de toda Europa salvo los extremos septentrional y meridional. **Reproducción** abril-mayo, entre las piedras y las hierbas del agua corriente. Las crías maduran pasados 2-3 años y pueden vivir hasta 8 años. 500 000-800 000 huevos por hembra. **Alimento** invertebrados bentónicos, sobre todo larvas de insectos de varias clases. **Importancia** consumido de vez en cuando, pero en realidad de ninguna utilidad comercial. Utilizado a veces en la pesca deportiva como cebo.

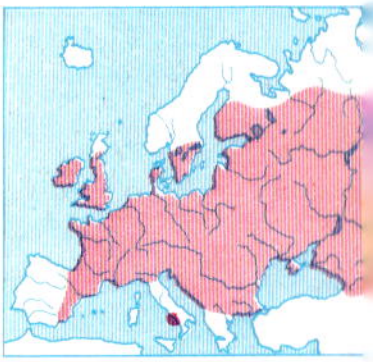

## Locha de Ankara *Noemacheilus angorae*

Ing.: *Angora loach.*

**Tamaño** 6-8 cm; máximo 9 cm. **Caracteres distintivos** 6 barbillones alrededor de la boca; ninguna púa debajo del ojo; cabeza redondeada; aleta caudal ligeramente cortada en el borde; cuerpo delgado, anchura mínima superior a la longitud media del pedúnculo caudal. **Distribución** se encuentra en ríos, arroyos y algunos lagos de ciertas cuencas que desembocan en los mares Negro y Egeo, por ejemplo el Kamer y el Coruh. **Reproducción** mayo-julio, frezando entre las piedras, la grava y las plantas del agua corriente poco profunda. Estos ejemplares maduran cuando tienen una longitud superior a los 5 cm. **Alimento** invertebrados bentónicos, sobre todo gusanos y larvas de insectos. **Importancia** de ninguna importancia comercial ni deportiva.

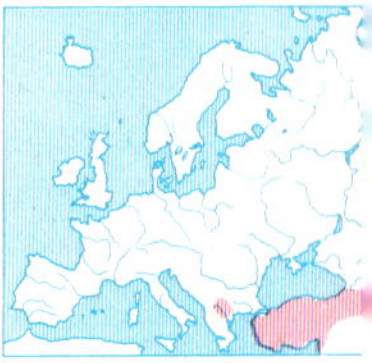

## Locha de Terek *Noemacheilus merga*

Ing.: *Terek loach.*

**Tamaño** 6-8 cm; máximo 10 cm. **Caracteres distintivos** 6 barbillones alrededor de la boca; ninguna púa debajo del ojo; cabeza redondeada; aleta caudal cortada en el borde; cuerpo bastante ancho, siendo su anchura mínima inferior a la mitad de la longitud del pedúnculo caudal. **Distribución** se encuentra en las aguas corrientes de las cuencas de diversos ríos (por ejemplo el Kuban, el Kuma, el Terek) del suroeste de Rusia, entre los mares Negro y Caspio. **Reproducción** costumbres de freza poco conocidas. **Alimento** invertebrados moradores del fondo, sobre todo gusanos y larvas de insectos. **Importancia** de ninguna importancia comercial ni deportiva.

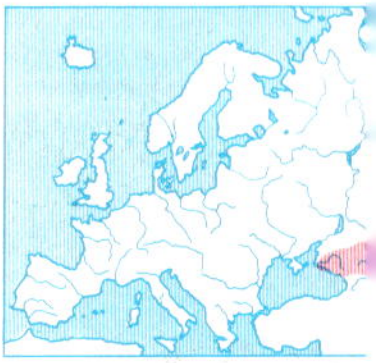

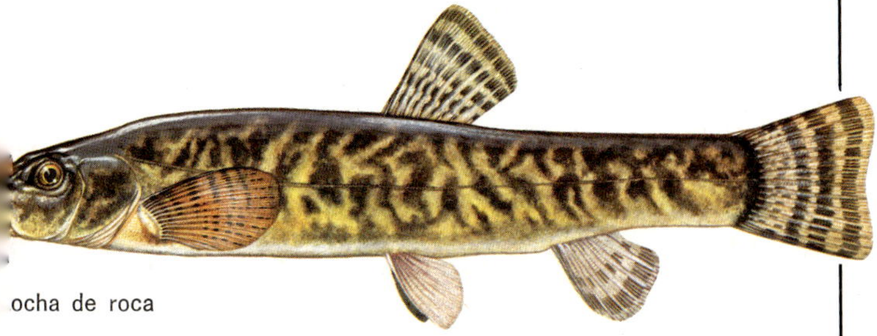

ocha de roca

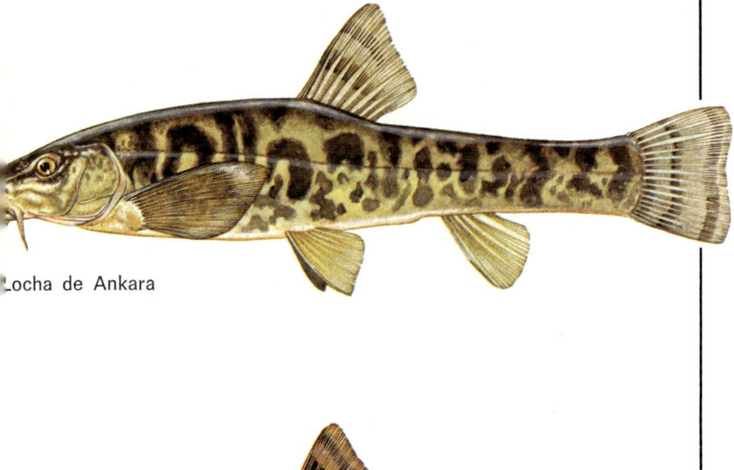

Locha de Ankara

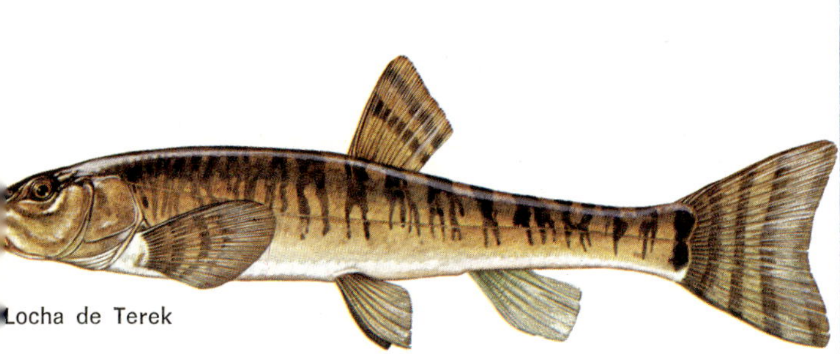

Locha de Terek

## **Misgurno** *Misgurnus fossilis*

Fr.: *loche d'étang;* Ing.: *weather loach;* Al.: *Schlamm-peitzger.*

**Tamaño** 15-30 cm; máximo 50 cm. **Caracteres distintivos** 10 barbillones alrededor de la boca; gran especie con un cuerpo alargado y redondeado; varias bandas laterales oscuras. **Distribución** se encuentra en estanques y pequeños lagos fértiles de muchos lugares de Europa central y septentrional. **Reproducción** abril-junio, entre las hierbas de aguas poco profundas. Las larvas poseen unas delgadas branquias externas durante algunos días después de la eclosión. 65 000-170 000 huevos por hembra. **Alimento** invertebrados moradores del fondo, sobre todo gusanos, moluscos y larvas de insectos. **Importancia** de poca importancia comercial o deportiva, aunque a veces se le cría como pez de acuario o de estanque.

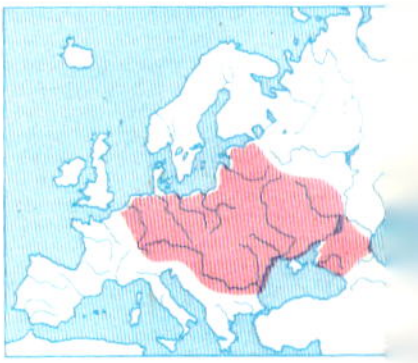

## **Colmilleja** *Cobitis taenia*

Fr.: *loche de rivière;* It.: *cobite fluviale;* Ing.: *spined loach;* Al.: *Steinbeisser, Dorngrundel.*

**Tamaño** 8-10 cm; máximo 14 cm. **Caracteres distintivos** 6 barbillones alrededor de la boca, y una doble púa movible debajo de cada ojo; cabeza comprimida lateralmente; aletas pectorales del macho con el segundo radio engrosado. **Distribución** se encuentra en los arroyos de curso lento y en lagos de la mayor parte de Europa excepto el extremo septentrional. **Reproducción** abril-julio, entre las piedras y las hierbas del agua corriente no muy profunda. Las larvas se transforman en habitantes del fondo casi inmediatamente después de hacer eclosión. **Alimento** invertebrados moradores del fondo, sobre todo gusanos, pequeños moluscos y larvas de insectos. **Importancia** de ninguna importancia comercial ni deportiva.

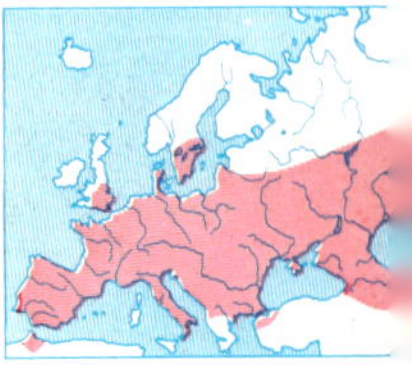

## **Colmilleja dorada** *Cobitis aurata*

Ing.: *golden loach.*

**Tamaño** 8-12 cm; máximo 14 cm. **Caracteres distintivos** 6 barbillones alrededor de la boca; una doble púa debajo de cada ojo; cabeza comprimida lateralmente; aleta caudal con menos de 14 radios ramificados. **Distribución** encontrado únicamente en los cursos alto y medio de arroyos de cauces fluviales que desembocan en los mares Negro y Caspio (por ejemplo el Danubio, el Vordov y el Kubán). **Reproducción** mayo-julio, frezando entre las plantas, la grava y las piedras del agua corriente, sobre todo en los cursos altos de arroyos y ríos. **Alimento** invertebrados moradores del fondo, sobre todo pequeños gusanos y larvas de insectos. **Importancia** de ninguna importancia comercial ni deportiva.

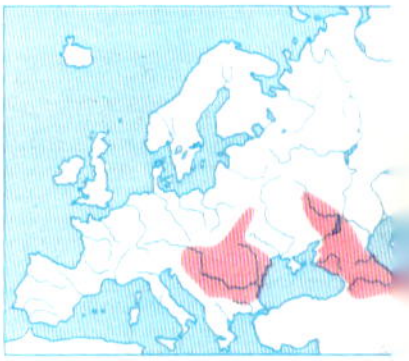

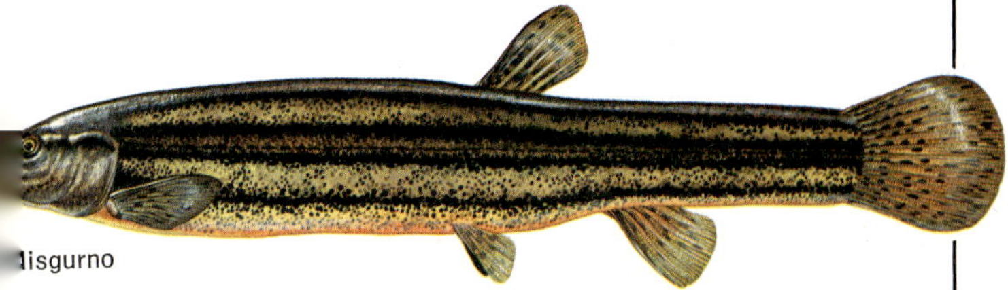

Misgurno

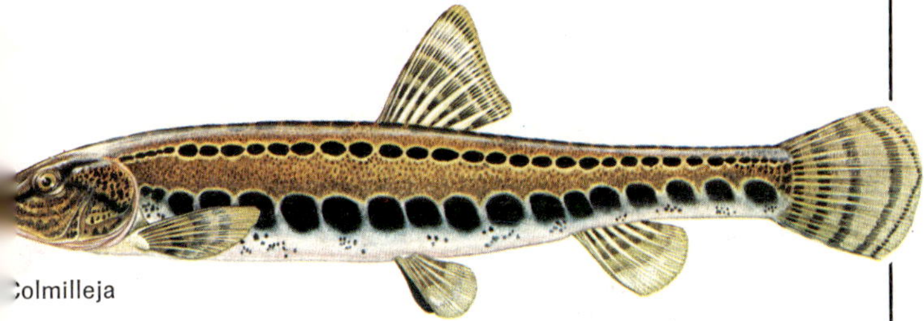

Colmilleja

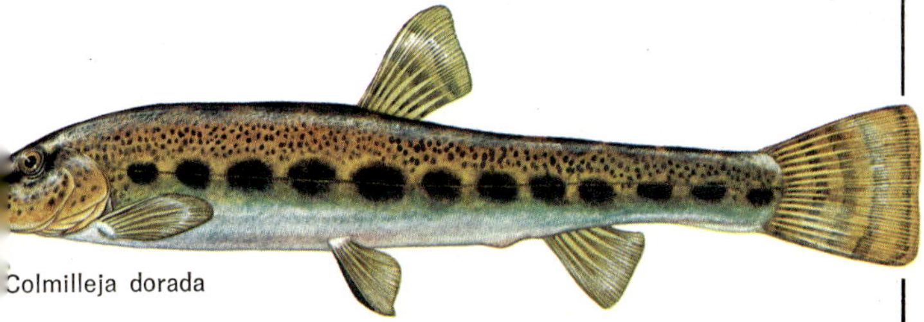

Colmilleja dorada

## Colmilleja del Caspio *Cobitis caspia*

Ing.: *Caspian loach.*

**Tamaño** 4-5 cm; máximo 7 cm. **Caracteres distintivos** cabeza comprimida lateralmente; 6 barbillones alrededor de la boca; una doble púa debajo de cada ojo, siendo las ramificaciones de esta púa muy distintas en longitud. **Distribución** encontrado tanto en el agua dulce como salobre de lso cursos bajos de los ríos cuyas cuencas están vinculadas al oeste del mar Caspio (por ejemplo, el Kura y el Ural). **Reproducción** abril-mayo, entre las plantas, la grava y la arena de las aguas de curso lento o incluso estancadas, en general en hábitats de agua dulce, pero a veces en salobre. **Alimento** invertebrados moradores del fondo, principalmente gusanos, pequeños moluscos y larvas de insectos. **Importancia** de ninguna importancia comercial ni deportiva.

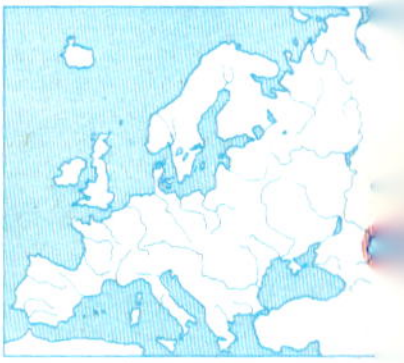

## Locha del Cáucaso *Cobitis caucasica*

Ing.: *Caucasian loach.*

**Tamaño** 6-8 cm; máximo 11 cm. **Caracteres distintivos** cabeza comprimida lateralmente; 6 barbillones alrededor de la cabeza; una doble púa debajo de cada ojo, siendo las ramificaciones de esta púa aproximadamente de igual longitud; flancos del cuerpo manchados con numerosas y pequeñas motas oscuras. **Distribución** encontrado únicamente en los cursos alto y medio de ciertos ríos situados entre los mares Negro y Caspio (por ejemplo el Kuma y el Terek). **Reproducción** mayo-julio, entre las piedras, la grava y las plantas de aguas corrientes. **Alimento** invertebrados moradores del fondo, sobre todo gusanos y larvas de insectos. **Importancia** de ninguna importancia comercial ni deportiva.

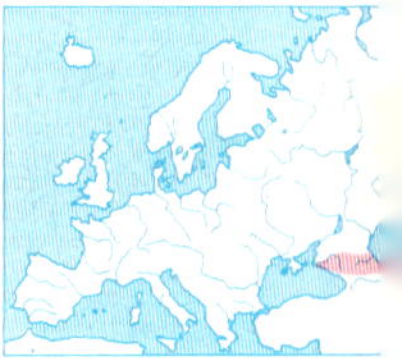

## Colmilleja italiana *Cobitis conspersa*

Fr.: *loche italienne;* It.: *cobite;* Ing.: *venetian loach.*

**Tamaño** 6-8 cm; máximo 9 cm. **Caracteres distintivos** cabeza comprimida lateralmente; 6 barbillones alrededor de la boca, una doble púa debajo de cada ojo; 2 manchas oscuras alargadas delante de la aleta dorsal. **Distribución** encontrado únicamente en algunos ríos del norte de Italia (por ejemplo, el Brenta y el Gúa). **Reproducción** abril-junio, entre las plantas y la grava de las aguas corrientes poco profundas. **Alimento** invertebrados moradores del fondo, en su mayor parte gusanos y larvas de insectos. **Importancia** de ninguna importancia comercial ni deportiva.

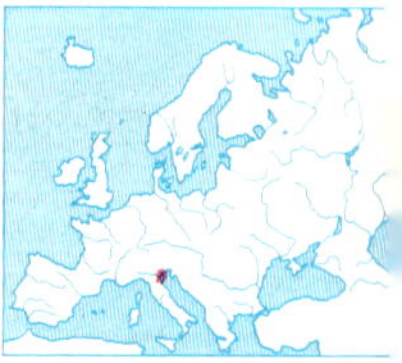

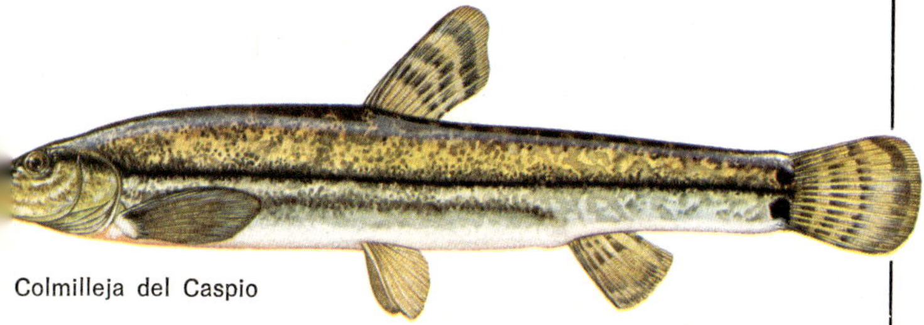

Colmilleja del Caspio

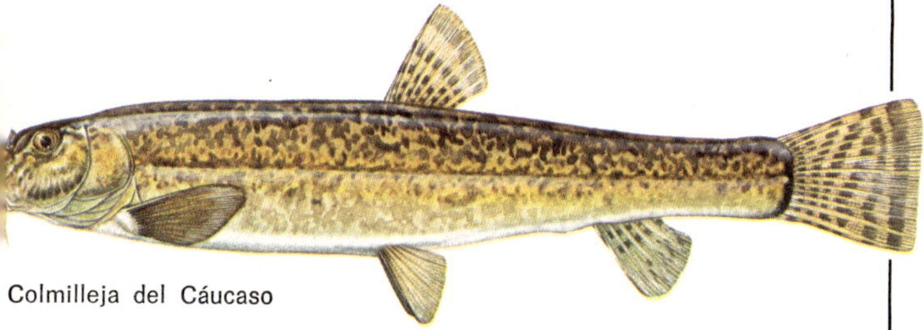

Colmilleja del Cáucaso

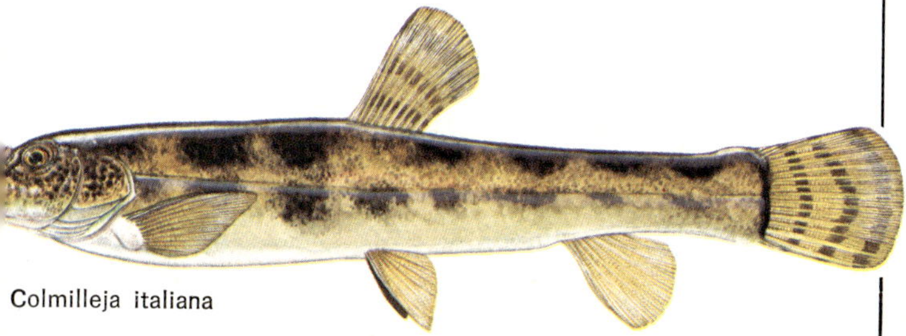

Colmilleja italiana

## Colmilleja larga *Cobitis elongata*

Ing.: *Balkan loach.*

**Tamaño** 12-15 cm; máximo 17 cm. **Caracteres distintivos** cabeza comprimida lateralmente; 6 barbillones alrededor de la boca; una doble púa debajo de cada ojo; grandes manchas oscuras redondas a lo largo de los flancos con una estrecha línea oscura que las recorre. **Distribución** se encuentra únicamente en ríos de Yugoslavia y Rumania (por ejemplo, el Danubio). **Reproducción** abril-junio, en agua corriente poco profunda, frezando en el fondo entre las piedras y la grava. **Alimento** invertebrados moradores de los fondos acuáticos, principalmente gusanos, pequeños moluscos y larvas de insectos. **Importancia** de ninguna importancia comercial ni deportiva.

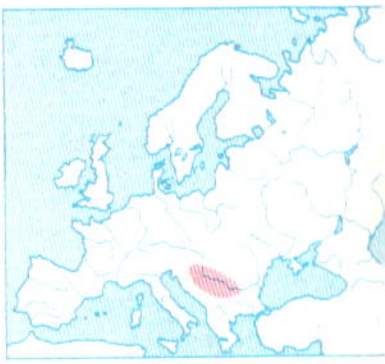

## Colmilleja de cejas *Cobitis larvata*

Fr.: *loche de Bergatino;* It.: *cobite;* Ing.: *Italian loach.*

**Tamaño** 5-8 cm; máximo 9 cm. **Caracteres distintivos** cabeza comprimida lateralmente; 6 barbillones alrededor de la boca; una doble púa debajo de cada ojo; un triángulo oscuro delante de los ojos; 2 manchas oscuras en el pedúnculo caudal. **Distribución** se encuentra únicamente en el agua corriente de la región del norte de Italia llamada Bergantino. **Reproducción** abril-junio, frezando entre las plantas, las piedras, la grava y la arena del agua corriente poco profunda. **Alimento** en su mayoría gusanos del fondo acuático y larvas de insectos. **Importancia** de ninguna importancia comercial ni deportiva.

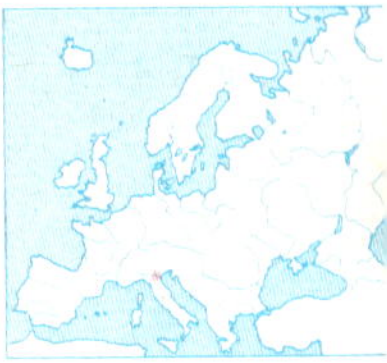

## Colmilleja rumana *Cobitis romanica*

Ing.: *Rumanian loach.*

**Tamaño** 8-10 cm; máximo 12 cm. **Caracteres distintivos** 6 barbillones alrededor de la boca; una doble púa debajo de cada ojo; cabeza comprimida lateralmente; cuerpo relativamente poco manchado, con una banda clara que se desplaza por encima de la hilera principal de manchas laterales. **Distribución** se encuentra únicamente en los cursos altos de ciertos afluentes del Danubio en Rumania. **Reproducción** abril-julio, frezando en el fondo del agua corriente poco profunda entre las piedras y la grava. **Alimento** invertebrados moradores del fondo acuático, sobre todo gusanos, pequeños moluscos y larvas de insectos. **Importancia** de ninguna importancia comercial ni deportiva.

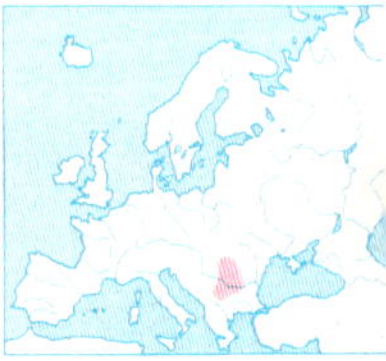

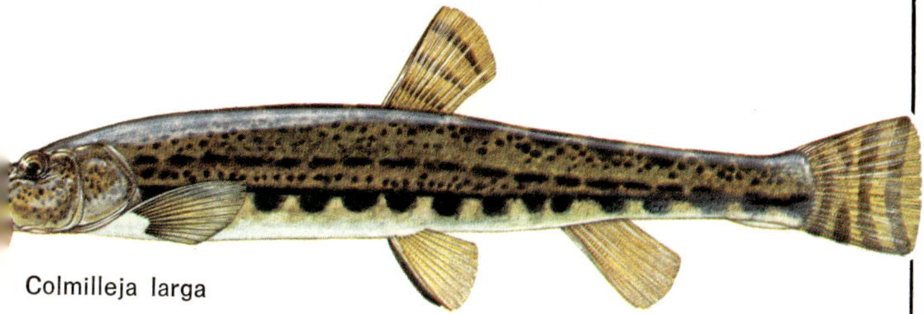

Colmilleja larga

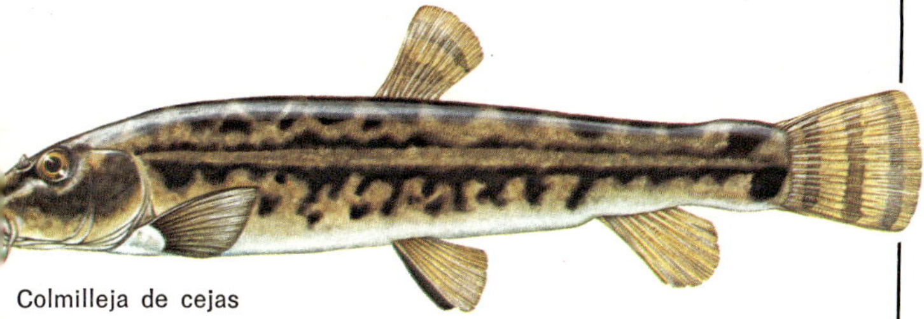

Colmilleja de cejas

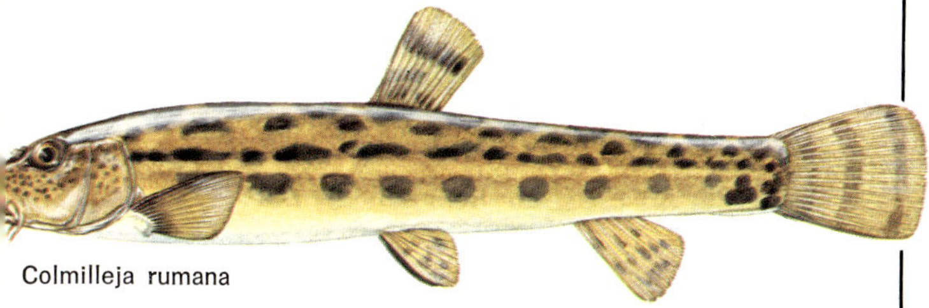

Colmilleja rumana

## Familia SILÚRIDOS

Los Silúridos, importante familia de siluros del Viejo Mundo, se encuentran en Europa y Asia, y principalmente en las regiones meridionales. Existen 8 géneros en la familia, pero sólo uno de ellos aparece en Europa. Todos los siluros de esta familia carecen de escamas y poseen un cuerpo alargado y una aleta anal muy grande, que termina cerca de la aleta caudal. No hay ninguna aleta adiposa. Los barbillones están presentes en las dos mandíbulas. Pueden crecer hasta un tamaño enorme. Sólo 2 especies en Europa.

## Clave para los Silúridos de Europa

| | | |
|---|---|---|
| 1 | Mandíbula inferior 4 barb. | *Silurus glanis* |
| | Mandíbula inferior 2 barb. | *Silurus aristotelis* |

### Siluro *Silurus glanis*

Cat.: *silur;* Fr.: *silure;* Ing.: *wels;* Al.: *Wels, Waller.*

**Tamaño** 1-2 m; máximo 5 m; este pez pesó 306 kg; récord inglés de pesca con caña, 19,730 kg. **Caracteres distintivos** gran cabeza aplastada con 2 largos barbillones en la mandíbulas superior, y 4 barbillones cortos en la mandíbula inferior; aleta anal larga. **Distribución** se encuentra en los cursos bajos de grandes ríos y en los fértiles lagos fangosos de la mayor parte de Europa central y oriental. Se presenta también en el agua salobre de los mares Báltico y Negro. Introducido con éxito en algunos países más (por ejemplo Inglaterra). **Reproducción** mayo-julio, frezando en aguas poco profundas debajo de la espesa vegetación, donde el pez macho excava un hoyo en el que son depositados los huevos. Éstos son defendidos por el macho hasta que hacen eclosión al cabo de 2-3 días. Las crías maduran pasados 4-5 años, y pueden vivir hasta 15 años. 136 000-467 000 huevos por hembra. **Alimento** invertebrados en la etapa joven, vertebrados (sobre todo peces, pero también ranas y aves acuáticas) en la adulta. **Importancia** de considerable importancia comercial al este de Europa donde se pesca con redes, con trampas y por medio de grandes anzuelos con cebos. También vive en algunos criaderos de peces. Apreciado como gran especie de pesca con caña.

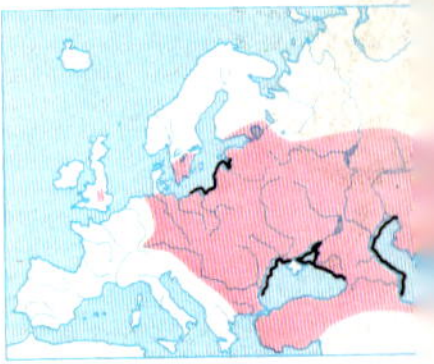

### Siluro griego *Silurus aristotelis*

Cat.: *silur grec;* Fr.: *silure grec;* Ing.: *Aristotle's catfish;* Al.: *Aristoteleswels.*

**Tamaño** 1-1,5 m; máximo 2 m; peso máximo unos 150 kg. **Caracteres distintivos** gran cabeza aplastada con 2 largos barbillones en la mandíbula superior y dos barbillones cortos en la mandíbula inferior; aleta anal larga. **Distribución** se encuentra únicamente en el sur de Grecia, en la cuenca del río Aqueloo (= Aspropótamo), donde aparece en las aguas de curso lento o en lagos cenagosos. **Reproducción** junio-agosto, frezando en un nido escogido y defendido por el macho hasta que los huevos hacen eclosión. **Alimento** principalmente zooplancton cuando son muy pequeños, cambiando luego a invertebrados habitantes del fondo y más tarde a peces cuando son adultos. **Importancia** escasa comercial y deportiva.

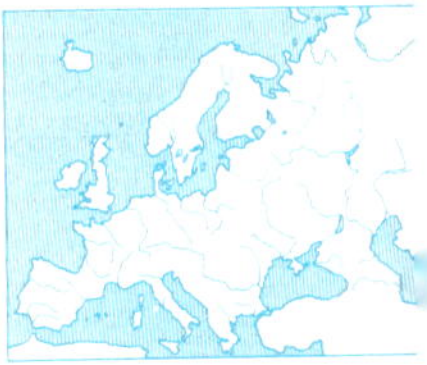

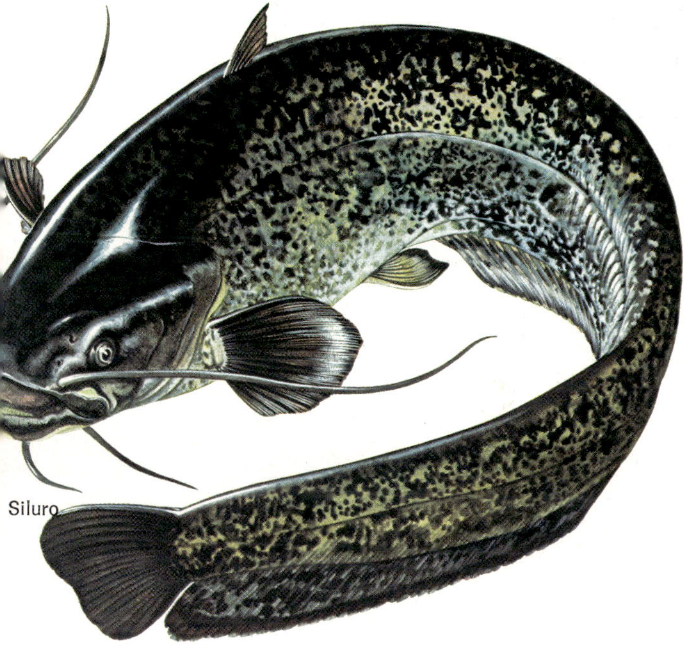

Siluro

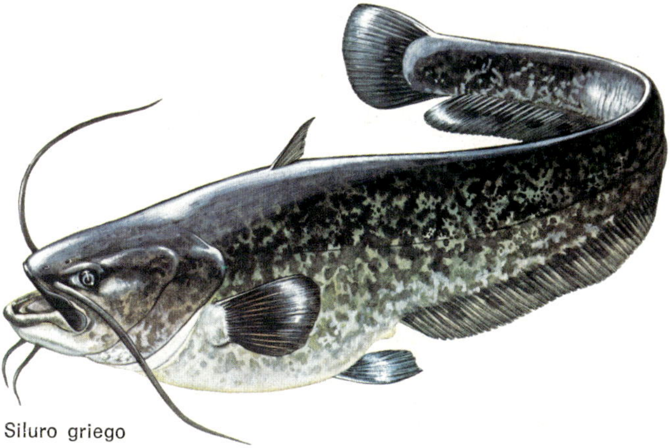

Siluro griego

## Familia ICTALÚRIDOS

Los Ictalúridos, o siluros de América del Norte, son indígenas de los lagos, estanques y ríos de curso lento de América del Norte y América Central. Existen 5 géneros con unas 25 especies, todas restringidas al Nuevo Mundo, excepto unas pocas especies que han sido introducidas en otras partes. El cuerpo es alargado y sin escamas, con una cabeza aplastada portadora de barbillones. Presentan una aleta adiposa, y las aletas dorsal y pectoral van armadas con púas.

Se han introducido varias especies en Europa, pero sólo se han establecido 2.

### Clave para los Ictalúridos de Europa

1 Púas de las espinas pectorales posteriores débiles o ausentes; 17-21 radios anales; membranas de la aleta dorsal oscurecidas
*Ictalurus melas*

Púas de las espinas pectorales posteriores grandes; 21-24 radios anales; membranas de la aleta dorsal no oscurecidas
*Ictalurus nebulosus*

### Coto negro *Ictalurus melas*

Ing.: *black bullhead.*

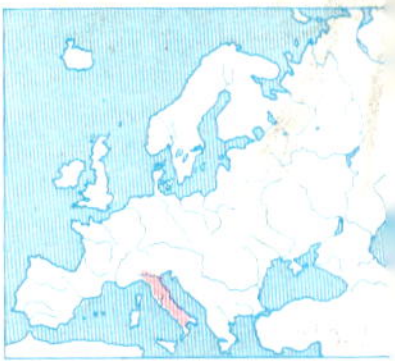

**Tamaño** 20-30 cm; máximo 45 cm; peso máximo unos 3 kg. **Caracteres distintivos** ancha cabeza aplastada con 8 barbillones; púas de las espinas pectorales posteriores débiles o ausentes; aleta anal con 17-21 radios. **Distribución** indígena del este de América del Norte, pero introducido en Europa (por ejemplo, en Italia), donde se ha establecido con éxito. Aparece en ríos de curso lento y lagos cenagosos. **Reproducción** junio-julio, en un nido fabricado entre troncos, plantas, etc. Los huevos y las crías son defendidos por ambos progenitores. **Alimento** tanto plantas como invertebrados, sobre todo crustáceos. También comen pequeños peces. **Importancia** de escasa importancia comercial o deportiva en Europa. Criado con frecuencia en acuarios y estanques.

### Coto pardo *Ictalurus nebulosus*

Ing.: *brown bullhead.*

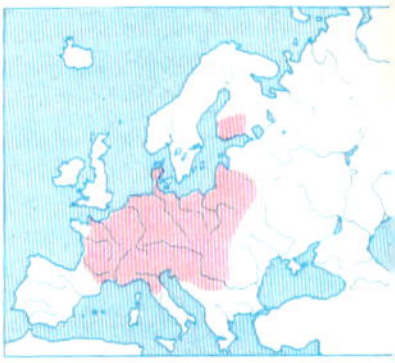

**Tamaño** 20-30 cm; máximo 45 cm; peso máximo unos 2,5 kg. **Caracteres distintivos** cabeza ancha, aplastada, con 8 barbillones; púas de las espinas pectorales posteriores bien desarrolladas; aleta anal con 21-24 radios. **Distribución** indígena del este de América del Norte, pero introducido en Europa (por ejemplo, en Francia) y establecido con éxito en lagos fértiles y en ríos de curso lento. **Reproducción** junio-julio, en el agua templada poco profunda, frezando en un nido escogido por ambos progenitores. Tanto los padres como los cardúmenes de peces jóvenes defienden el nido. 6 000-13 000 huevos por hembra. **Alimento** plantas e invertebrados, sobre todo grandes crustáceos. Los grandes adultos comen también peces y ranas. **Importancia** de poca importancia comercial o deportiva en Europa, pero criado en estanques y acuarios.

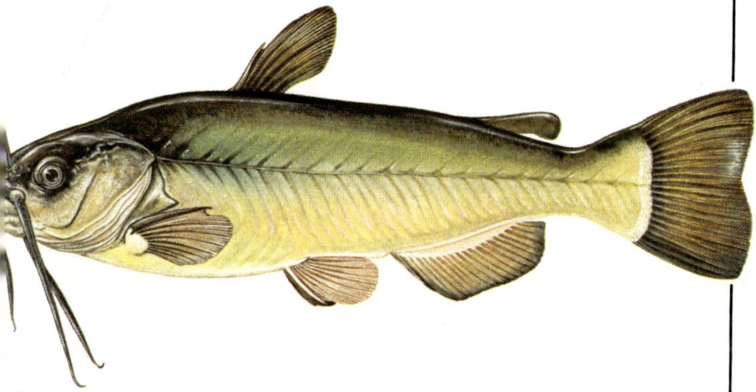

Coto negro

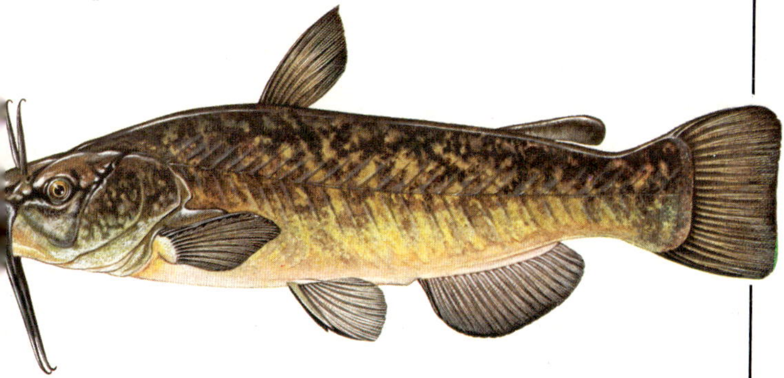

Coto pardo

## Familia ANGUÍLIDOS

Los Anguílidos, o anguilas, se encuentran en Europa, África, Asia, América del Norte y América del Sur. Un solo género comprende 16 especies. Son todos catadromos, se trasladan primero al agua dulce, permanecen allí hasta la madurez y regresan luego al mar para reproducirse. La forma del cuerpo es característica, siendo alargado y redondo en sección transversal. Sin aletas pélvicas. En Europa existe solamente 1 especie.

### Anguila *Anguilla anguilla*

Cat.: *anguila;* Vas.: *ainguira;* Fr.: *anguille;* It.: *anquilla;* Ing.: *eel;* Al.: *Fluss aal.*

**Tamaño** 40-90 cm; máximo unos 2 m; récord inglés de pesca con caña 3,912 kg. **Caracteres distintivos** cuerpo alargado y cilíndrico con pequeñas aberturas branquiales; 1 par de aletas pectorales, pero ninguna aleta pélvica. **Distribución** toda la costa Europea (mar Negro inclusive) y en diferentes hábitats de agua dulce accesibles desde el mar. **Reproducción** los adultos frezan en el mar de los Sargazos. Las larvas (leptocéfalos) van a la deriva por el Atlántico durante unos 3 años antes de su llegada a Europa; después emigran a las aguas dulces como anguilas jóvenes, madurando a los 8-15 años. Éstas emigran de nuevo al mar de los Sargazos. **Alimento** invertebrados (sobre todo moluscos y crustáceos) y peces. **Importancia** comercial en muchos países y deportiva en regiones.

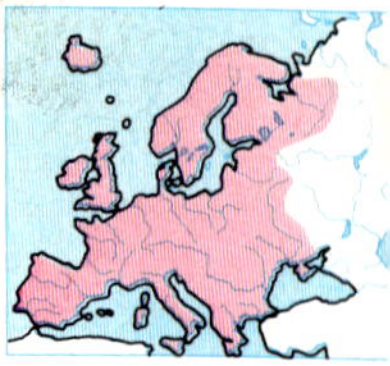

## Familia GÁDIDOS

Los Gádidos, o bacalaos, son en su mayoría peces marinos, encontrados en las aguas frescas del Hemisferio Boreal y en menor grado en el Hemisferio Austral. Existen unas 60 especies, pero pocas penetran en el agua dulce. Los bacalaos tienen la cabeza ancha, con grandes mandíbulas y numerosos dientes muy afilados. Presentan un tenue barbillón en el extremo de la barbilla. Son importantes peces comerciales, sobre todo en el Atlántico Norte, donde también se les considera de importancia deportiva. Existe solamente 1 especie de agua dulce en Europa.

### Lota *Lota lota*

Cat.: *lota;* Fr.: *lotte;* It.: *bottatrice;* Ing.: *burbot;* Al.: *Quappe, Rutte.*

**Tamaño** 30-50 cm; máximo 120 cm; peso máximo unos 32 kg. **Caracteres distintivos** cuerpo alargado con 2 aletas dorsales, la primera más corta que la segunda; cabeza ancha con un largo barbillón en la mandíbula inferior y 1 barbillón más corto en cada orificio nasal. **Distribución** lagos y ríos de la mayor parte de Europa, Asia y América del Norte. **Reproducción** diciembre-marzo, sobre las piedras y la grava de ríos y lagos. Los huevos hacen eclosión al cabo de 40-50 días y las crías maduran pasados 3-4 años. 33 082-3 063 000 huevos por hembra. **Alimento** cuando son jóvenes se alimentan de invertebrados (sobre todo crustáceos y larvas de insectos), y en la fase adulta, de peces. **Importancia** comercial, pescados por medio de redes, trampas y anzuelos, pero no deportiva.

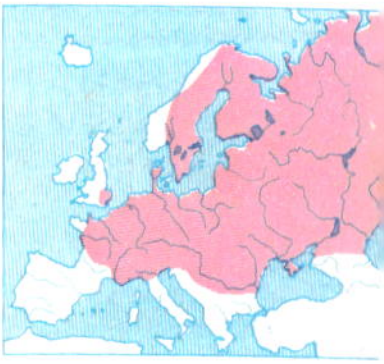

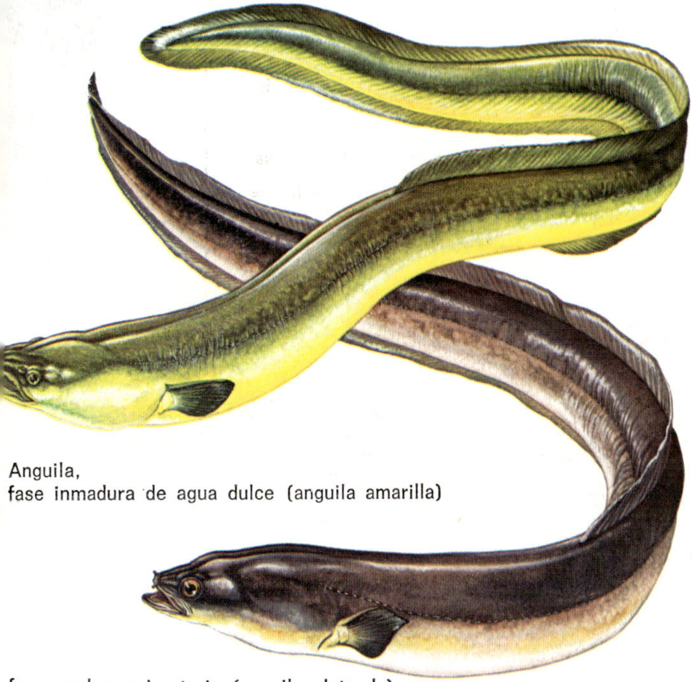

Anguila,
fase inmadura de agua dulce (anguila amarilla)

fase madura migratoria (anguila plateada)

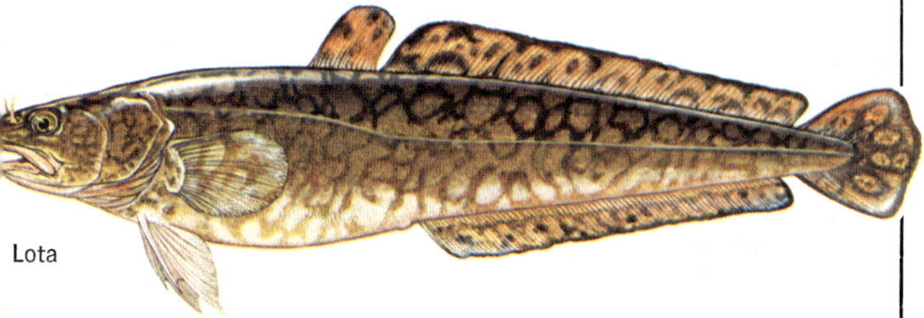

Lota

## Familia GASTEROSTEIDOS

Los Gasterosteidos, conocidos vulgarmente como espinosos, se encuentran en una gran diversidad de hábitats acuáticos del Hemisferio Norte en Europa, Asia y América del Norte. Aparecen en el mar, en estuarios y aguas salobres, y en toda clase de agua dulce excepto donde la corriente sea muy rápida. Aunque muy difundidos, existen relativamente pocas especies, repartidas en 5 géneros.

Los espinosos son todos pequeños peces comprimidos lateralmente con las espinas de las aletas dorsal y pélvica bien desarrolladas, siendo esto lo característico de la familia. En realidad existen dos aletas dorsales, estando representada la primera por una serie de radios espinosos. Las aletas pélvicas han sido sustituidas prácticamente por espinas. La boca y los dientes son pequeños, pero estos últimos son importantes para triturar y masticar. El cuerpo carece de verdaderas escamas y es o bien desnudo o bien está cubierto por placas óseas en una extensión variable.

Aunque pequeños, los espinosos son de una gran agresividad y se alimentan de una gran variedad de invertebrados y peces pequeños. Las especies europeas presentan un comportamiento muy característico en la época de freza, en que los machos establecen territorios en los que cada uno de ellos construye su nido. Después de frezar, las hembras son ahuyentadas y los huevos y más tarde los pececillos son defendidos cuidadosamente por los machos. En las páginas 19 y 20 se han descrito más detalles del comportamiento de freza del espinoso.

En las aguas dulces de Europa se encuentran tres especies. Una cuarta especie, *Spinachia spinachia* (L.), el espinoso marino, se halla casi siempre en aguas marinas (de vez en cuando en estuarios).

## Clave para los Gasterosteidos de Europa que se encuentran en el agua dulce

**1** 2-3 radios espinosos anteriores a la aleta dorsal *Gasterosteus aculeatus*

7-12 radios espinosos anteriores a la aleta dorsal **2**

**2** Pedúnculo caudal en general con una quilla lateral bien desarrollada; cuerpo desnudo *Pungitius pungitius*

Pedúnculo caudal uniforme, sin quilla lateral; cuerpo con escudetes laterales *Pungitius platygaster*

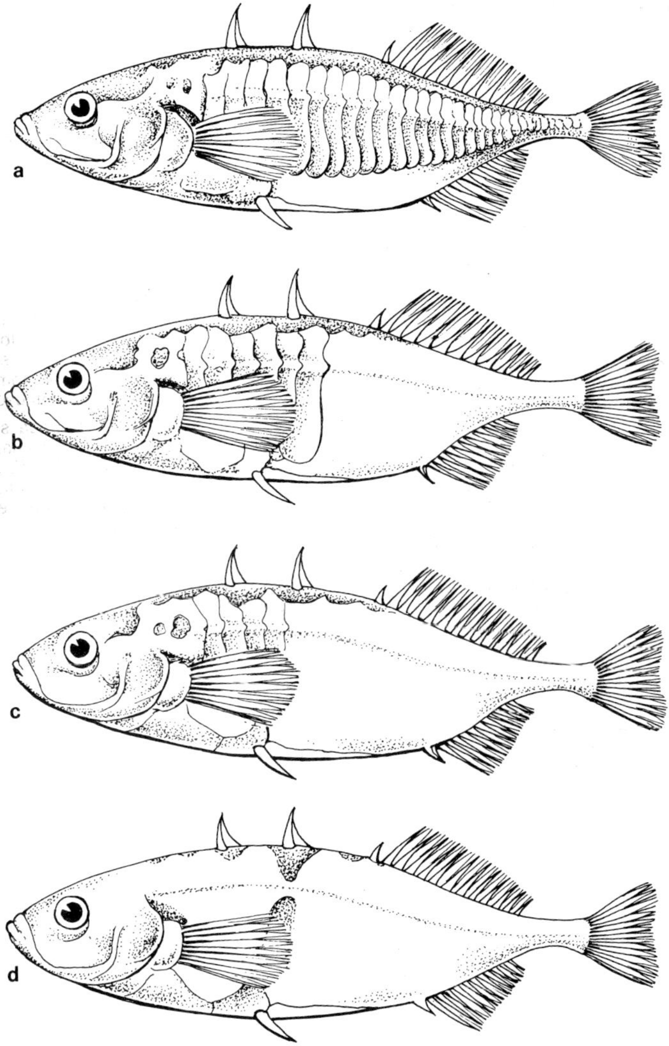


**Fig. 35** Diversidad de armaduras de distintas razas de *Gasterosteus aculeatus*: a = forma trachurus (principalmente salobre); b y c = formas intermedias; d = forma leiurus (principalmente de agua dulce).

**Espinoso** *Gasterosteus aculeatus*
Cat.: *punxós;* Fr.: *épinoche;* It.: *spinarello;* Ing.: *three-spined stickleback;* Al.: *dreistachliger Stichling.*

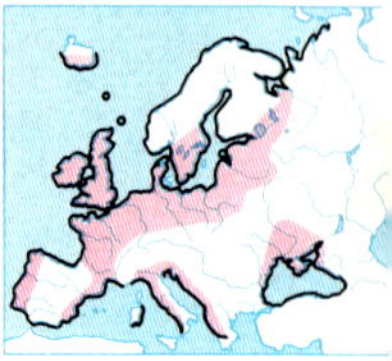

**Tamaño** 4-8 cm; máximo 11 cm. **Caracteres distintivos** 3 fuertes radios espinosos anteriores a la aleta dorsal; ninguna escama en el cuerpo aunque éste puede estar protegido por placas óseas. **Distribución** se encuentra en muchos lugares de Europa, sobre todo en regiones que no se hallen demasiado lejos del mar. Se encuentra en una gran variedad de aguas, desde el mar hasta ríos y lagos de todo tipo. **Reproducción** marzo-junio, en que el macho construye un nido de material fibroso y obliga a una o dos hembras a colocarse en él. Los huevos hacen eclosión al cabo de 5-20 días y tanto éstos como las crías son defendidos por el macho. Las crías maduran pasados 1-2 años y rara vez viven más de 4. De 90-450 huevos por hembra. **Alimento** invertebrados (en su mayoría gusanos, crustáceos y larvas de insectos) y a veces pequeños peces. **Importancia** utilizado antiguamente en algunos lugares de Europa para la elaboración de harina de pescado, en la actualidad es de escasa significación comercial o deportiva. Sin embargo, es criado en acuarios, y a menudo se utiliza para fines educativos.

**Espinosillo** *Pungitius pungitius*
Cat.: *punxoset;* Fr.: *épinochette;* Ing.: *ten-spined stickleback;* Al.: *Zwergstichling.*

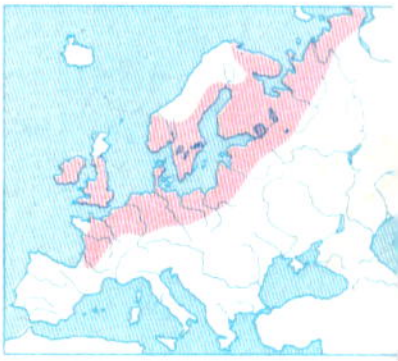

**Tamaño** 5-7 cm; máximo 9 cm. **Caracteres distintivos** 7-12 —aunque en general 9— radios espinosos anteriores a la aleta dorsal; cuerpo sin escamas. **Distribución** se encuentra en la mayor parte de las regiones del norte de Europa, Asia y América del Norte que no se hallen demasiado lejos del mar. Aparece tanto en el agua salobre como en la dulce. **Reproducción** abril-julio, el macho construye un nido de materia vegetal menuda entre la vegetación y obliga a una o más hembras a colocarse en él. Los huevos hacen eclosión pasados 10-20 días; tanto éstos como los pececillos son defendidos por el macho. Las crías maduran al cabo de 1 año. **Alimento** invertebrados, sobre todo crustáceos y larvas de insectos. **Importancia** de ninguna importancia comercial ni deportiva. Criado a veces en acuarios.

**Espinoso oriental** *Pungitius platygaster*
Ing.: *Ukrainian stickleback.*

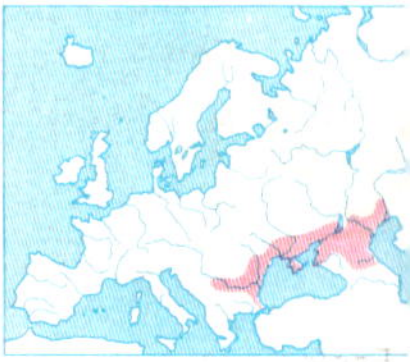

**Tamaño** 4-6 cm; máximo 7 cm. **Caracteres distintivos** 8 ó 9 fuertes radios espinosos anteriores a la aleta dorsal; ninguna escama presente, pero los flancos del cuerpo cubiertos de escudetes óseos apenas visibles; radio espinoso ventral claramente aserrado. **Distribución** se encuentra en aguas muy distintas (tanto dulces como salobres) dentro de las cuencas vinculadas al norte de los mares Negro, Caspio y Aral. **Reproducción** abril-mayo, frezando en nidos construidos por los machos en aguas poco profundas de regiones con mucha vegetación. El macho defiende los huevos y las crías durante algún tiempo. **Alimento** invertebrados, sobre todo crustáceos y larvas de insectos. **Importancia** ni comercial ni deportiva.

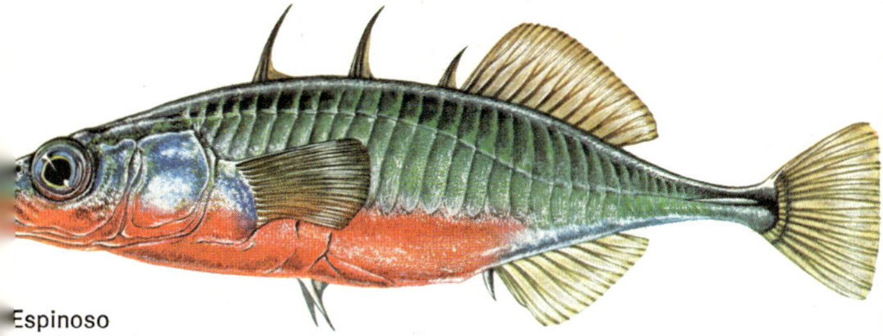

Espinoso
con los colores de reproducción ♂

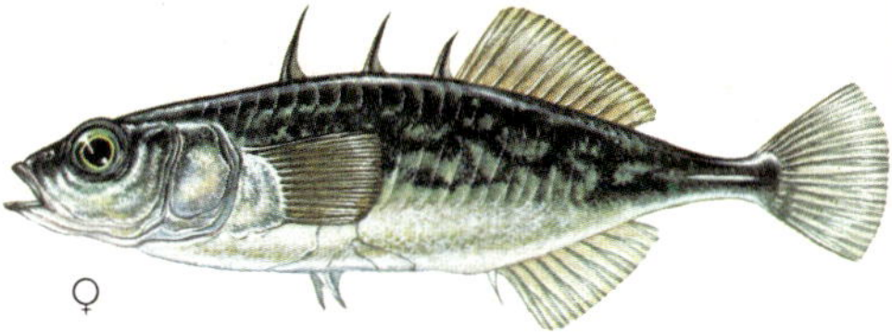

♀

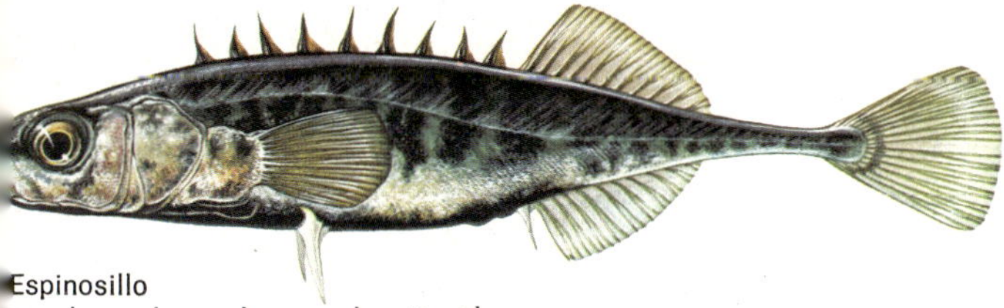

Espinosillo
con los colores de reproducción ♂

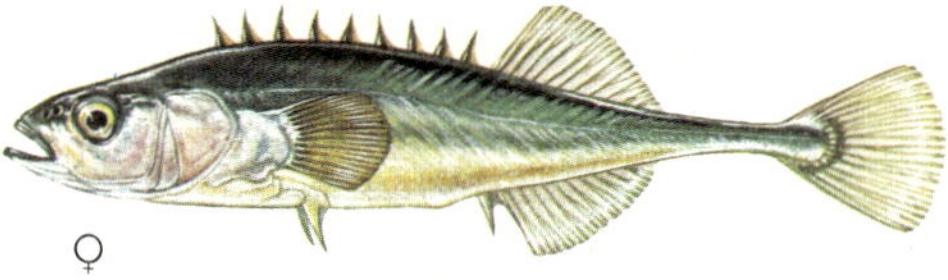

♀

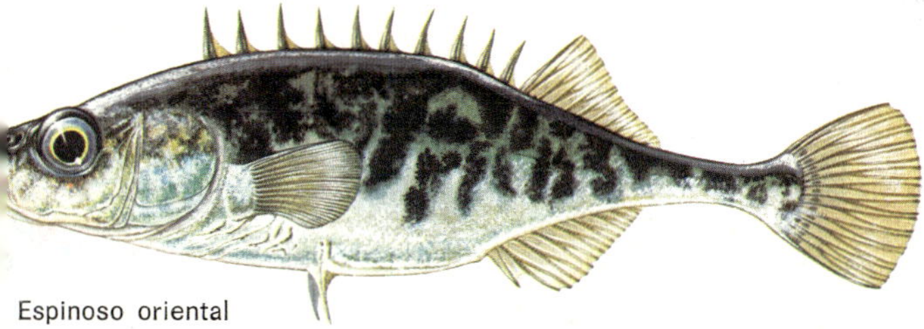

Espinoso oriental

## Familia SINGNÁTIDOS

Los Singnátidos, o agujones, son corrientes en la mayor parte de mares y océanos, especialmente entre las hierbas marinas de las zonas costeras poco profundas. Existen muchos géneros y especies, pero únicamente algunas de ellas penetran en el agua dulce e incluso éstas son frecuentes sólo en los es tuarios, lagunas costeras y en los cursos bajos de algunos ríos.

Los agujones tienen un cuerpo muy alargado con o sin aletas pec torales y caudales. La aleta dorsa está en general moderadamente bien desarrollada, pero las aletas ventra les están ausentes. No hay ninguna escama, pero el cuerpo está cubier to y protegido por una serie de ani llos óseos que forman un sólido es queleto externo. El hocico es muy alargado, con una boca terminal muy pequeña y dos aberturas nasales a ambos lados. No existen dientes. La abertura branquial es muy pequeña y está situada detrás del margen superior de la cubierta branquial.

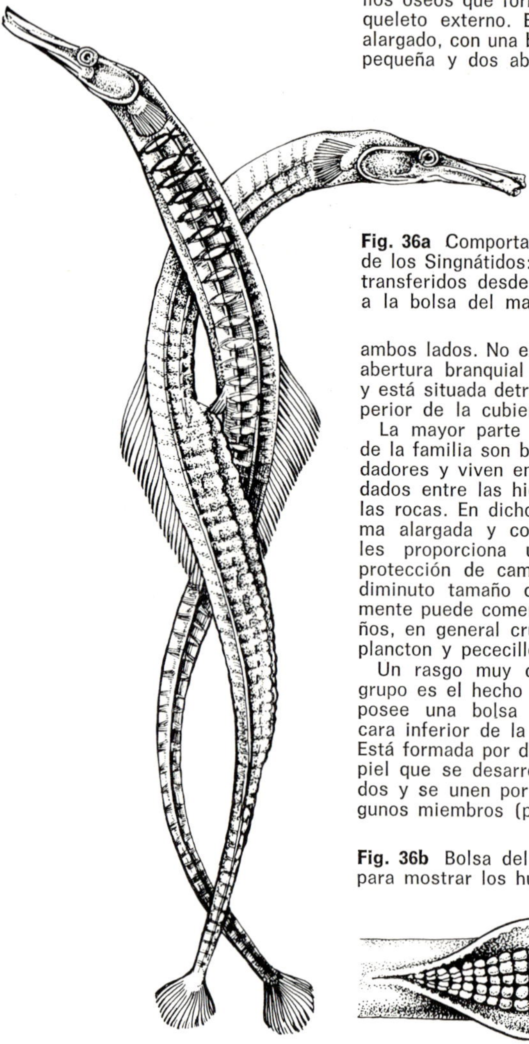

**Fig. 36a** Comportamiento de cortejo de los Singnátidos: los huevos son transferidos desde la hembra a la bolsa del macho.

La mayor parte de los miembros de la familia son bastante malos nadadores y viven en lugares resguardados entre las hierbas acuáticas y las rocas. En dichos lugares su forma alargada y coloración moteada les proporciona una considerable protección de camuflaje. Debido al diminuto tamaño de la boca, solamente puede comer animales pequeños, en general crustáceos del zooplancton y pececillos.

Un rasgo muy característico del grupo es el hecho de que el macho posee una bolsa marsupial en la cara inferior de la cola y abdomen. Está formada por dos pliegues de la piel que se desarrollan a ambos lados y se unen por el centro. En algunos miembros (por ejemplo *Nero-*

**Fig. 36b** Bolsa del macho abierta para mostrar los huevos.

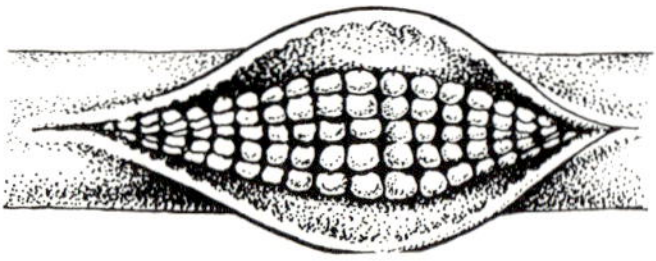

*phis*), la bolsa no existe y los huevos se pegan directamente al abdomen. El interior de la bolsa está forrado de piel suave. Durante la freza los huevos son fecundados y colocados en la bolsa de cría del macho, donde permanecen durante el período completo de incubación. Poco después de hacer eclosión, las crías, que aparte de su tamaño son muy parecidas a los adultos, son liberadas e inmediatamente empiezan a valerse por sí mismas. En las aguas dulces de algunas regiones de Europa se encuentran hasta cuatro especies de esta familia.

## Clave para los Singnátidos de Europa que se encuentran en el agua dulce

**1** Aletas pectorales ausentes en los adultos *Nerophis ophidion*

Aletas pectorales presentes en los adultos **2**

**2** Ambas mitades del anillo pectoral móviles por debajo y sin soldar; en general ninguna placa ventral ósea mediana debajo del anillo pectoral; probóscide fuertemente comprimida lateralmente *Syphonostoma typhle*

Ambas mitades del anillo pectoral soldadas por debajo e inmóviles; placa ventral ósea mediana presente; probóscide subcilíndrica y alargada **3**

**3** Aletas dorsales ocupando 7-9 anillos y con 29-42 radios *Syngnathus nigrolineatus*

Aletas dorsales ocupando 11-13 radios y con 41-62 radios *Syngnathus acus*

## Agujón del Mar Negro
*Syngnathus nigrolineatus*

Ing.: *Black Sea pipefish.*

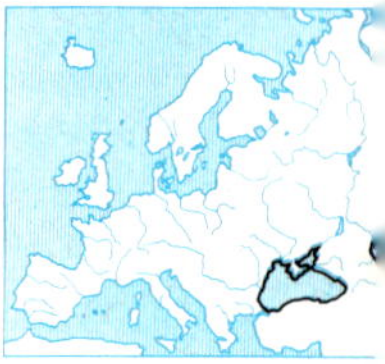

**Tamaño** 15-18 cm; máximo 22 cm. **Caracteres distintivos** aletas dorsales ocupando 7-9 anillos y con 29-42 radios; probóscide alargada y cilíndrica. **Distribución** se encuentra entre la vegetación por los mares Negro y Caspio. Sube a los cursos bajos de los ríos que desembocan en ellos (Dniéster, Volga) y se encuentra también en lagos de sus llanuras. **Reproducción** mayo-agosto; después de frezar, los huevos y los pececillos quedan en las bolsas de los machos. Eclosión a los 20-25 días maduran al año. **Alimento** invertebrados (crustáceos) y larvas. **Importancia** ninguna.

## Agujón, Mula *Syngnathus acus*

Cat.: *agulla, trompeter;* Fr.: *grande auguille de mer;* Por.: *marinha;* Ing.: *greater pipefish;* Al.: *grosse Seenadel.*

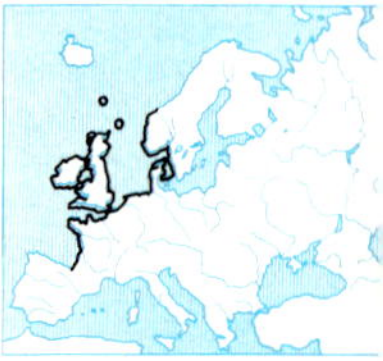

**Tamaño** 20-35 cm; máximo 46 cm. **Caracteres distintivos** aleta dorsal ocupando 11-13 anillos y con 41-62 radios; probóscide alargada y cilíndrica. **Distribución** costas del Atlántico desde el O de Noruega al N de España. En algunos estuarios. **Reproducción** junio-julio, en que los huevos son transferidos de la hembra a la bolsa de cría del macho, son fecundados, y eclosionan a los 30-35 días. 200-400 huevos por hembra. **Alimento** invertebrados (crustáceos y larvas). **Importancia** ninguna.

## Aguja mula *Syphonostoma typhle*

Cat.: *peix bada, agulla;* Fr.: *vipère de mer;* Por.: *peixe pau;* Ing.: *broadhose pipefish;* Al.: *Schmalrüsselige Seenadel.*

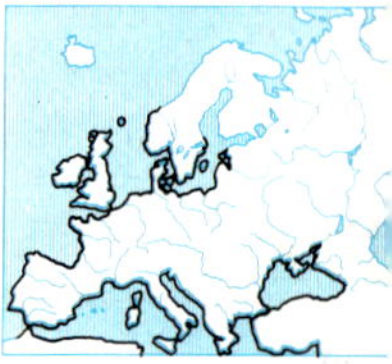

**Tamaño** 20-30 cm; máximo 37 cm. **Caracteres distintivos** probóscide comprimida lateralmente. **Distribución** todas las costas europeas desde Noruega hasta los mares Mediterráneo y Negro. Penetran en los estuarios y cursos bajos de los ríos. **Reproducción** marzo-agosto, siendo transferidos los huevos desde la hembra hasta la bolsa de cría del macho por medio de un tubo alargado, donde permanecen hasta la eclosión a los 20-30 días. Maduran al año y viven 3-4 años. 150-200 huevos por hembra. **Alimento** invertebrados (crustáceos) y larvas. **Importancia** ninguna.

## Alfiler *Nerophis ophidion*

Cat.: *serpeta;* Fr.: *serpent de mer tachetí;* Por.: *cavalo marinho;* Ing.: *straightnose pipefish;* Al.: *gefleckte Schlangennadel.*

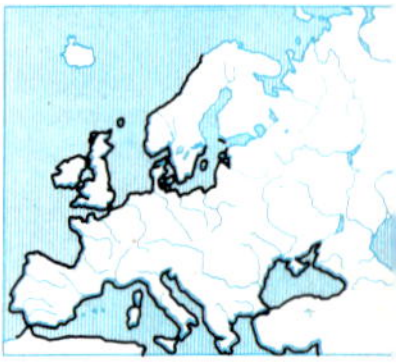

**Tamaño** 15-25 cm; máximo 30 cm. **Caracteres distintivos** ninguna aleta pectoral del pez tiene una longitud superior a los 10 cm. **Distribución** costa europea desde el norte de Noruega hasta los mares Mediterráneo y Negro. Penetra en los cursos bajos de los ríos (Dniéster y Dniéper). **Reproducción** mayo-agosto, siendo fecundados los huevos por el macho después del traslado a su bolsa. Maduran al año y viven 3-4 años. 200-300 huevos por hembra. **Alimento** invertebrados (crustáceos) y larvas. **Importancia** ninguna.

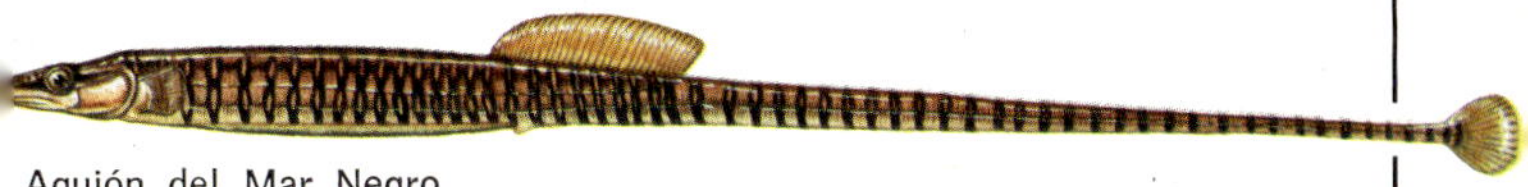

Agujón del Mar Negro

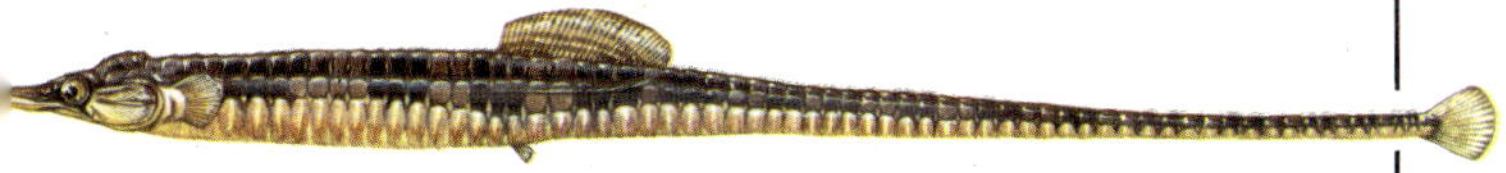

Agujón o Mula

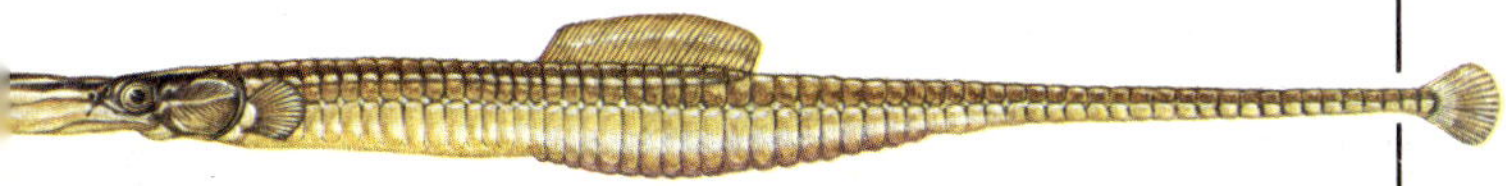

Aguja mula

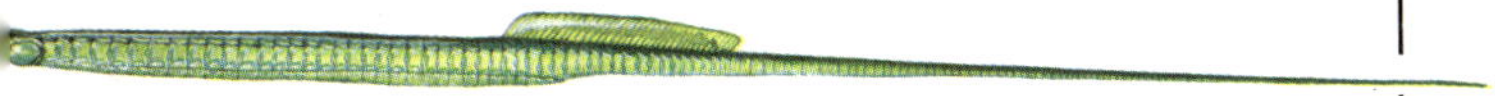

Alfiler

## Familia CIPRINODÓNTIDOS

Los Ciprinodóntidos, o fartets, se encuentran principalmente en el agua dulce, pero a veces en enclaves salobres y de vez en cuando marinos. Aparecen únicamente en el agua templada y se encuentran en el sur de Europa, África, sudeste de Asia, América del Sur y sudeste de los Estados Unidos. Son todos peces pequeños, con frecuencia con una boca característicamente vuelta hacia arriba y dientes bien desarrollados, aunque pequeños. Populares como peces de acuario.

45 géneros con 300 especies; sólo 3 en España.

### Clave para los Ciprinodóntidos de Europa

**1** Dientes con una punta afilada (unicúspides) y cónicos; 12-14 radios en la aleta final; 29-32 escamas en la línea lateral *Valencia hispanica*
Dientes tricúspides; 9-12 radios en la aleta final; 25-30 escamas en la línea lateral **2**

**2** 9-10 radios en la aleta dorsal; la aleta caudal del ♂ lleva varias bandas verticales; flancos de la ♀ moteados de gris-pardo *Aphanius iberus*
10-13 radios en la aleta dorsal; la caudal del ♂ lleva 1 banda vertical; flancos de la ♀ grises con bandas verticales oscuras *Aphanius fasciatus*

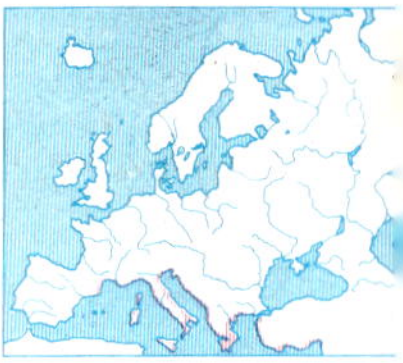

### Fartet sudeuropeo *Aphanius fasciatus*

Cat.: *fartet oriental;* Fr.: *cyprinodonte d'Europe du sud;* It.: *nono;* Ing.: *Mediterranean toothcarp;* Al.: *Zebrakärpfling.*

**Tamaño** 4-5 cm; máximo 6 cm. **Caracteres distintivos** pez pequeño con boca superior; aleta dorsal con 10-13 radios, situada muy atrás y casi inmediatamente por encima de la aleta anal. **Distribución** se encuentra a lo largo de las regiones costeras de la mayor parte de la región septentrional del Mediterráneo, presentándose en una diversidad de aguas dulces y salobres con inclusión de pequeños arroyos y estanques llenos de hierbas. **Reproducción** abril-agosto, entre la vegetación. Los huevos hacen eclosión al cabo de 10-15 días y las crías maduran antes del año. **Alimento** invertebrados, sobre todo crustáceos y larvas de insectos. **Importancia** de ninguna significación comercial ni deportiva; a veces en acuarios.

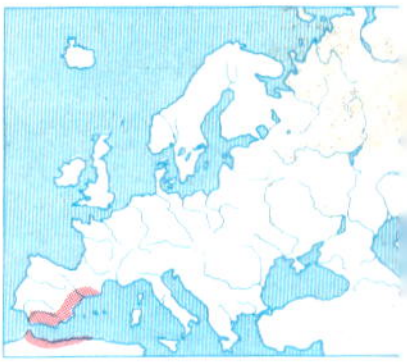

### Fartet común *Aphanius iberus*

Cat.: *fartet;* Fr.: *cyprinodonte d'Espagne;* Ing.: *Iberian toothcarp;* Al.: *Spanienkärpfling.*

**Tamaño** 3-4 cm; máximo 5 cm. **Caracteres distintivos** pez pequeño con boca superior; aleta dorsal con 9-10 radios, situada muy atrás, casi inmediatamente por encima de la aleta anal. **Distribución** se encuentra únicamente en las regiones costeras del sudeste de España en una diversidad de aguas tanto dulces como salobres, en arroyos y estanques pequeños. **Reproducción** abril-agosto, frezando entre la vegetación del agua poco profunda. Los huevos hacen eclosión al cabo de 10-15 días y las crías maduran antes del año. Unos 200 huevos por hembra. **Alimento** invertebrados, en su mayoría crustáceos y larvas de insectos. **Importancia** de ninguna importancia comercial ni deportiva, aunque se cría a veces en acuarios.

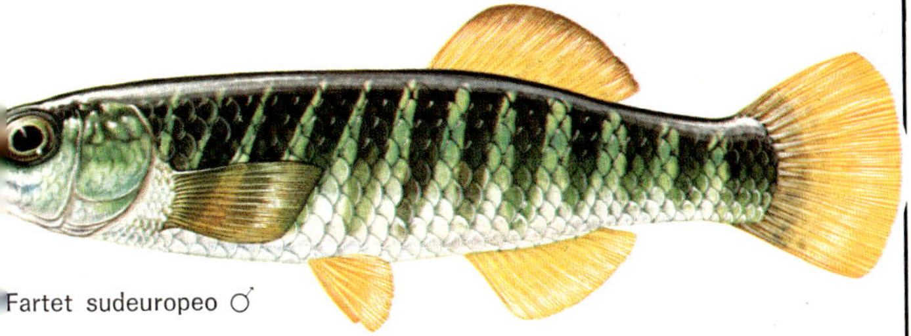

Fartet sudeuropeo ♂

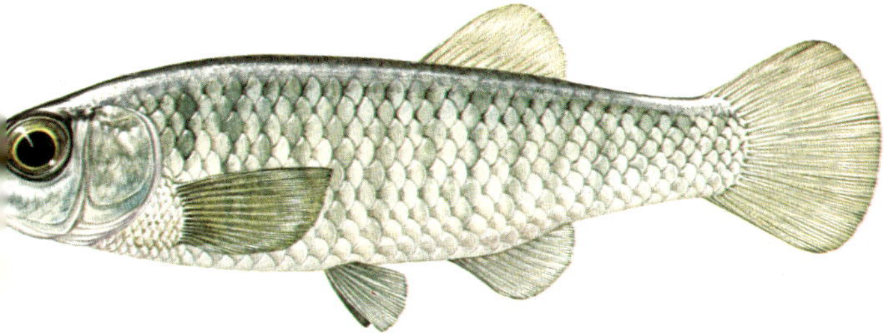

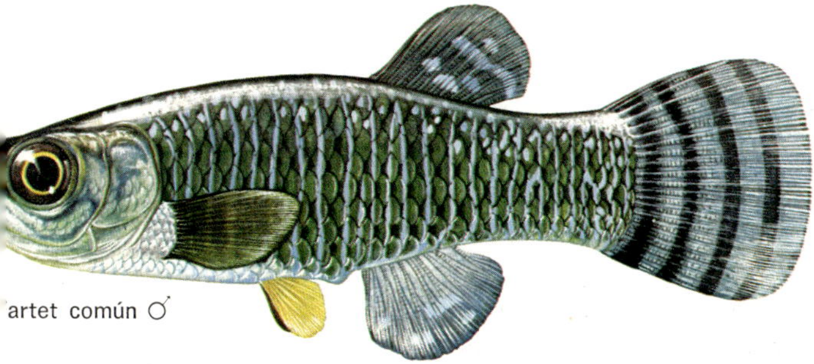

artet común ♂

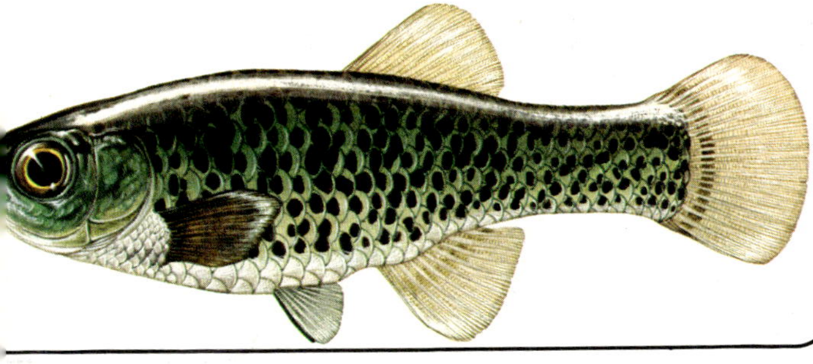

## Samarugo *Valencia hispanica*

Cat.: *samaruc;* Ing.: *Valencia toothcarp;* Al.: *Valencia-kärpfling.*

**Tamaño** 5-7 cm; máximo 8 cm. **Caracteres distintivos** boca terminal; aleta dorsal anterior a la aleta anal, la última con 12-14 radios. **Distribución** se encuentra únicamente en las regiones costeras del sudeste de España, presentándose en una gran diversidad de aguas (estanques y arroyos pequeños inclusive). Vive tanto en las aguas dulces como en las salobres. **Reproducción** abril-julio, frezando entre las hierbas de aguas poco profundas. Los huevos hacen eclosión al cabo de 12-15 días y las crías maduran antes del año. Unos 200-250 huevos por hembra. **Alimento** invertebrados, sobre todo crustáceos y larvas de insectos. **Importancia** de ninguna importancia comercial ni deportiva efectiva, aunque se cría a veces en acuarios.

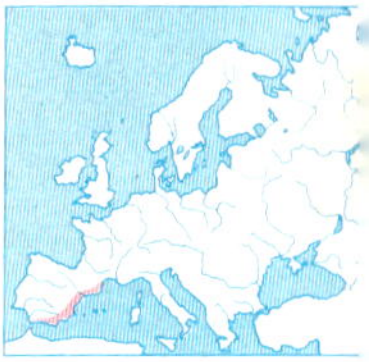

# Familia PECÍLIDOS

Los Pecílidos es una familia de peces dimorfos que se encuentran en su mayoría en las cálidas regiones templadas y tropicales de América del Norte, Centroamérica y América del Sur, donde se sabe que existen más de 25 géneros. Son todos vivíparos y en los machos la aleta anal se prolonga, y sus tercero, cuarto y quinto radios están modificados para formar un órgano copulador.

Aunque se les cría muy corrientemente en acuarios tropicales de Europa, ninguno es indígena de nuestro continente y solamente 1 especie ha sido introducida con éxito en estado natural.

## Gambusia *Gambusia affinis*

Cat.: *gambussia;* Fr.: *gambusie;* It.: *gambusia;* Ing.: *mosquito fish;* Al.: *Koboldkärpfling.*

**Tamaño** 3-5 cm; máximo 6 cm. **Caracteres distintivos** boca alta; aleta dorsal situada muy atrás, encima o posterior a la aleta anal; macho con la aleta anal modificada para formar un pene. **Distribución** originarios de las regiones sudorientales de América del Norte, esta especie ha sido introducida en varios lugares de Europa con la intención de controlar los mosquitos. En la actualidad se halla extensamente establecida en el sur de Europa y vive en una gran diversidad de aguas dulces y salobres, en pequeños arroyos y estanques llenos de hierbas. **Reproducción** principalmente abril-agosto. Es una especie con dimorfismo sexual en la que las hembras son fecundadas internamente por los machos y dan a luz cerca de 50 crías unos 30 días más tarde. Cada año pueden producirse varias camadas y las crías maduran antes de un año. **Alimento** invertebrados, sobre todo crustáceos y larvas de insectos. **Importancia** de importancia en el control de mosquitos, sobre todo en regiones palúdicas. Criado corrientemente como pez de acuario.

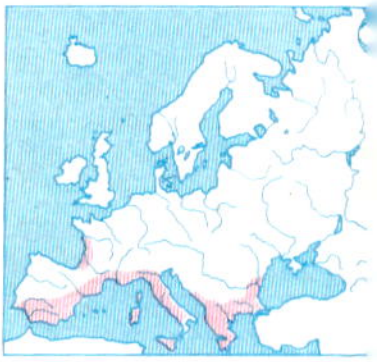

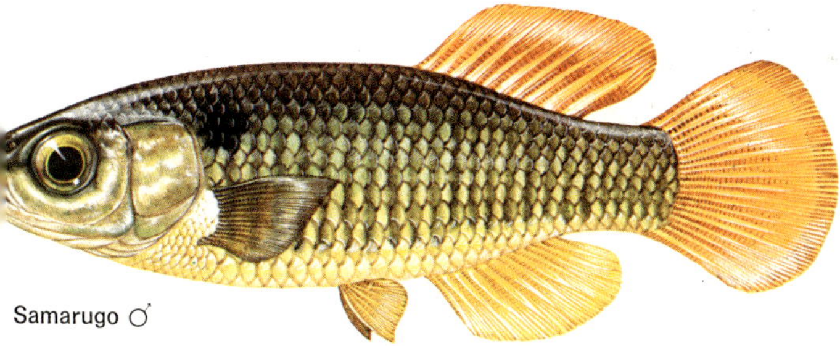

Samarugo ♂

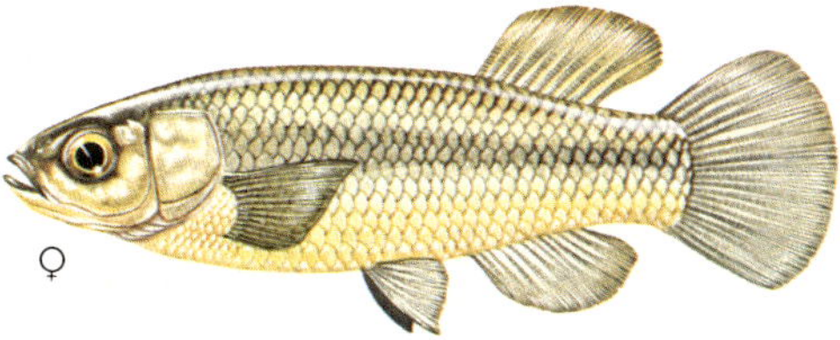

♀

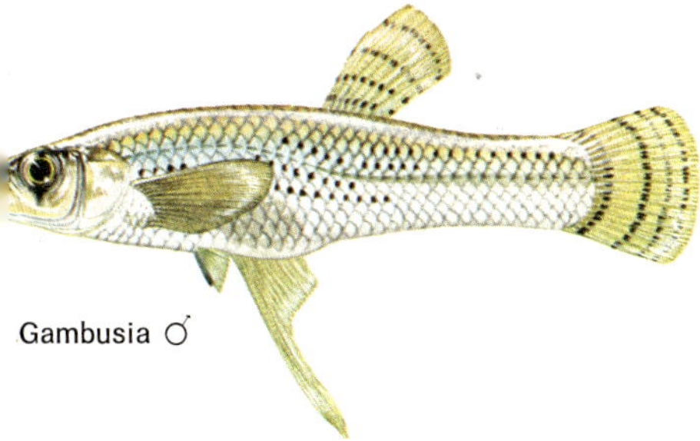

Gambusia ♂

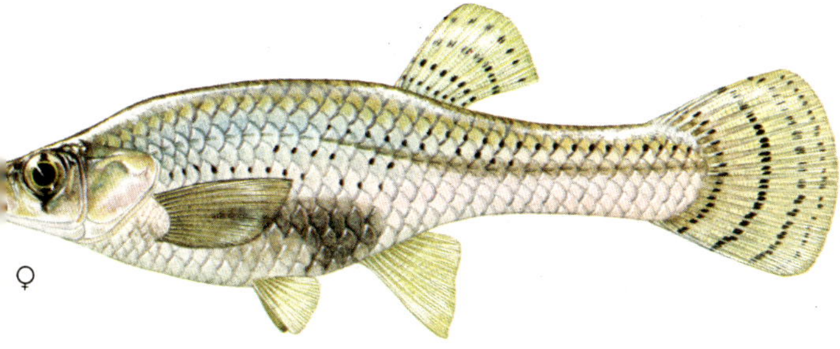

♀

## Familia MUGÍLIDOS

Los Mugílidos, o lisas, son peces comunes en la mayoría de océanos del mundo, especialmente de aguas someras cercanas a la costa. Muchas especies penetran en el agua salobre y también dulce, pero en general permanecen en los estuarios, marismas y cursos bajos de ríos, y por períodos cortos. Existen varios géneros con un total de unas 100 especies halladas en las aguas tropicales y templadas. En Europa se encuentra un solo género.

Las lisas son peces alargados pero robustos, cuyo cuerpo está sólo un poco comprimido lateralmente. La boca es terminal y grande, pero los dientes o son muy pequeños o carecen de ellos. En algunas especies los párpados adiposos están bien desarrollados. Se cree que la función de éstos es de protección y de coordinación (véase fig. 37). El cuerpo está cubierto de grandes escamas generalmente cicloideas que se extienden hasta la cabeza. Carecen de línea lateral. Las branquispinas branquiales son largas y delgadas. Existen dos aletas dorsales bien separadas, siendo la aleta anterior corta y sostenida por 1-5 fuertes radios. La segunda aleta dorsal es más larga, y está sostenida por radios ramificados más tiernos. Las aletas pectorales están en posición bastante elevada e inmediatamente detrás de las cubiertas branquiales.

Las lisas son peces que nadan rápido en cardúmenes y que a menudo penetran en aguas poco profundas en grandes cantidades para alimentarse. La mayor parte de su alimento consiste en algas filamentosas, pero también comen invertebrados en cierta cantidad. El intestino es extraordinariamente alargado, con una poderosa molleja muscular situada anteriormente, que tritura y desmenuza el alimento que más tarde es digerido en la región posterior del intestino.

La freza tiene lugar en el mar, generalmente durante la primavera y en las aguas cercanas a la costa. Sin embargo, se sabe relativamente poco sobre su biología reproductiva. Las lisas pequeñas abundan frecuentemente a lo largo de algunas playas y penetran en los arroyos de esas zonas. De vez en cuando los adultos penetran en los grandes ríos.

Aunque se trata de una familia muy difundida, la importancia de las lisas para el hombre puede variar mucho de un lugar a otro. Son pescadas con caña en algunos litorales, en general arrojando hilos desde la orilla, y algunas veces desde botes.

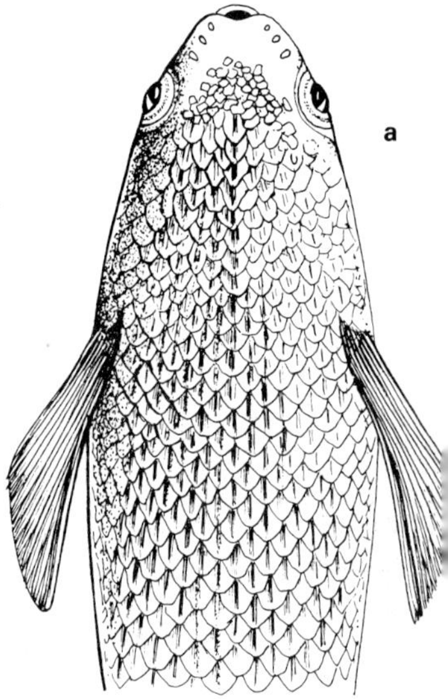

a

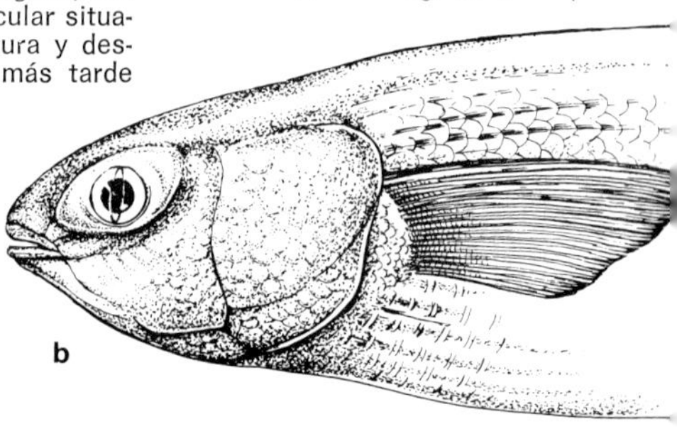

b

**Fig. 37** Rasgos característicos de los Mugílidos: a = vista dorsal de la galúa mostrando los canales sensoriales; b = vista lateral del cabezudo mostrando el párpado adiposo.

Los pescadores comerciales en su mayoría utilizan trampas y jábegas, y en algunas regiones la cantidad de peces cogidos es enorme: hasta 20 millones de kg (19 683 toneladas) al año en la región mediterránea. En el sur de Rusia, sus huevas, así como su carne, tienen bastante importancia comercial.

Existen seis especies por todo el litoral europeo y penetran en las aguas dulces de vez en cuando.

## Clave para los Mugílidos de Europa

**1** Hueso preorbital situado posteriormente sin llegar al nivel de la esquina de la boca; maxilar completamente escondido debajo del hueso preorbital; párpado adiposo bien desarrollado, cubriendo el ojo hasta la pupila *Mugil cephalus*

Hueso preorbital situado posteriormente llegando más allá del nivel de la esquina de la boca; maxilar sobresaliendo desde debajo del hueso preorbital en la esquina de la boca; párpado adiposo débilmente desarrollado, sin llegar nunca a la pupila **2**

**2** Labio superior muy grueso: su anchura no inferior a la décima parte de la longitud de la cabeza y superior a la mitad del diámetro del ojo; ramificaciones de la mandíbula inferior no cubiertas de escamas **3**

Labio superior menos grueso: su anchura inferior a la décima parte de la longitud de la cabeza y no superior a la mitad del diámetro del ojo **4**

**3** Labio superior uniforme, con un grosor aproximadamente igual al diámetro del ojo *Mugil labeo*

Labio superior con dos filas de pequeñas verrugas, con un grosor inferior al diámetro del ojo *Mugil labrosus*

**4** Algunas escamas dorsales con varios (2-5) canales; lado superior de la cabeza escamado hasta los orificios nasales anteriores; escamas en el hocico que termina en numerosas filas de pequeñas escamas; ningún lóbulo alargado por encima de la base de la aleta pectoral; varias manchas doradas sobre las cubiertas branquiales *Mugil saliens*

Escamas dorsales con canales sencillos **5**

**5** Lado superior de la cabeza escamado hasta los orificios nasales o incluso anteriormente; extremo posterior del preorbital redondeado o truncado verticalmente (pero no oblicuamente); lóbulo alargado por encima de la base de la aleta pectoral *Mugil capito*

Escamas del lado superior de la cabeza sin llegar a la parte anterior de los orificios nasales, y terminando en una serie sencilla de pequeñas escamas; extremo posterior del preorbital truncado oblicuamente; ningún lóbulo alargado por encima de la base de la aleta pectoral; 1 mancha dorada detrás de cada opérculo y 1 detrás de cada ojo *Mugil auratus*

**Cabezudo** *Mugil cephalus*

Ing.: *striped mullet.*

**Tamaño** 30-60 cm; máximo 70 cm; peso máximo unos 6 kg. **Caracteres distintivos** cuerpo cubierto de grandes escamas cicloideas que se extienden hacia la cabeza; 2 aletas dorsales, la primera con sólo 4 radios espinosos; párpado adiposo bien desarrollado, cubriendo el ojo hasta la pupila. **Distribución** se encuentra alrededor de la costa atlántica en el sur de Europa (mares Mediterráneo y Negro inclusive) y en América del Norte. Introducido en el Caspio. Penetra en las aguas dulces a través de los grandes estuarios y lagos costeros. **Reproducción** junio-agosto, frezando en el mar. Maduran a los 6-8 años. 5 000 000-7 200 000 huevos por hembra. **Alimento** algas e invertebrados. **Importancia** comercial; en varios países se realizan voluminosas pescas mediante redes y trampas. Pescado con caña en algunos estuarios.

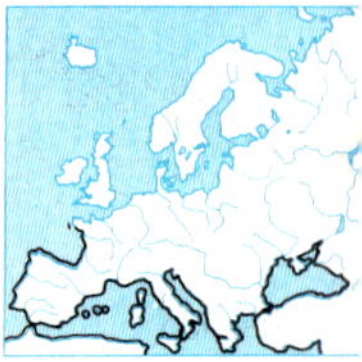

**Galupe** *Mugil auratus*

Cat.: *galta-roig;* Vas.: *dabeta, korkon;* Fr.: *mulet doré;* It.: *muggine dorato;* Por.: *mugen, muge;* Ing.: *golden mullet;* Al.: *Goldmeeräsche.*

**Tamaño** 20-35 cm; máximo 50 cm. **Caracteres distintivos** cuerpo cubierto de grandes escamas cicloideas que se extienden hacia la cabeza; 2 aletas dorsales, la primera con sólo 4 radios espinosos; ningún lóbulo alargado por encima de la base de la aleta pectoral; mancha dorada sobre la cubierta branquial y detrás de cada ojo. **Distribución** toda la costa atlántica, al sur de Europa y en los mares Mediterráneo y Negro. Introducido en el Caspio. Penetra en los cursos bajos de algunos ríos (Dniéper). **Reproducción** agosto-septiembre, frezando en el mar. Maduran después de 3-5 años. 1 200 000-2 100 000 huevos por hembra. **Alimento** materia vegetal del fondo, a veces invertebrados. **Importancia** comercial en pesquerías de redes y trampas, en los mares Mediterráneo y Negro.

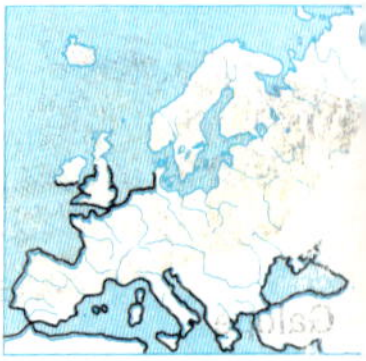

**Capitón** *Mugil capito*

Cat.: *llisa de cap plat. llisa morruda;* Vas.: *daplata, korkon;* Fr.: *mulet capiton;* It.: *cefalo calamita;* Por.: *calhota;* Ing.: *thinlipped mullet;* Al.: *dünnlippige Meeräsche.*

**Tamaño** 25-40 cm; máximo 50 cm; récord inglés de pesca con caña 2,469 kg. **Caracteres distintivos** cuerpo cubierto de grandes escamas cicloideas que se extienden hacia la cabeza; 2 aletas dorsales, la primera con sólo 4 radios espinosos: ninguna mancha dorada sobre los opérculos. **Distribución** la costa europea (mares Mediterráneo y Negro) excepto el extremo norte. Penetra en los cursos bajos de grandes ríos y en algunos lagos y lagunas costeros. **Reproducción** agosto-septiembre, frezando en el mar. Las crías maduran pasados 3-5 años. **Alimento** algas e invertebrados. **Importancia** comercial y deportiva en algunas regiones.

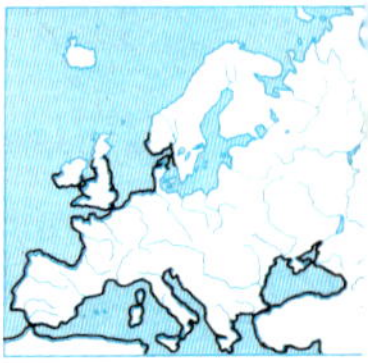

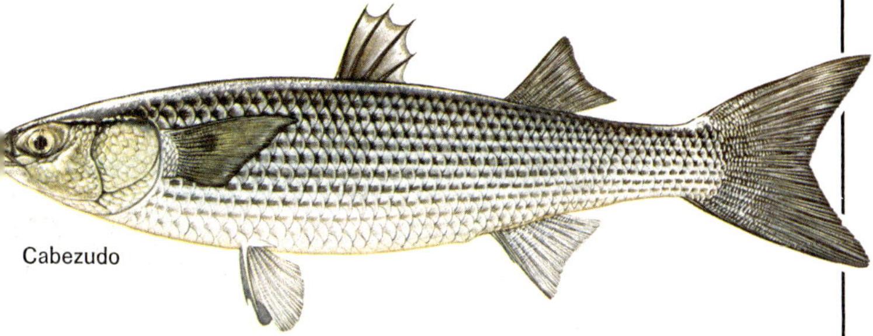

Cabezudo

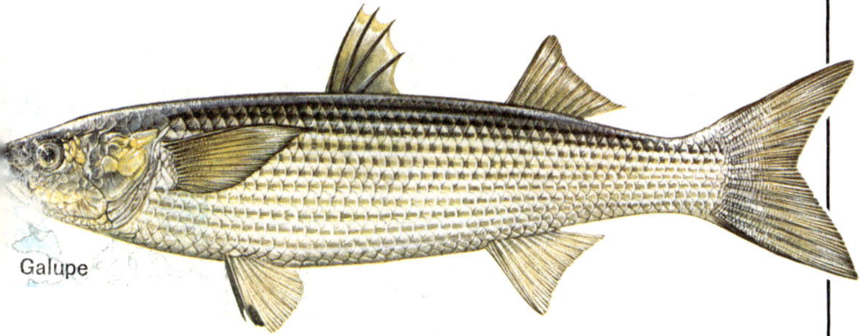

Galupe

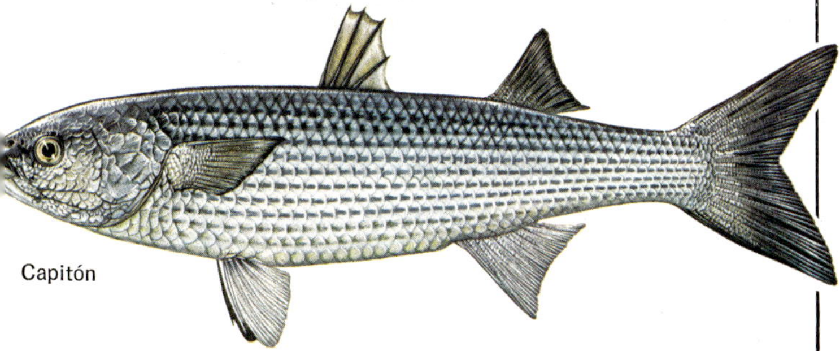

Capitón

**Labeo** *Mugil labeo*

Ing.: *grey mullet.*

**Tamaño** 15-20 cm; máximo 25 cm. **Caracteres distintivos** cuerpo con grandes escamas cicloideas que se extienden hacia la cabeza; 2 aletas dorsales, la primera con sólo 4 radios espinosos; labio superior uniforme e igual en grosor al diámetro del ojo. **Distribución** se encuentra en las regiones costeras de Europa desde Francia hasta el Mediterráneo septentrional. Se presenta en el agua dulce de los cursos bajos de grandes ríos. **Reproducción** julio-septiembre, frezando en el mar. **Alimento** diminuta materia vegetal e invertebrados bentónicos, sobre todo moluscos y crustáceos. **Importancia** de considerable importancia comercial en las pesquerías costeras de Francia, pero de escasa significación deportiva.

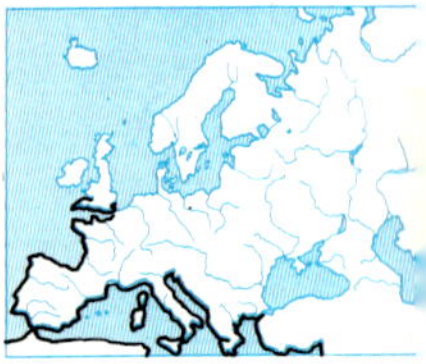

**Lisa** *Mugil labrosus*

Cat.: *llísera vera;* Fr.: *muge à grosse lèvre;* Por.: *tainha;* Ing.: *thicklipped mullet;* Al.: *dicklippge Meeräsche.*

**Tamaño** 30-50 cm; máximo 90 cm; récord inglés de pesca con caña 4,564 kg. **Caracteres distintivos** cuerpo cubierto de grandes escamas cicloideas que se extienden hacia la cabeza; 2 aletas dorsales, la primera con sólo 4 radios espinosos; labio superior muy grueso y con 2 hileras de pequeñas verrugas. **Distribución** se encuentra en las regiones costeras del Atlántico al sur de Noruega y en los mares Mediterráneo y Negro, presentándose en el agua dulce de los cursos bajos de algunos ríos. **Reproducción** junio-agosto, en el mar. Las crías maduran pasados 2-4 años. **Alimento** algas filamentosas y demás plantas del fondo, junto con invertebrados. **Importancia** de considerable importancia comercial (junto con otras lisas) en pesquerías de redes y trampas. Considerada como especie deportiva en algunas regiones.

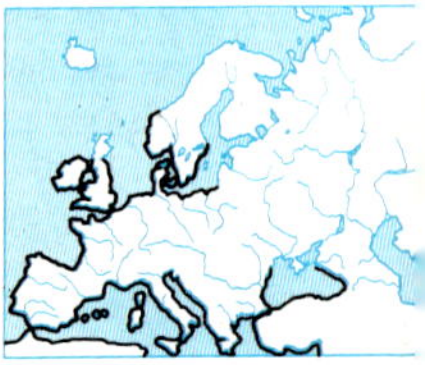

**Galúa** *Mugil saliens*

Ing.: *sharpnose mullet.*

**Tamaño** 20-30 cm; máximo 40 cm. **Caracteres distintivos** cuerpo cubierto de grandes escamas cicloideas que se extienden hacia la cabeza; 2 aletas dorsales, la primera con sólo 4 radios espinosos; varias manchas doradas sobre los opérculos. **Distribución** costa atlántica del sur de Europa y África del Norte, mares Mediterráneo y Negro. Ha sido introducido en el mar Caspio. Se encuentra en el agua dulce de los cursos bajos de algunos ríos (p. ej. el Guadalquivir) y lagunas costeras. **Reproducción** mayo-junio, en mares poco profundos. **Alimento** principalmente algas bentónicas y demás materia vegetal incluidos invertebrados (p. ej. moluscos). **Importancia** de cierta significación comercial en pesquerías de redes y trampas de los mares Mediterráneo y Negro.

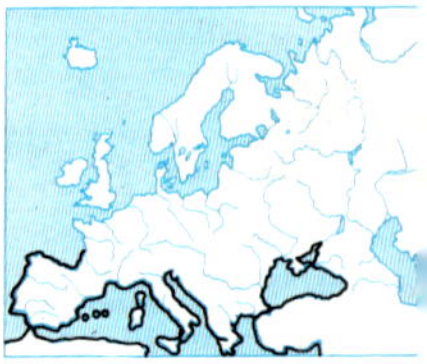

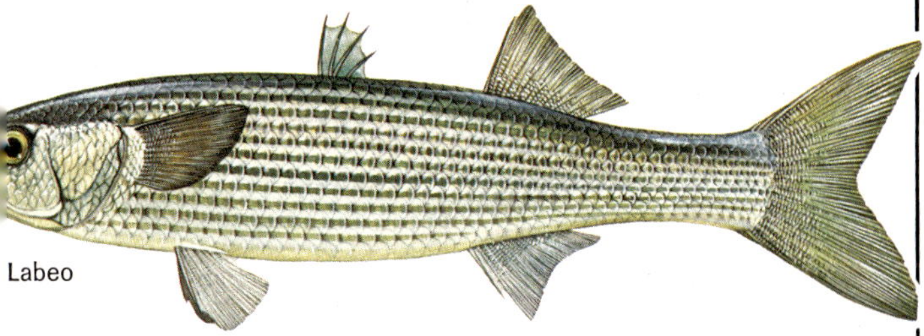
Labeo

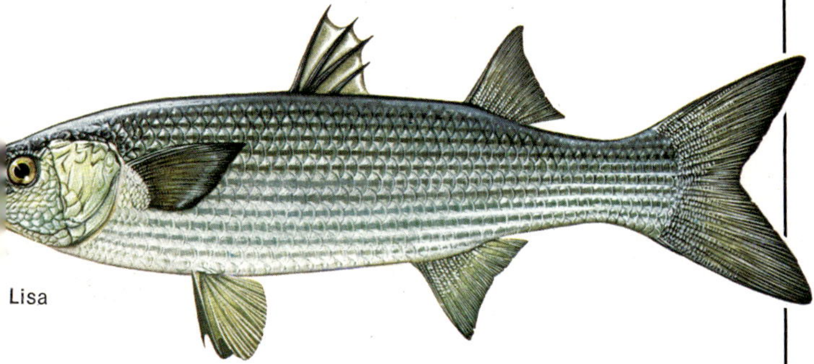
Lisa

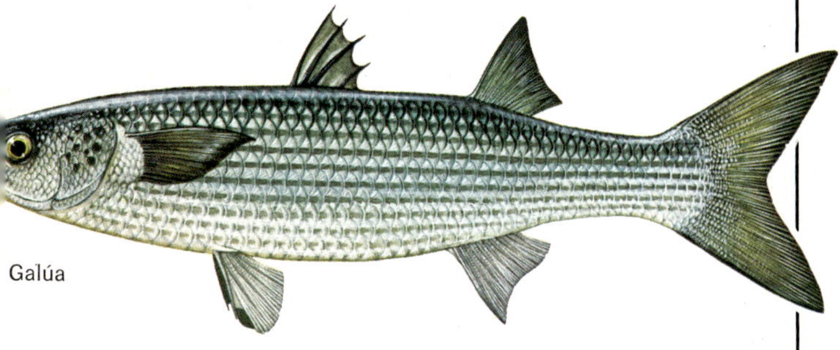
Galúa

## Familia ATERÍNIDOS

Los Aterínidos, o pejerreyes, se encuentran por todo el mundo exceptuando las latitudes elevadas. Se presentan en el mar, aguas salobres y diferentes aguas dulces. Existen 50 géneros y unas 170 especies. La mayoría son pequeños (menos de 15 cm), aunque las mayores especies crecen hasta más de 50 cm. Son todos peces plateados translúcidos, generalmente con una banda lateral. La línea lateral está ausente o es pequeña.

En Europa existen únicamente 3 especies, principalmente marinas, pero pueden penetrar en el agua dulce.

### Clave para los Aterínidos de Europa

**1** Menos de 55 escamas laterales *Atherina mochon*
Más de 55 escamas laterales **2**

**2** Menos de 12 radios ramificados en la segunda aleta dorsal *Atherina hepsetus*
Más de 12 radios ramificados en la segunda aleta dorsal *Atherina presbyter*

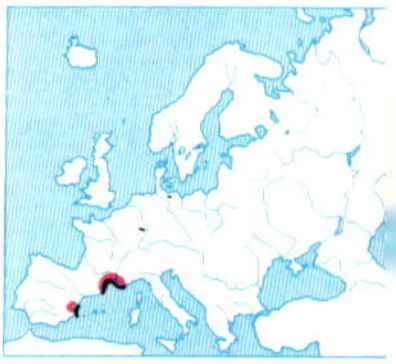

### Chucleto *Atherina hepsetus*

Ing.: *sandsmelt.*

**Tamaño** 10-12 cm; máximo 15 cm. **Caracteres distintivos** más de 55 escamas laterales; menos de 12 radios ramificados en la aleta dorsal. **Distribución** a lo largo de los litorales de los mares Mediterráneo, Negro y Caspio, y en algunos estuarios. **Reproducción** junio-agosto, frezando entre la vegetación a la que se adhieren los huevos por medio de filamentos. **Alimento** invertebrados, principalmente crustáceos. **Importancia** sólo comercial secundaria para las pesquerías regionales.

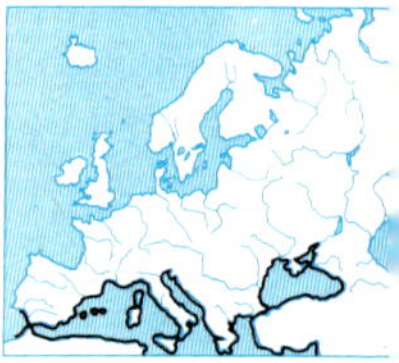

### Mochón, Pejerrey *Atherina mochon*

Cat.: *moixó;* Fr.: *petite athérine;* It.: *agnela;* Ing.: *Mediterranean sandsmelt;* Al.: *kleiner Ährenfisch.*

**Tamaño** 8-12 cm; máximo 14 cm. **Caracteres distintivos** menos de 55 escamas laterales. **Distribución** a lo largo de los litorales de los mares Mediterráneo, Negro y Caspio. Se presenta en los cursos bajos de algunos ríos (Dniéster, Bug), y en lagos. **Reproducción** julio-agosto, frezando entre la vegetación, a la que se adhieren los huevos por medio de finos filamentos. **Alimento** invertebrados bentónicos, sobre todo crustáceos, y en el agua dulce larvas de insectos. **Importancia** sólo comercial secundaria en los mares Negro y Caspio.

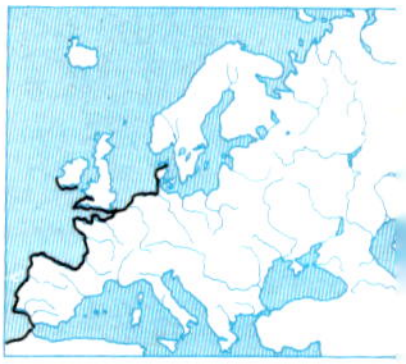

### Abichón *Atherina presbyter*

Cat.: *cabeçuda;* Fr.: *cabassan;* Ing.: *Atlantic sandsmelt;* Al.: *Ährenfisch.*

**Tamaño** 10-13 cm; máximo 15 cm. **Caracteres distintivos** más de 55 escamas laterales; más de 15 radios ramificados en la aleta dorsal. **Distribución** todo lo largo de las costas de Europa desde Dinamarca hasta España y Mediterráneo occidental. Penetra en algunos estuarios. **Reproducción** abril-julio, en aguas no muy profundas entre algas marinas a las que se adhieren los huevos filamentosos. **Importancia** comercial secundaria a lo largo del litoral Mediterráneo.

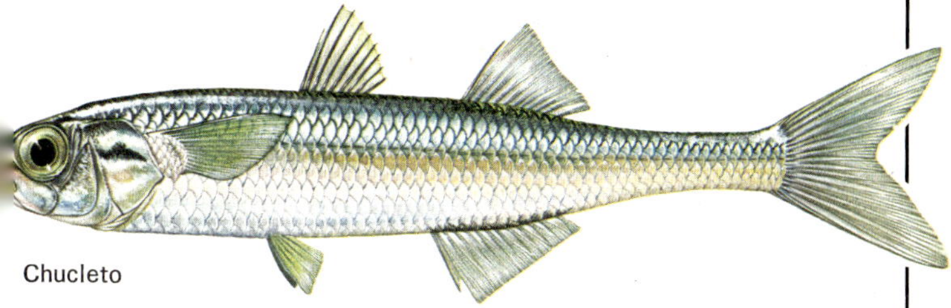

Chucleto

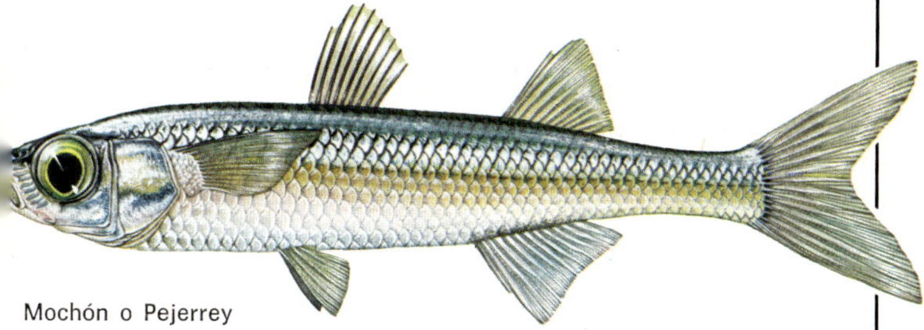

Mochón o Pejerrey

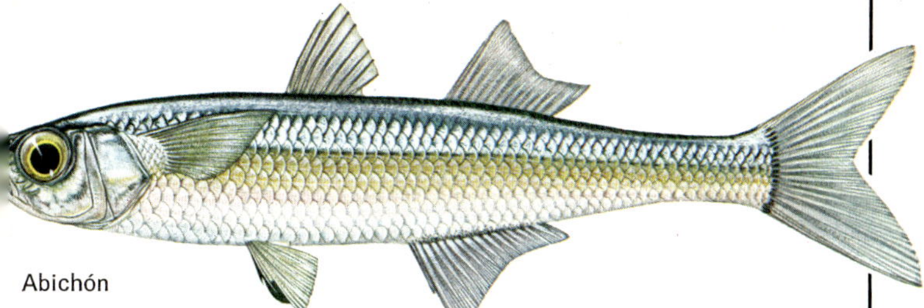

Abichón

## Familia SERRÁNIDOS

Los Serránidos, o róbalos marinos, como son conocidos muchos de ellos, se encuentran en la mayor parte de los mares del mundo, tanto templados como tropicales. Aunque muchas especies son marinas, existen algunas en las aguas salobres o en las dulces. Son peces bien constituidos, de cuerpo característico ancho con aletas dorsales anteriores espinosas y escamas ctenoides.
En el agua dulce de Europa penetran únicamente 2 especies.

### Clave para los Serránidos de Europa que penetran en el agua dulce

**1** Escamas cicloideas sobre el espacio interorbital; dientes solamente en la cabeza del vómer; ninguna mancha en los adultos *Dicentrarchus labrax*
Escamas ctenoides sobre el espacio interorbital: dientes por todo el vómer; manchas presentes en los adultos, formando en general series longitudinales. *Dicentrarchus punctatus*

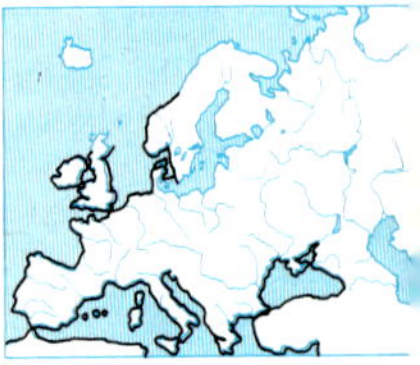

### Lubina *Dicentrarchus labrax*

Cat.: *llobarro;* Fr.: *bar, loubine;* Por.: *robalo;* Ing.: *sea bass;* Al.: *Wolsbarsch.*

**Tamaño** 40-70 cm; máximo 100 cm; peso máximo, unos 12 kg; récord inglés de pesca con caña, 8,220 kg. **Caracteres distintivos** 2 aletas dorsales iguales, que precisamente se juntan una a otra; escamas cicloideas entre los ojos, gran mancha oscura sobre el opérculo, pero ninguna en el cuerpo. **Distribución** se encuentra por todas las costas europeas (mares Mediterráneo y Negro inclusive), salvo en el extremo septentrional. Penetra en los cursos bajos de los ríos más importantes. **Reproducción** marzo-junio, en el mar. **Alimento** en la fase joven, invertebrados (sobre todo moluscos y crustáceos) y algunos peces; en la fase adulta, en su mayoría peces (p. ej. arenques). **Importancia** de importancia comercial secundaria en algunos países. Importante especie deportiva, que ofrece una apasionante pesca con caña en algunos estuarios y aguas costeras.

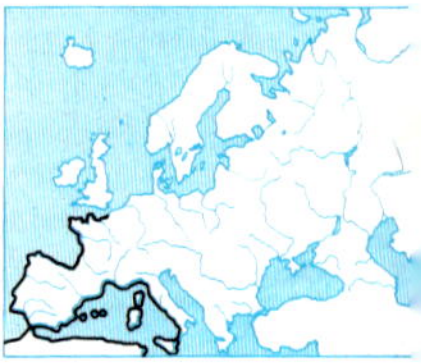

### Baila *Dicentrarchus punctatus*

Ing.: *spotted bass.*

**Tamaño** 25-40 cm; máximo 100 cm. **Caracteres distintivos** 2 aletas dorsales iguales que se juntan precisamente una a otra; escamas ctenoides entre los ojos; cuerpo con numerosas manchas oscuras, generalmente formando varias hileras longitudinales. **Distribución** se encuentra alrededor del litoral europeo desde el norte de Francia hasta el sur de Italia. Ausente del Mediterráneo oriental. Penetra en los cursos bajos de los ríos y sus marismas. **Reproducción** mayo-agosto, frezando en estuarios y a lo largo de las costas. En el agua dulce o salobre los huevos se hunden, mientras que en el agua marina flotan. **Alimento** invertebrados (sobre todo moluscos y crustáceos) y peces varios. **Importancia** de cierta importancia comercial y deportiva en el Mediterráneo occidental.

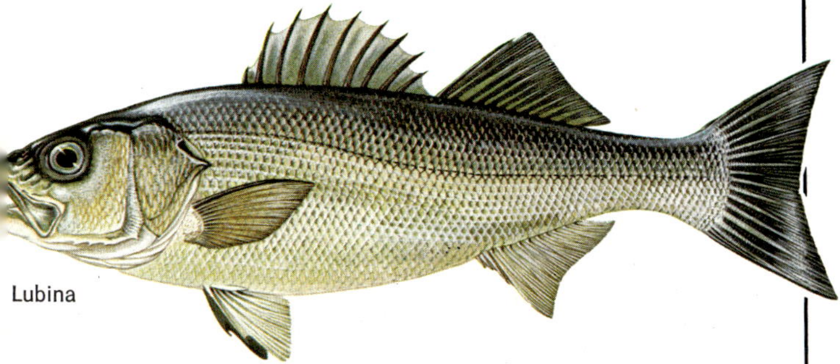
Lubina

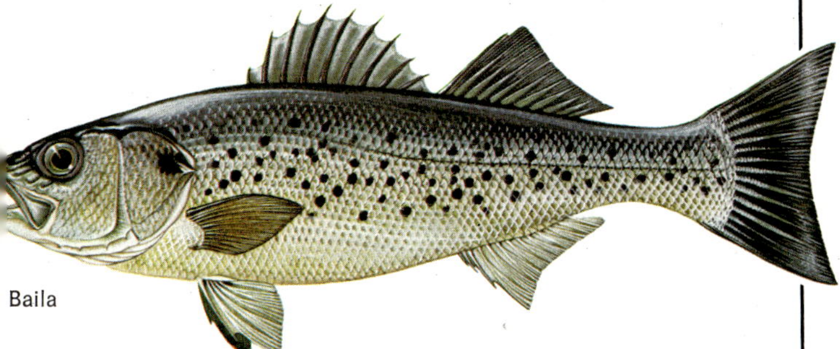
Baila

## Familia PÉRCIDOS

Los Pércidos, o percas, como se llama comúnmente a algunos miembros de esta familia, están restringidos al Hemisferio Norte y se encuentran en diversas aguas de Europa, norte de Asia y América del Norte. Se han realizado introducciones con resultado positivo por lo menos de una especie (la perca) en el Hemisferio Sur (Australia). Existen 6 géneros y unas 16 especies dentro de la familia, la mayor parte de ellas existentes en Europa. Excepto una se encuentran todas ellas en el agua dulce, pero algunas pueden vivir en estuarios y penetrar en el agua salobre. Una de las especies es predominantemente marina.

Los miembros más característicos de la familia son alargados y bastante comprimidos lateralmente. En general la boca es grande y lleva varias filas de dientes, muchos de ellos afilados, y otros alargados para formar caninos. Presentan dos aletas dorsales, por regla general claramente separadas, con la aleta anterior sostenida por 6-15 fuertes radios espinosos. Los radios de la aleta dorsal posterior son blandos y ramificados. El cuerpo está cubierto de escamas ctenoides bien desarrolladas que dan la impresión de una piel áspera al tacto. En muchas especies las escamas se extienden hacia la cabeza, que también está protegida por protuberancias espinosas procedentes del hueso opercular entre otros.

Varios de los mayores Pércidos son de importancia para la pesca deportiva, especialmente la perca, la lucioperca y otras especies de *Stizostedion.* Tanto en Europa como en América del Norte, se pescan con caña grandes cantidades de esos peces, utilizando una diversidad de técnicas con inclusión del hilado y los cebos vivos. Estas grandes especies son comercialmente importantes en muchos países, ya que su carne es blanca, desmenuzable y exquisita cuando se guisa debidamente. Son capturados en trampas (concretamente las percas acuden a ellas en grandes cantidades a principios de verano) y redes. En 1934 la pesca de la perca sólo en la región canadiense de los Grandes Lagos superó los 25 millones de kilos (24 603 toneladas). De las aguas europeas se obtienen pescas inferiores, pero a pesar de todo apreciables.

Todos los Pércidos son carnívoros, y las especies mayores viven en su mayoría de otros peces. Por este motivo a veces se les utiliza para controlar a los prolíficos peces herbívoros de los estanques y criaderos de peces. En la mayoría de las especies la freza tiene lugar por parejas, tríos o a veces incluso grupos mayores, con varios machos para una hembra. En algunas especies (por ejemplo la perca), los huevos son puestos en largas hileras; en otras quedan separados y en la época de freza son dejados sueltos y caen por entre la grava y las piedras.

En Europa existen 12 especies, todas ellas indígenas.

## Clave para los Pércidos de Europa

**1** Ojos dispuestos dorsalmente en la cabeza *Romanichthys valsanicola*
Ojos dispuestos lateralmente o dorsolateralmente en la cabeza **2**

**2** Cavidades de los órganos sensoriales muy poco desarrolladas a ambos lados y parte superior de la cabeza **3**
Grandes cavidades de los órganos sensoriales lateral y dorsalmente en la cabeza **9**

**3** Hueso maxilar suelto por la parte posterior, no cubierto por el preorbital; cuerpo comprimido lateralmente **4**
Hueso maxilar cubierto en la parte posterior por el preorbital; cuerpo fusiforme **7**

**4** Base de la primera aleta dorsal más larga que la base de la segunda; aletas ventrales situadas muy juntas, sin que su intersticio sobrepase los 2/3 de la anchura de la aleta ventral en la base; dientes pequeños, ninguno de ellos canino *Perca fluviatilis*
Base de la primera aleta dorsal igual o inferior a la base de la segunda; espacio entre las aletas ventrales equivalente por lo menos a los 2/3 de la anchura de la aleta ventral en la base **5**

5 Nunca más de 18 radios ramificados en las aletas dorsales; anchura interorbital mucho mayor que el diámetro del ojo; caninos presentes *Stizostedion marina*

Más de 18 radios ramificados en las aletas dorsales; anchura interorbital más corta o igual al diámetro del ojo **6**

6 Caninos bien desarrollados; mejillas desnudas o sólo escamadas en parte; 80-97 escamas a lo largo de la línea lateral *Stizostedion lucioperca*

Ningún canino en los adultos; mejillas completamente escamosas; 70-83 escamas a lo largo de la línea lateral *Stizostedion volgensis*

7 Primera aleta dorsal con 13-15 radios espinosos; segunda aleta dorsal con 18-20 radios *Aspro zingel*

Primera aleta dorsal con 8-9 radios espinosos; segunda aleta dorsal con 12-13 radios **8**

8 Pedúnculo caudal tanto o más largo que la base de la segunda aleta dorsal; 4-5 barras oscuras visibles a través del cuerpo *Aspro streber*

Pedúnculo caudal más corto que la base de la segunda aleta dorsal; 3 barras oscuras desiguales atravesando el cuerpo *Aspro asper*

9 Acusado espacio entre las aletas dorsales; maxilar suelto en la parte posterior *Percarina demidoffi*

Aletas dorsales unidas; maxilar cubierto por el preorbital **10**

10 Hocico corto, con una longitud máxima equivalente al diámetro del ojo; aleta dorsal con 11-16 radios espinosos; 35-40 escamas a lo largo de la línea lateral *Gymnocephalus cernua*

Hocico alargado, por lo menos la mitad más largo que el diámetro del ojo; aleta dorsal con 17-19 radios espinosos; 50-62 escamas a lo largo de la línea lateral **11**

11 Longitud del cuerpo menor que el quíntuple de la anchura máxima; manchas negras redondas presentes en los flancos del cuerpo *Gymnocephalus acerina*

Longitud del cuerpo mayor que el quíntuple de la anchura máxima; 3 ó 4 bandas negras transversales en los flancos del cuerpo *Gymnocephalus schraetzer*

**Fig. 38** Escama ctenoide de una perca mostrando los anillos anuales.

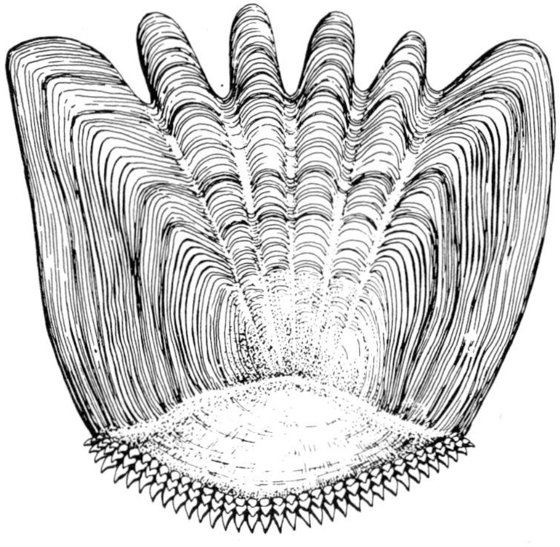

**Perca** *Perca fluviatilis*
Cat.: *perca;* Vas.: *perka;* Fr.: *perche;* It.: *pesce persico;* Ing.: *perch;* Al.: *Flussbarsch.*

**Tamaño** 20-35 cm; máximo 51 cm; peso máximo unos 4,75 kg; récord inglés de pesca con caña 2,154 kg. **Caracteres distintivos** aletas dorsales separadas, la primera muy espinosa. **Distribución** en ríos y lagos lentos de la mayor parte del norte de Europa, Asia y este de América del Norte. **Reproducción** abril-junio, entre la vegetación de aguas poco profundas. Los huevos, puestos en cintas de aproximadamente 1 m de longitud, hacen eclosión al cabo de 15-20 días. Las crías maduran a los 2-3 años y viven hasta 10 años. 12 000-199 000 huevos por hembra. **Alimento** invertebrados en la etapa joven, invertebrados y peces en la adulta. **Importancia** comercial y deportiva.

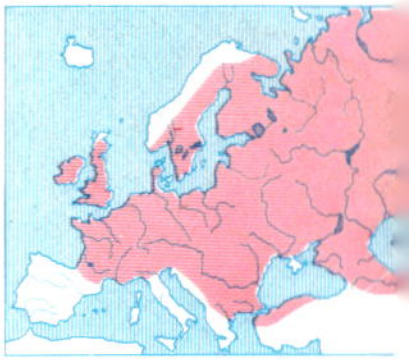

**Lucioperca** *Stizostedion lucioperca*
Cat.: *perca-lluci;* Fr.: *sandre;* Ing.: *pikeperch;* Al.: *Zander, Schill.*

**Tamaño** 30-70 cm; máximo 130 cm; peso unos 18 kg; récord inglés de pesca con caña 6,945 kg. **Caracteres distintivos** aletas dorsales casi juntas; grandes dientes caninos. **Distribución** ríos lentos y lagos fértiles de Europa desde Holanda hasta el mar Caspio. Introducido en otras regiones (p. ej. Inglaterra). **Reproducción** abril-junio, entra la grava y las piedras. Los huevos son vigilados por ambos progenitores y hacen eclosión a los 5-10 días. Las crías maduran al cabo de 3-5 años. 180 000-1 185 000 huevos por hembra. **Alimento** invertebrados al principio, pero casi únicamente peces después. **Importancia** capturado con fines comerciales en trampas y redes. También deportiva.

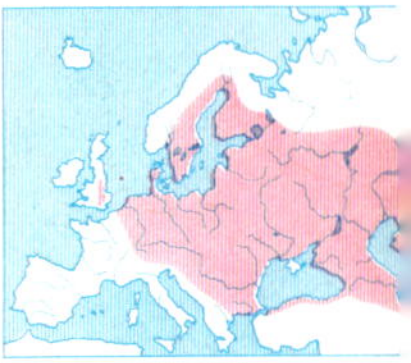

**Lucioperca marina** *Stizostedion marina*
Ing.: *sea pikeperch.*

**Tamaño** 30-50 cm; máximo 62 cm; los ejemplares de 54 cm de longitud pesan aproximadamente 1,7 kg. **Caracteres distintivos** aletas dorsales casi juntas; grandes dientes caninos; 78-84 escamas laterales. **Distribución** mares Negro y Caspio y los cursos bajos de los ríos de la región (p. ej. el Bug y el Dniéper). **Reproducción** abril-mayo, sobre las piedras del agua dulce y del agua salada. Las crías maduran pasados 3-5 años y viven hasta 10. 13 000-126 000 huevos por hembra. **Alimento** invertebrados al principio, pero casi únicamente peces después. **Importancia** comercial en pesquerías de trampas y redes. Rara vez pescado con caña.

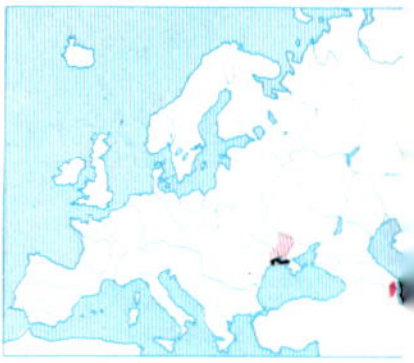

**Lucioperca del Volga** *Stizostedion volgensis*
Ing.: *Volga pikeperch.*

**Tamaño** 25-40 cm; máximo 45 cm; peso medio aproximadamente 1,3 kg. **Caracteres distintivos** aletas dorsales casi juntas; ningún diente canino en los adultos; 70-83 escamas laterales. **Distribución** en las cuencas de los ríos que desembocan en los mares Negro y Caspio (p. ej. el Volga y el Danubio). Se encuentra en ríos lentos y lagos. **Reproducción** abril-mayo, entre las piedras y la vegetación. Las crías maduran a los 3-4 años. **Alimento** grandes invertebrados, sobre todo crustáceos y peces. **Importancia** comercial.

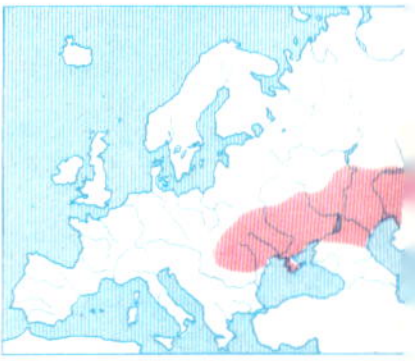

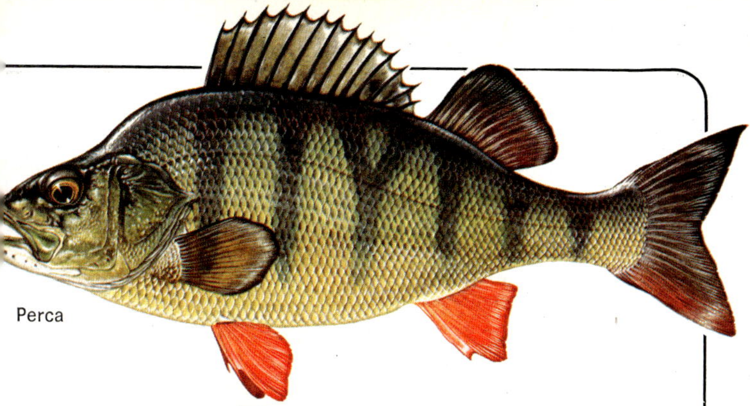

Perca

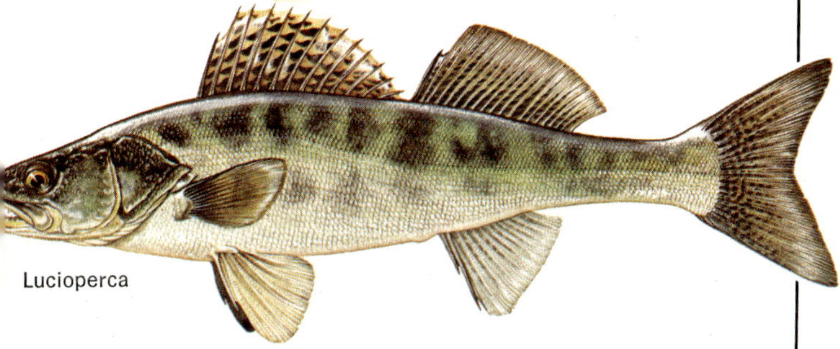

Lucioperca

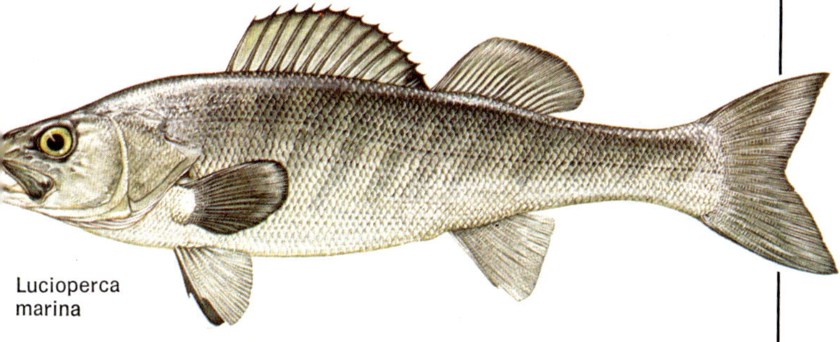

Lucioperca
marina

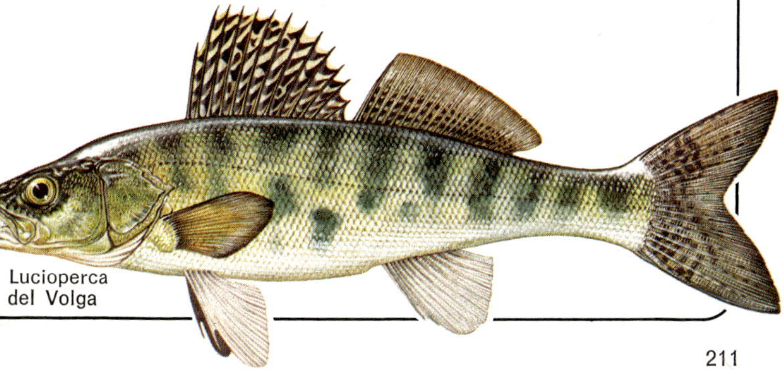

Lucioperca
del Volga

## Acerina del Don *Gymnocephalus acerina*

Ing.: *Don ruffe.*

**Tamaño** 12-18 cm; máximo 21 cm. **Caracteres distintivos** dos aletas dorsales parcialmente unidas una a otra, la anterior con 17-19 radios espinosos; 50-55 escamas laterales. **Distribución** encontrado únicamente en aguas y lagos de flujo lento en las cuencas de ríos que desembocan al norte del mar Negro (p. ej. el Dniéster, el Dniéper, el Don). **Reproducción** abril-mayo, frezando entre las piedras y la vegetación del agua poco profunda. **Alimento** invertebrados, sobre todo crustáceos e insectos; a veces pequeños peces. **Importancia** de poca importancia comercial o deportiva.

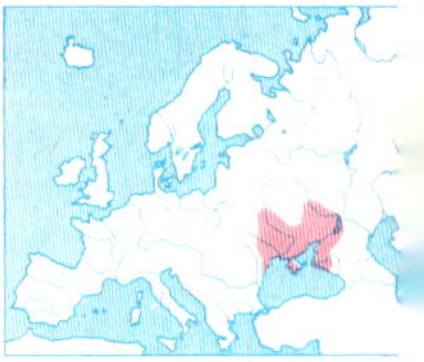

## Acerina *Gymnocephalus (=Acerina) cernua*

Fr.: *grémille;* Ing.: *ruffe;* Al.: *Kaulbarsch.*

**Tamaño** 10-15 cm; máximo 50 cm; récord inglés de pesca con caña 113 g. **Caracteres distintivos** dos aletas unidas una a otra, la anterior con 11-16 radios espinosos; 35-40 escamas laterales. **Distribución** se encuentra en los ríos y lagos de flujo lento por la mayor parte de Europa, salvo ciertas regiones del norte y del sur. **Reproducción** abril-mayo, frezando entre las piedras y la vegetación del agua poco profunda. Los huevos hacen eclosión a los 8-12 días y las crías maduran a los 2-3 años. 4 000-104 000 huevos por hembra. **Alimento** invertebrados moradores del fondo (sobre todo moluscos, crustáceos y larvas de insectos) y a veces pequeños peces. **Importancia** de importancia comercial y deportiva secundaria, aunque se pesca en algunas regiones.

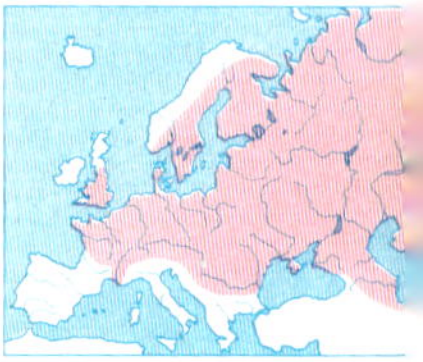

## Acerina danubiana
*Gymnocephalus schraetzer*

Fr.: *grémille du Danube;* Ing.: *striped ruffe;* Al.: *Schrätzer.*

**Tamaño** 15-20 cm; máximo 24 cm. **Caracteres distintivos** dos aletas dorsales parcialmente unidas una a otra, la anterior con 17-19 radios espinosos; 55-62 escamas laterales. **Distribución** se encuentra únicamente en la cuenca del Danubio, y de vez en cuando en su estuario del mar Negro. **Reproducción** abril-mayo, frezando entre las piedras y la vegetación de las aguas poco profundas. **Alimento** invertebrados (principalmente moluscos, crustáceos e insectos) pero algunos peces. **Importancia** de escasa importancia comercial o deportiva.

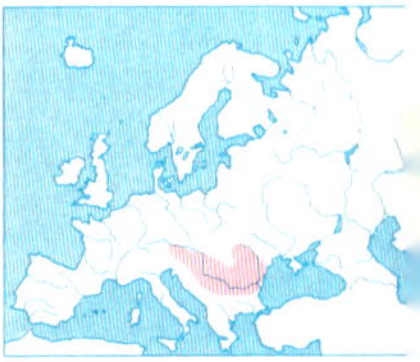

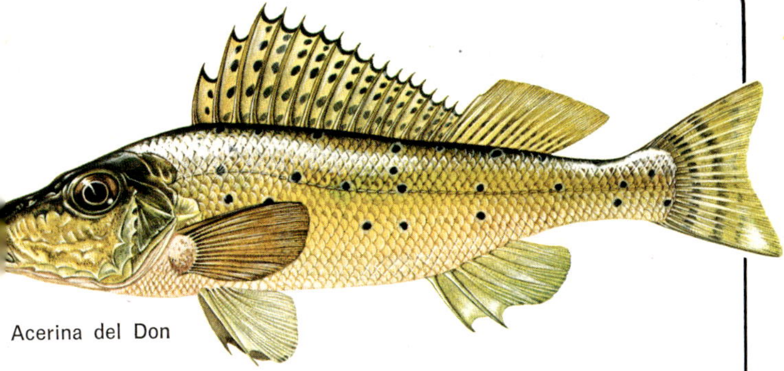

Acerina del Don

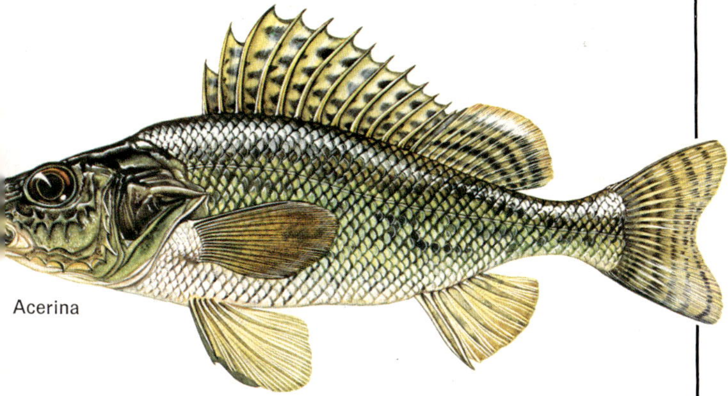

Acerina

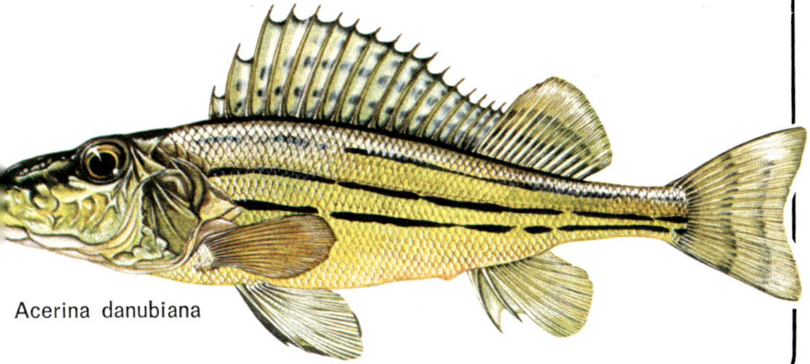

Acerina danubiana

## Aspro común *Aspro asper*

Fr.: *apron du Rhône;* Ing.: *asper;* Al.: *Rhone-Streber.*

**Tamaño** 15-20 cm; máximo 22 cm. **Caracteres distintivos** 2 aletas dorsales bien separadas, la anterior con 8-9 radios espinosos, la posterior con 12-13 radios; pedúnculo caudal más corto que la base de la aleta dorsal posterior. **Distribución** encontrado únicamente en el río Ródano y sus afluentes. **Reproducción** marzo-abril, frezando entre las piedras y la vegetación de las aguas poco profundas. **Alimento** en su mayor parte invertebrados moradores del fondo (sobre todo crustáceos e insectos), pero también huevos de peces y pececillos. **Importancia** de ninguna importancia comercial ni deportiva.

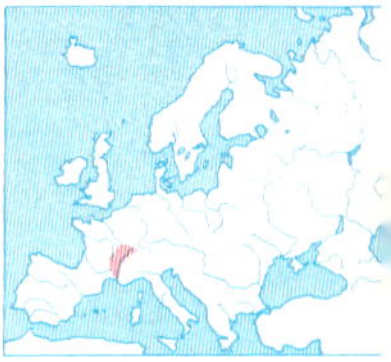

## Aspro menor *Aspro streber*

Fr.: *stréber;* Ing.: *streber;* Al.: *Streber.*

**Tamaño** 12-15 cm; máximo 22 cm. **Caracteres distintivos** 2 aletas dorsales bien separadas, la anterior con 8-9 radios espinosos, la posterior con 12-13 radios; pedúnculo caudal tan largo o más que la base de la aleta dorsal posterior. **Distribución** se encuentra únicamente en el agua corriente del río Danubio y sus afluentes, y en el río Vardar que desemboca en el mar Egeo. **Reproducción** marzo-abril, entre las piedras del agua de curso rápido. **Alimento** invertebrados (principalmente crustáceos y larvas de insectos) y algunos peces pequeños. **Importancia** de poca importancia comercial o deportiva.

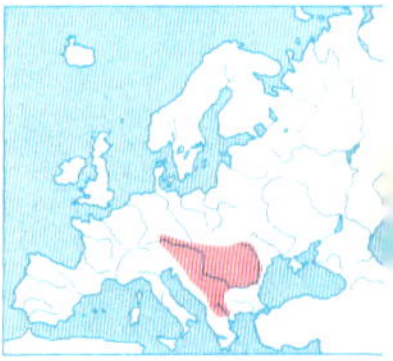

## Aspro mayor *Aspro zingel*

Fr.: *zingel;* Ing.: *zingel;* Al.: *Zingel.*

**Tamaño** 15-30 cm; máximo 48 cm. **Caracteres distintivos** 2 aletas dorsales bien separadas, la anterior con 13-15 radios espinosos, la posterior con 18-20 radios; pedúnculo caudal más corto que la base de la aleta dorsal posterior. **Distribución** únicamente en el agua corriente de la cuenca del río Danubio. **Reproducción** marzo-mayo, entre las piedras del agua de curso rápido. Unos 5000 huevos por hembra. **Alimento** invertebrados bentónicos (sobre todo crustáceos y larvas de insectos) y pequeños peces. **Importancia** de ninguna importancia comercial ni deportiva.

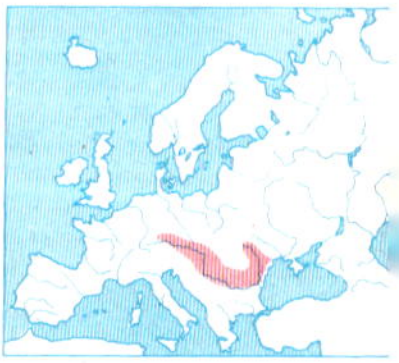

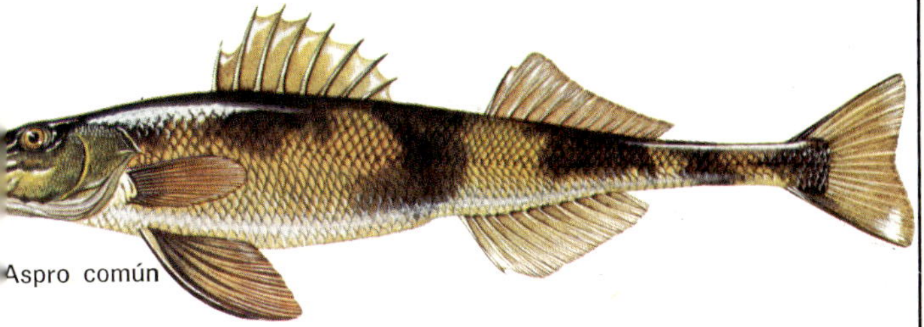

Aspro común

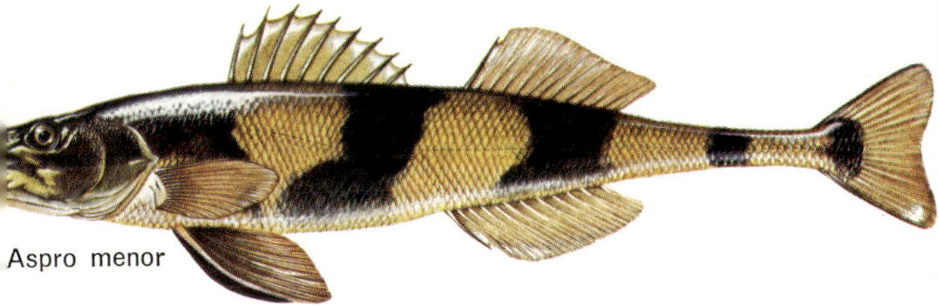

Aspro menor

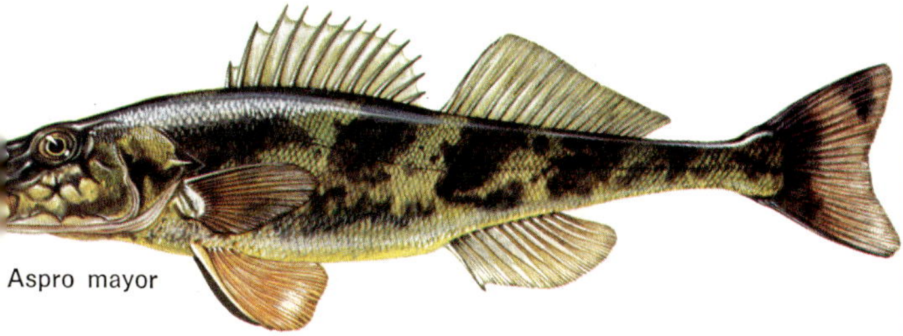

Aspro mayor

**Percarina** *Percarina demidoffi*

Ing.: *percarina.*

**Tamaño** 6-9 cm; máximo 10 cm. **Caracteres distintivos** 2 aletas dorsales bien separadas, la anterior con 9-11 radios espinosos; una hilera de manchas negras a lo largo de la línea lateral. **Distribución** se encuentra únicamente en la región septentrional del mar Negro y en el mar de Azov, y en los cursos bajos de los ríos que desembocan en ellos. **Reproducción** junio-julio, frezando sobre la arena y el sedimento de las aguas poco profundas tanto del agua dulce como del agua marina. Los huevos hacen eclosión a los 2 días y las crías maduran después de 1 año. Los adultos rara vez viven más de 3-4 años. Un máximo de unos 3000 huevos por hembra. **Alimento** invertebrados, sobre todo crustáceos y pequeños peces. **Importancia** de cierta importancia comercial en pesquerías comarcales de redes.

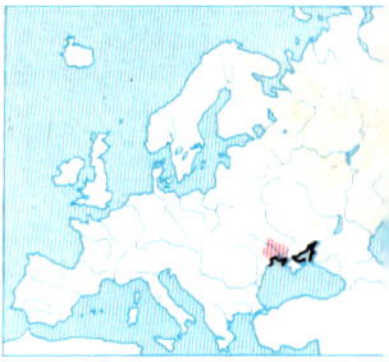

**Perca rumana** *Romanichthys valsanicola*

Fr.: *perche-chabot roumaine;* Ing.: *asprete;* Al.: *Groppenbarsch.*

**Tamaño** 8-12 cm; máximo 13 cm. **Caracteres distintivos** 2 aletas dorsales bien separadas, la posterior mayor que la anterior; ojos situados dorsalmente en la cabeza. **Distribución** se encuentra únicamente en el agua de flujo rápido de los cursos altos de ciertos ríos (Arges, Vilsan y Riul) de la cuenca del Danubio en Rumania. **Reproducción** comportamiento reproductor desconocido. **Alimento** invertebrados (principalmente larvas de insectos) y pequeños peces. **Importancia** de ninguna importancia comercial ni deportiva.

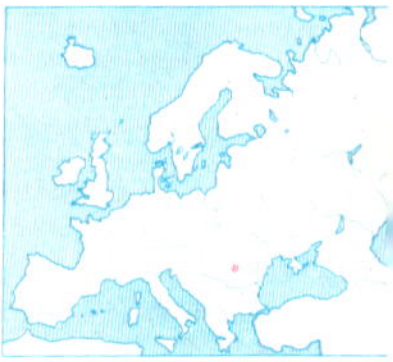

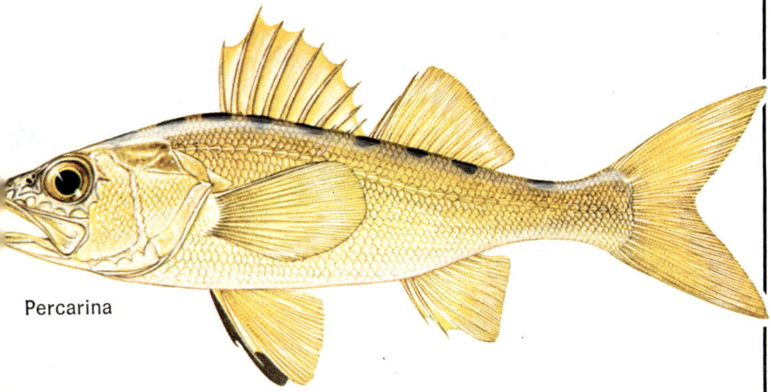

Percarina

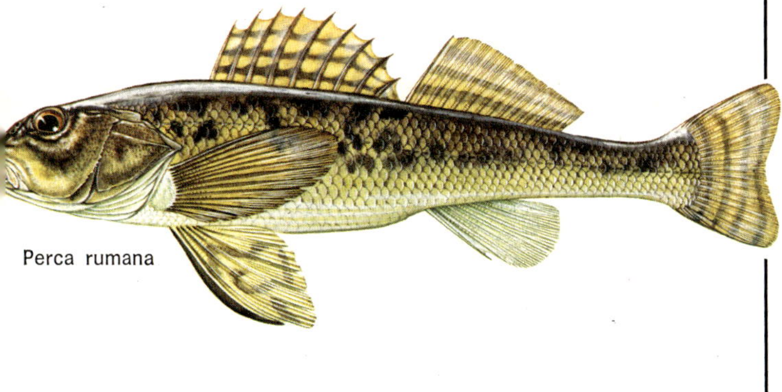

Perca rumana

## Familia CENTRÁRQUIDOS

Los Centrárquidos, conocidos generalmente como peces-sol, son originariamente indígenas en una gran diversidad de aguas, especialmente lagos limosos con mucha vegetación y ríos de curso lento del este de América del Norte. Sin embargo, la distribución actual de la familia es mucho más extensa, ya que diversas especies han sido introducidas con éxito en otros lugares del mundo, como el oeste de América del Norte y Europa. Esta familia es pequeña pero importante, ya que comprende 30 especies repartidas en 10 géneros.

La mayor parte de los peces-sol son de tamaño pequeño o mediano, aplastados lateralmente y con una aleta dorsal bien desarrollada, la mitad anterior de la cual posee radios muy espinosos. La parte espinosa y la parte de radios blandos de la aleta dorsal están separadas por un espacio variable, pero siempre están más juntas que en la mayoría de la familia de la perca. Las otras aletas también están bien desarrolladas, especialmente la aleta anal, que suele ser muy parecida en tamaño a la parte posterior de la aleta dorsal. La boca y los ojos son muy grandes, y presentan grupos de pequeños dientes en diversos lugares de la boca, incluso en la lengua.

Entre los miembros de esta familia se encuentran varias especies sumamente coloreadas y muy atractivas que presentan algunas interesantes características de comportamiento. Las especies más pequeñas son muy usadas por los acuaristas y conservadores de estanques, y las especies mayores por los pescadores con caña. Concretamente la perca de Dolomieu y la perca americana son importantes especies deportivas, y constituyen un valioso elemento de la gigantesca pesquería deportiva e industrias turísticas relacionadas en el este del Canadá. La pesquería comercial originariamente importante para esos peces es en la actualidad de muy poca importancia.

En la actualidad la biología de reproducción de la mayoría de las especies de Centrárquidos se halla bien documentada y se encuentran muchas características comunes en toda la familia. En general los peces maduros frezan a fines de primavera o a principios de verano, en que los machos escogen territorios y excavan nidos. Éstos consisten sencillamente en hoyos circulares que pueden variar de tamaño desde 10 hasta 200 cm de diámetro, generalmente sobre un fondo arenoso o arenisco, pero con frecuencia cerca de una protección de troncos, rocas o masas de vegetación. Los machos pueden volver al mismo nido en años posteriores y por regla general al menos a la misma zona de anteriores nidos. Una vez terminado el nido cada pareja de peces se permite una considerable exhibición de cortejo que termina con el acto de la freza. Los huevos son puestos regularmente en un período de unas horas hasta que la hembra los agota. Los huevos son pegajosos, y por regla general se adhieren a las piedras y grava limpias cerca del centro del nido. Durante la incubación, el macho vigila el nido, ventilando constantemente los huevos durante este tiempo. Después de hacer eclosión, las larvas poseen todavía considerables sacos vitelinos, y yacen en el fondo del nido durante varios días, protegidos y limpiados todavía por el macho. Finalmente empiezan a dejar el nido pero continúan bajo la vigilancia del macho durante varios días. Después la familia se disuelve y las crías viven por su cuenta.

Se conocen seis especies que han llegado a establecerse en diversas aguas de Europa.

## Clave para los Centrárquidos de Europa

**1** 6 radios espinosos anales que parten de una estría escamosa; cuerpo con 7-9 hileras horizontales de manchas negras debajo de la línea lateral; base de la aleta anal aproximadamente a 2/3 veces la base de la aleta dorsal *Ambloplites rupestris*

3 radios espinosos anales, sin que partan de una estría; ninguna hilera horizontal de manchas debajo de la línea lateral; base de la aleta anal aproximadamente igual a un tercio o la mitad de la base de la aleta dorsal **2**

2 Más de 55 escamas a lo largo de la línea lateral; longitud del cuerpo más de 3 veces mayor que su anchura **3**

Menos de 50 escamas a lo largo de la línea lateral; longitud del cuerpo menos de 3 veces mayor que su anchura **4**

3 Mandíbula superior prolongándose hacia atrás más allá del ojo; 60-68 escamas a lo largo de la línea lateral; aletas pélvicas no unidas por una membrana *Micropterus salmoides*

Mandíbula superior prolongándose hacia atrás sólo hasta el centro del ojo; 68-78 escamas a lo largo de la línea lateral; aletas pélvicas unidas por una membrana *Micropterus dolomieu*

4 Colgajo opercular todo negro, sin ningún color alrededor del borde *Lepomis auritus*

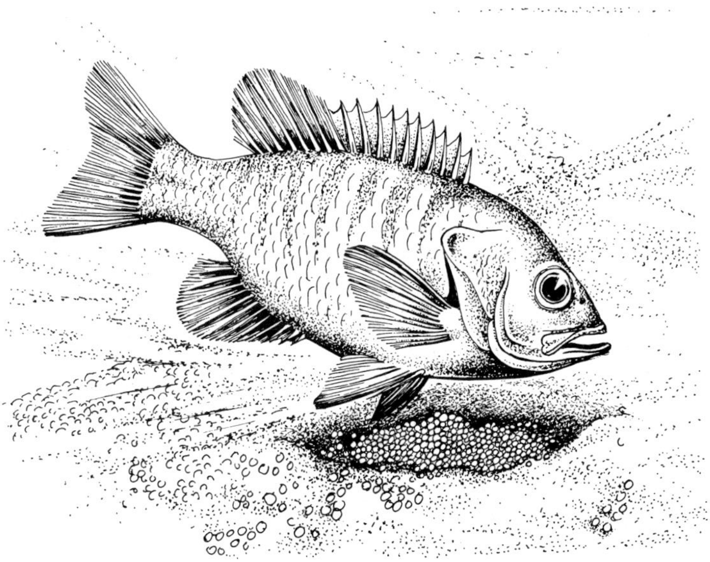

**Fig. 39** Comportamiento típico de un centrárquido; un pez macho defiende y vigila el nido y los huevos.

Colgajo opercular con centro negro, y manchas o bandas amarillas, anaranjadas o rojas alrededor del borde **5**

5 Aletas pectorales aproximadamente iguales a 1/3 de la longitud del cuerpo, puntiagudas en los bordes principales; branquispinas branquiales abultadas; colgajo opercular corto con una destacada mancha roja en la parte posterior *Lepomis gibbosus*

Aletas pectorales sólo aproximadamente 1/4 de la longitud del cuerpo, redondeadas en el borde principal; branquispinas branquiales no abultadas; colgajo opercular sin ninguna mancha roja destacada en la parte posterior *Lepomis cyanellus*

## Perca americana *Micropterus salmoides*

Cat.: *perca americana;* Fr.: *black-bass;* It.: *persico-trota;* Ing.: *largemouth bass;* Al.: *Forellenbarsch.*

**Tamaño** 20-40 cm; máximo 83 cm; peso máximo 6,4 kg. **Caracteres distintivos** mandíbula superior prolongándose por detrás del ojo; 60-68 escamas laterales. **Distribución** originario del sur de Canadá y Estados Unidos, ha sido introducido en Europa y se ha establecido en algunos países. **Reproducción** marzo-julio, frezando en hoyos excavados en la arena y en la grava. Los huevos son vigilados por el macho y tardan 2-5 días en hacer eclosión. Las crías maduran al cabo de 3-4 años y viven hasta 15 años. 751-11 457 huevos por hembra. **Alimento** invertebrados (sobre todo crustáceos y larvas de insectos) cuando jóvenes, grandes invertebrados y peces de adultos. **Importancia** de escasa importancia en Europa, pero pez deportivo apreciado en América del Norte, donde se pesca también con fines comerciales.

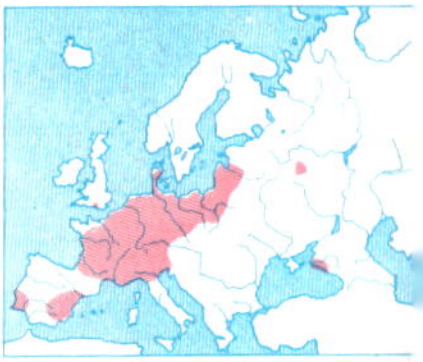

## Perca de Dolomieu *Micropterus dolomieu*

Ing.: *smallmouth bass.*

**Tamaño** 20-40 cm; máximo 58 cm; peso máximo 4,41 kg. **Caracteres distintivos** mandíbula superior prolongándose hacia atrás hasta el centro del ojo; 68-78 escamas laterales. **Distribución** originario de América del Norte centro-oriental, ha sido introducido en Europa, donde se ha establecido actualmente (p. ej. en Francia). **Reproducción** mayo-julio, frezando en un nido excavado por el macho entre la arena o la grava. El macho defiende los huevos y los pececillos que hacen eclosión al cabo de 4-10 días. Las crías maduran a los 3-4 años y pueden vivir hasta los 15. 5 000-14 000 huevos por hembra. **Alimento** invertebrados (principalmente crustáceos y larvas de insectos) en la etapa joven, grandes invertebrados y peces en la adulta. **Importancia** de escasa significación en Europa, pero antiguamente de importancia comercial en América del Norte, donde todavía es una apreciada especie deportiva.

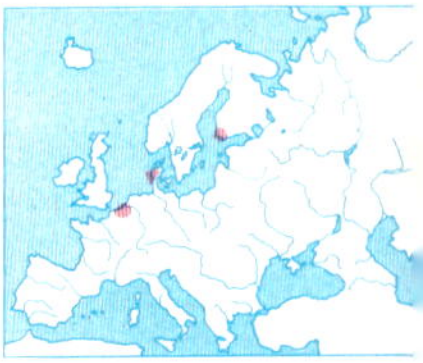

## Róbalo de roca *Ambloplites rupestris*

Ing.: *rock bass.*

**Tamaño** 15-20 cm; máximo 34 cm; peso máximo 1,7 kg. **Caracteres distintivos** aleta anal con 6 radios espinosos que parten de una estría escamosa; 7-9 hileras horizontales de manchas negras debajo de la línea lateral. **Distribución** oriundo de América del Norte centro-oriental, ha sido introducido en Europa y ha llegado a establecerse por lo menos en un país (Inglaterra). **Reproducción** mayo-julio, frezando en un nido excavado por el macho entre la arena y la grava. El macho vigila los huevos (que hacen eclosión a los 3-4 días) y los pececillos jóvenes. Los peces jóvenes maduran a los 2-3 años y pueden vivir hasta 10 años. 3 000-11 000 huevos por hembra. **Alimento** invertebrados (sobre todo crustáceos y larvas de insectos) y pequeños peces. **Importancia** de ninguna significación en Europa pero estimable pez comercial y deportivo en América del Norte.

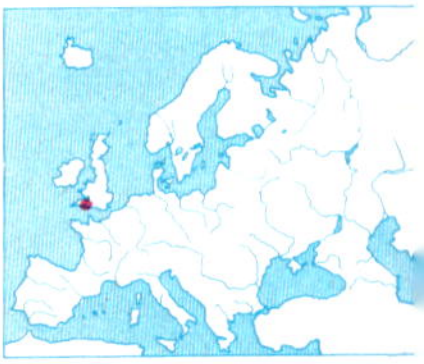

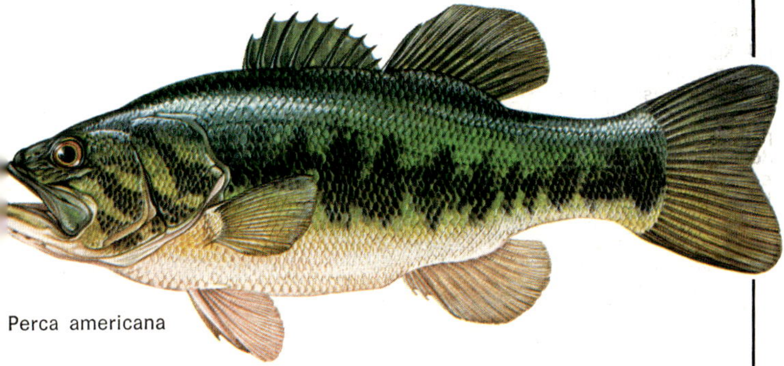

Perca americana

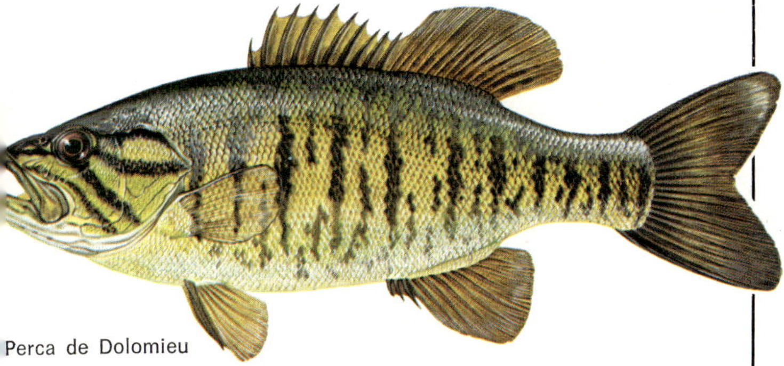

Perca de Dolomieu

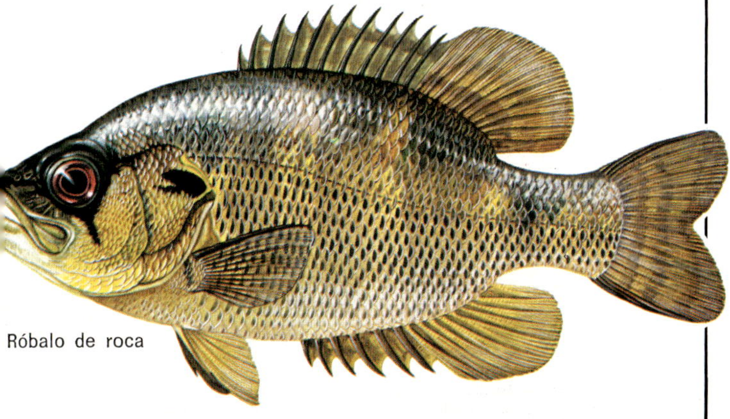

Róbalo de roca

## Pez sol *Lepomis gibbosus*

Cat.: *sol;* Fr.: *perche-soleil;* It.: *persico sole;* Ing.: *pumpkinseed;* Al.: *Sonnenbarsch.*

**Tamaño** 10-15 cm; máximo 22 cm; peso máximo unos 300 g. **Caracteres distintivos** una sola aleta dorsal dividida en dos partes; branquispinas branquiales abultadas; colgajo opercular corto con una destacada mancha roja en la parte posterior. **Distribución** oriundo de las aguas dulces del este de América del Norte, esta especie ha sido introducida y ha llegado a establecerse en muchos lugares de Europa. **Reproducción** mayo-julio, frezando en hoyos no muy hondos entre la arena y las hierbas acuáticas. Los huevos (que hacen eclosión a los 3-5 días) y los pececillos son defendidos por el macho. Las crías maduran al cabo de 2-3 años y pueden vivir durante 9 años. 600-5000 huevos por hembra. **Alimento** principalmente invertebrados (sobre todo crustáceos y larvas de insectos), pero los adultos comen pequeños peces. **Importancia** de poca significación en Europa, pero en América del Norte se pesca en ciertas cantidades tanto en plan comercial como deportivo.

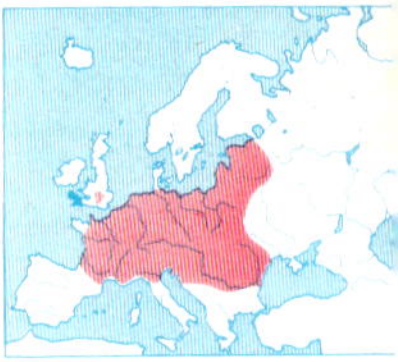

## Pez sol de pecho rojo *Lepomis auritus*

Ing.: *redbreast sunfish.*

**Tamaño** 12-15 cm; máximo 24 cm. **Caracteres distintivos** una sola aleta dorsal dividida en dos partes; colgajo opercular completamente negro y sin ningún color alrededor del borde. **Distribución** oriundo de las aguas dulces del este de América del Norte, esta especie ha sido introducida y se ha establecido en Europa. **Reproducción** junio-julio, frezando en un nido excavado por el macho, que defiende también los huevos y los pececillos. **Alimento** principalmente invertebrados (sobre todo larvas de insectos), pero algunas veces pequeños peces. **Importancia** de ninguna importancia en Europa y sólo de significación deportiva comarcal secundaria en América del Norte.

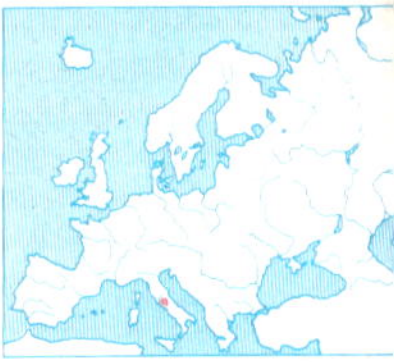

## Pez sol verde *Lepomis cyanellus*

Ing.: *green sunfish.*

**Tamaño** 10-12 cm; máximo 30 cm; este pez pesó 1 kg aproximadamente. **Caracteres distintivos** una sola aleta dorsal dividida en dos partes; branquispinas branquiales no abultadas; de color pardo a aceitunado con un brillo esmeralda; ninguna mancha roja en el colgajo opercular. **Distribución** oriundo de las aguas dulces de América del Norte centro-oriental, esta especie ha sido introducida en las aguas europeas y se ha establecido en Alemania Occidental. **Reproducción** mayo-agosto, frezando en un hoyo no muy hondo excavado por el macho en agua poco profunda de zonas protegidas por rocas y vegetación. El macho defiende y ventila los huevos y protege las crías durante cierto tiempo. Los huevos hacen eclosión a los 3-5 días y las crías maduran al cabo de 2 años. Pueden vivir hasta 9 años. **Alimento** principalmente invertebrados (moluscos y larvas de insectos), pero de vez en cuando pequeños peces. **Importancia** ninguna en Europa, pero importante especie deportiva en algunos lugares de Estados Unidos.

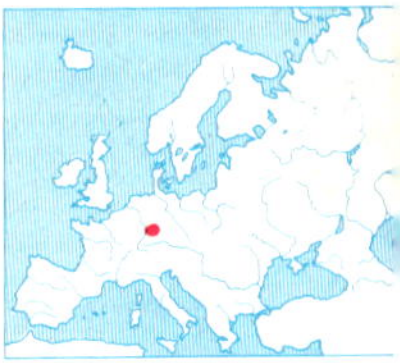

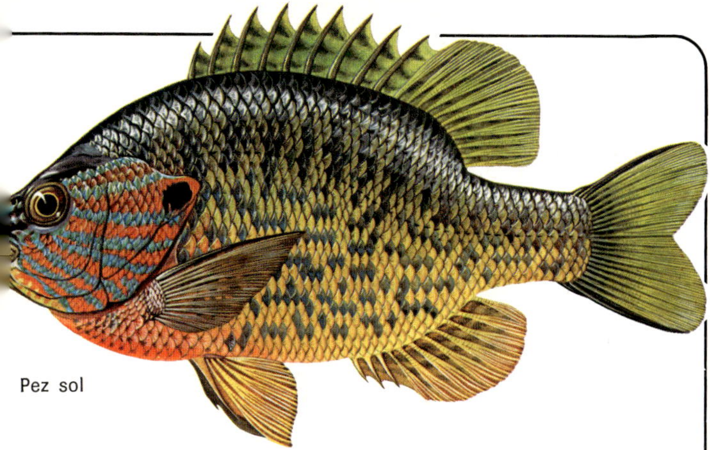

Pez sol

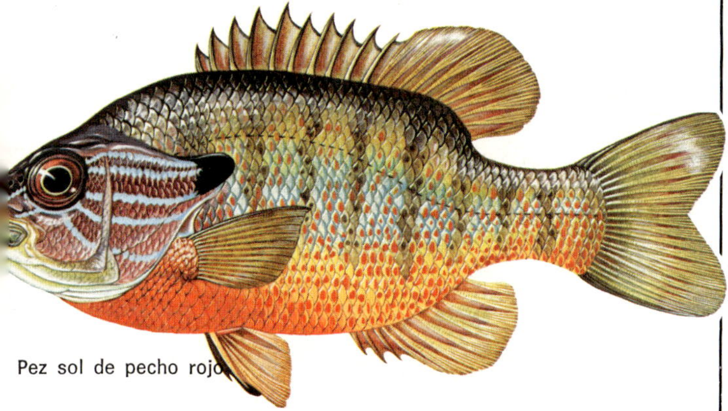

Pez sol de pecho rojo

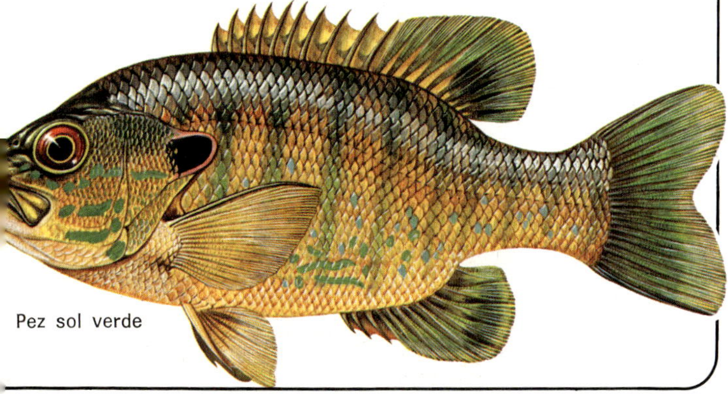

Pez sol verde

## Familia CÍCLIDOS

Los Cíclidos constituyen una extensa familia de peces, muchos de ellos sumamente llenos de colores, e indígenas principalmente de África tropical, América del Sur y América Central. Se encuentran en una gran diversidad de hábitats desde grandes ríos cubiertos de vegetación hasta enormes lagos profundos. Poseen únicamente 1 par de orificios nasales y la línea lateral está generalmente en dos lugares. Normalmente la reproducción trae consigo una complicada exhibición sexual, construcción del nido y cuidados por parte de los padres. Aunque son corrientes en acuarios tropicales, solamente 1 especie ha sido introducida con éxito en las aguas naturales de Europa.

### Chanchito *Cichlasoma facetum*

Ing.: *chanchito*

**Tamaño** 10-15 cm; máximo 30 cm. **Caracteres distintivos** 1 par de orificios nasales; gran aleta dorsal con radios espinosos anteriores erectos; color variable, de amarillo metálico a verdoso o incluso negro, por regla general varias bandas oscuras transversales. **Distribución** es oriundo de América del Sur, y como se sabe que tolera temperaturas mucho más bajas que la mayoría de la familia, al parecer ha sido introducido con éxito en el sur de Portugal. **Reproducción** junio-agosto, frezando en un nido preparado previamente por el macho y la hembra. Los huevos hacen eclosión a los 2-4 días y son protegidos por los padres durante cierto tiempo. **Alimento** invertebrados, moluscos y larvas de insectos. **Importancia** ninguna.

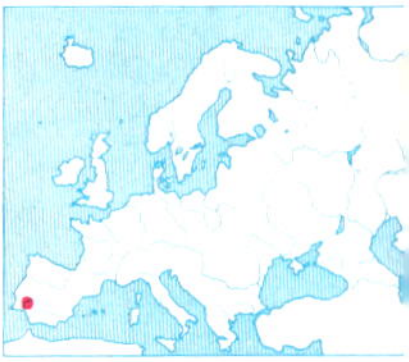

## Familia BLÉNIDOS

Los Blénidos, o blenios, son en su mayoría pequeños peces marinos que acostumbran a vivir en el fondo de las aguas. Por regla general son alargados y con largas aletas dorsales extendiéndose de la cabeza a la cola. Sus cuerpos están característicamente marcados con manchas o bandas coloreadas. Algunos poseen complicados tentáculos que sobresalen por encima del ojo. Existen algunas especies alrededor de las costas europeas, pero sólo hay uno que habite en el agua dulce.

### Blenio de río *Blennius fluviatilis*

Cat.: *babosa de riu;* Fr.: *blennie fluviatile:* Ing.: *freshwater blenny;* Al: *Süsswasser-Blennius.*

**Tamaño** 8-12 cm; máximo 15 cm. **Caracteres distintivos** una enorme aleta dorsal prolongándose desde la cabeza hasta la cola; pequeña excrecencia justamente encima de cada ojo; aletas pélvicas anteriores a las aletas pectorales. **Distribución** se encuentra en el agua dulce de ríos y lagos de cuencas relacionadas con el Mediterráneo occidental y nororiental. **Reproducción** abril-junio, frezando en nidos construidos debajo de las piedras. Los huevos son vigilados por el macho. **Alimento** invertebrados (sobre todo crustáceos e insectos) y pequeños peces. **Importancia** de ninguna importancia comercial y muy escasa para la pesca con caña, salvo como cebo.

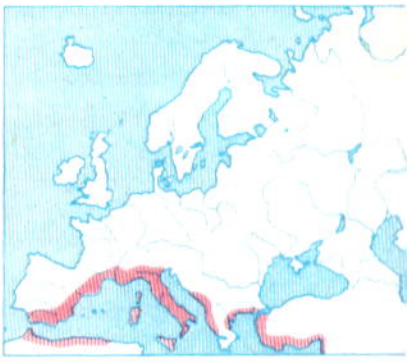

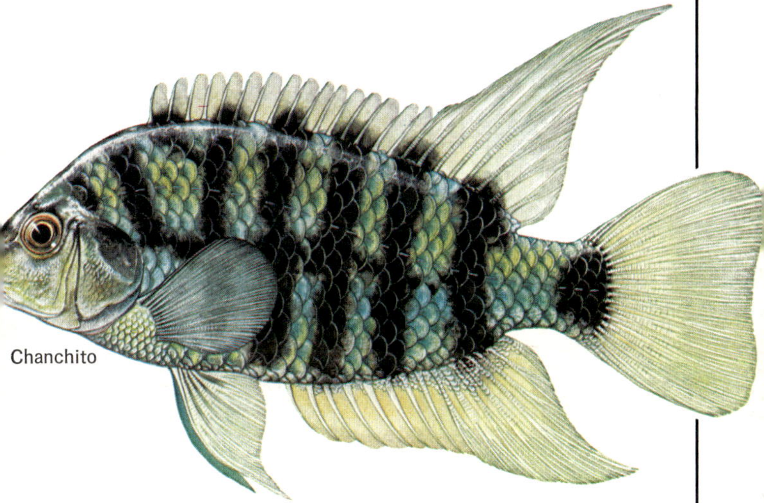

Chanchito

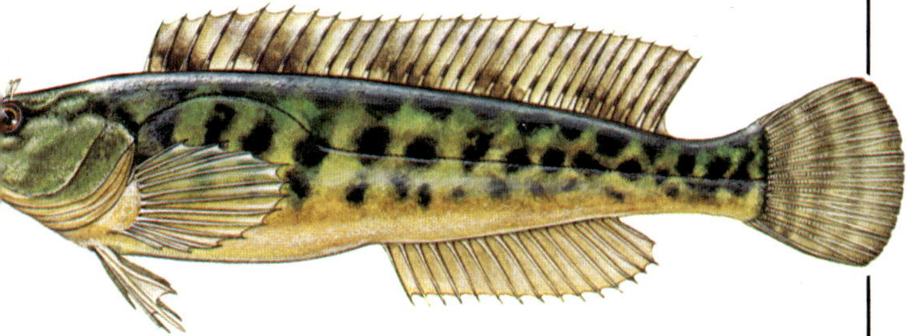

Blenio de río

## Familia GÓBIDOS

Los Góbidos, comúnmente llamados góbidos o chaparrudos, constituyen una muy numerosa familia de pequeños peces que se encuentran en muchas regiones del mundo tanto tropicales como templadas. La mayoría de las especies son marinas pero se encuentran en las aguas salobres y existe una gran cantidad de especies de agua dulce. Éstas aparecen en diversidad de hábitats, tanto en aguas corrientes como estancadas. Debido a las estrechas afinidades dentro de los géneros, y al pequeño tamaño de muchas especies, su identificación a menudo puede ser difícil; ésta es más complicada todavía por el hecho de que con frecuencia existen diferencias considerables entre los sexos.

La principal característica de esta familia consiste en que las aletas pélvicas están unidas para formar una única aleta parecida a una ventosa. El cuerpo es normalmente bastante alargado, aunque a veces es ancho y achaparrado en la parte anterior. La cabeza es grande y los labios y las mejillas bien desarrollados. Son frecuentes en la cabeza papilas sensoriales y otras protuberancias que suelen estar dispuestas en modelos característicos. La línea lateral se halla incompleta o ausente. Existen dos aletas dorsales bien desarrolladas, pero ninguna de ellas posee radios espinosos rígidos. La aleta anal por regla general es parecida en tamaño a la segunda aleta dorsal.

Los Góbidos suelen ser peces muy abundantes, generalmente de hábitat bentónico y comunes en las regiones costeras poco profundas. Algunas especies son pelágicas. En la época de la freza, los machos se vuelven normalmente muy oscuros (algunos pasan a negro puro), sus aletas se alargan y la forma de la cabeza cambia. Construyen nidos sencillos, por regla general al abrigo de conchas, piedras o hierbas, y defienden los huevos pegajosos y puestos en grupos hasta que salen las larvas y se van nadando.

En total existen en Europa 22 especies de esta familia en el agua dulce o que penetran en ella de vez en cuando durante su vida.

### Clave para los Góbidos de Europa encontrados en el agua dulce

**1** Cuerpo generalmente sin escamas, aunque puede haber plaquitas o púas; ningún canal o poro sensorial en la cabeza **2**

Cuerpo cubierto de escamas; canales o poros sensoriales presentes en la cabeza **6**

**2** Cuerpo completamente desnudo; orificios nasales anteriores sin presentarse dentro de túbulos *Caspiosoma caspium*

Cuerpo normalmente cubierto de plaquitas o púas; orificios nasales anteriores producidos dentro de túbulos **3**

**3** 6 radios en la primera aleta dorsal, 12-13 radios en la segunda aleta dorsal, 9-11 radios en la aleta anal; escamas espinosas dispersas por el flanco del cuerpo *Benthophilus brauneri*

1-4 radios en la primera aleta dorsal, 6-11 radios en la segunda aleta dorsal, 6-10 radios en la aleta anal; ninguna escama en el flanco del cuerpo **4**

**4** Cuerpo cubierto de gránulos óseos uniformes, pero sin hileras de gránulos mayores *Benthophilus granulosus*

3 hileras de grandes púas en cada flanco del cuerpo, por regla general con pequeños gránulos óseos entre ellas; regiones abdominal y pectoral desnudas **5**

**5** Cuerpo densamente cubierto de gránulos óseos; 22-27 en la serie dorsal; color gris-ceniza, sin ninguna banda oscura cruzando el dorso *Benthophilus macrocephalus*

Cuerpo cubierto principalmente por tubérculos; muy pocos gránulos óseos presentes; 3 bandas parduscas cruzando el dorso *Benthophilus stellatus*

**6** Segunda aleta dorsal con menos de 12 radios ramificados **7**

Segunda aleta dorsal con más de 12 radios ramificados **15**

**7** Orificios nasales anteriores presentados dentro de tubérculos en forma de barbillones que sobresalen de la boca; 36-48 escamas laterales *Proterorhinus marmoratus*

Orificios nasales anteriores no presentados dentro de túbulos en forma de barbillones; 45-79 escamas laterales **8**

**8** Vejiga natatoria presente *Gobius ophiocephalus*

Ninguna vejiga natatoria presente en los adultos **9**

**9** Regiones parietal y occipital no escamosas **10**

Regiones parietal y, por regla general, occipital, escamosas **14**

**10** Aleta anal con 10-13 radios ramificados; 42-58 escamas laterales *Gobius melanostomus*

Aleta anal con 11-17 radios ramificados; más de 55 escamas laterales **11**

**11** Segunda aleta dorsal descendiendo posteriormente *Gobius fluviatilis*

Segunda aleta dorsal sin llegar a descender posteriormente, siendo o bien más alta en los extremos o de igual altura siempre **12**

**12** Pedúnculo caudal aproximadamente 1 1/2 veces tan largo como ancho; lóbulos laterales en el cuello de la ventosa ventral obtusos *Gobius syrman*

Pedúnculo caudal tan largo como ancho, o sólo ligeramente más largo; lóbulos laterales en el cuello de la ventosa ventral puntiagudos **13**

**13** Anchura mínima del cuerpo superior al 8 % de la longitud del cuerpo; grosor del pedúnculo caudal inferior al 66 % de su anchura *Gobius cephalarges*

Anchura mínima del cuerpo inferior al 8 % de la longitud del cuerpo; grosor del pedúnculo caudal superior al 66 % de su anchura *Gobius kessleri*

**14** 65-84 escamas laterales; 8 o más hoyos en sucesión suborbital *Gobius batracocephalus*

47-69 escamas laterales; 6 o más hoyos en sucesión suborbital *Gobius gymnotrachelus*

**15** Más de 60 escamas laterales *Relictogobius kryzanovskii*

Menos de 60 escamas laterales **16**

**16** Aleta anal con 7 radios ramificados; 35-40 escamas a lo largo de la línea lateral **17**

Aleta anal con 8-11 radios ramificados **18**

**17** 35 escamas laterales; 8 radios ramificados en la segunda aleta dorsal *Padogobius panizzai*

40 escamas laterales; 9 radios ramificados en la segunda aleta dorsal *Padogobius nigricans*

**18** 30 escamas laterales; 8-9 radios ramificados en la aleta anal *Hyrcanogobius bergi*

Más de 30 escamas laterales; 8-11 radios ramificados en la aleta anal **19**

**19** Espacio situado entre las aletas dorsales aproximadamente igual a la longitud de la primera aleta dorsal *Pomatoschistus longicaudatus*

Espacio situado entre las aletas dorsales muy inferior a la longitud de la primera aleta dorsal **20**

**20** Más de 40 escamas laterales *Pomatoschistus microps*

Menos de 40 escamas laterales **21**

**21** Bandas longitudinales en ambas aletas dorsales *Pomatoschistus canestrini*

Ninguna banda longitudinal en las aletas dorsales *Pomatoschistus caucasicus*

## **Góbido de Kessler** *Gobius kessleri*

Ing.: *bighead goby.*

**Tamaño** 15-20 cm; máximo 22 cm. **Caracteres distintivos** 2 aletas dorsales y aletas pélvicas unidas; más de 55 escamas laterales; lóbulos laterales puntiagudos en el cuello de la ventosa ventral. **Distribución** se encuentra en los mares Negro y Caspio y en las cuencas de sus ríos septentrionales. Aparece comúnmente en el mar, en el agua salobre, en el agua de curso rápido y en lagos. **Reproducción** abril-mayo, frezando en un nido que posteriormente es defendido por el macho. **Alimento** invertebrados, sobre todo crustáceos. **Importancia** de cierta importancia comercial para los pescadores con red en los mares Negro y Caspio.

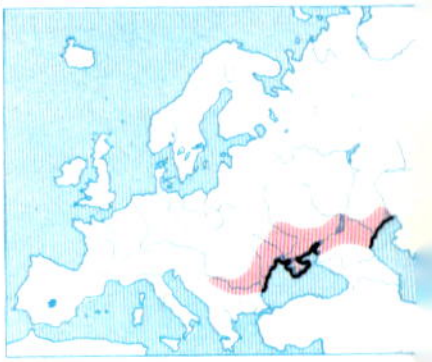

## *Gobius cephalarges*

Ing.: *ginger goby.*

**Tamaño** 18-22 cm; máximo 24 cm. **Caracteres distintivos** 2 aletas dorsales y aletas pélvicas unidas; más de 55 escamas laterales; lóbulos laterales puntiagudos en el cuello de la ventosa ventral. **Distribución** se encuentra en las regiones pedregosas no muy profundas de los mares Negro y Caspio y en muchos ríos relacionados con ellos. Muchas de las poblaciones de agua dulce son no migratorias y pasan toda su vida en arroyos de montaña pedregosos y transparentes. **Reproducción** marzo-mayo en el mar. Se sabe poco de sus costumbres reproductoras. **Alimento** invertebrados (en su mayor parte moluscos y crustáceos) y pequeños peces. **Importancia** comercial local.

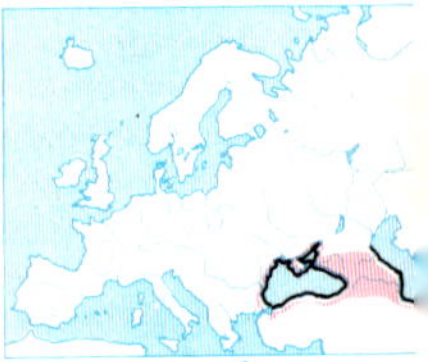

## *Gobius syrman*

Ing.: *Syrman goby.*

**Tamaño** 18-22 cm; máximo 25 cm. **Caracteres distintivos** 2 aletas dorsales y aletas pélvicas unidas; más de 55 escamas laterales; obtusos lóbulos laterales en el cuello de la ventosa ventral. **Distribución** se encuentra en las regiones septentrionales del mar Negro (mar de Azov inclusive) y del mar Caspio. Penetra en los estuarios y en los cursos bajos de los ríos de esas regiones (p. ej. el Bug, el Don). **Reproducción** abril-mayo, frezando en un nido que posteriormente es defendido por el macho. **Alimento** invertebrados, sobre todo crustáceos. **Importancia** comercial para los pescadores con red de los mares Negro y Caspio.

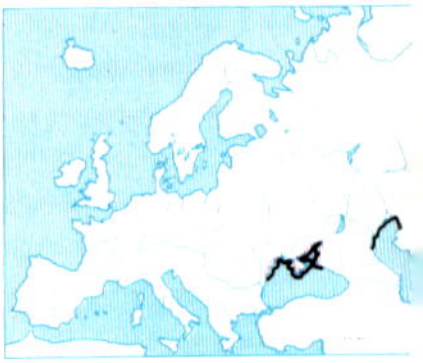

## **Góbido corredor** *Gobius gymnotrachelus*

Ing.: *racer goby.*

**Tamaño** 12-15 cm; máximo 17 cm. **Caracteres distintivos** 2 aletas dorsales y aletas pélvicas unidas; 47-69 escamas laterales; 6 ó más hoyos en sucesión suborbital. **Distribución** se encuentra en muchos arroyos y en algunos lagos de cuencas fluviales del norte del mar Negro (p. ej. el Danubio, el Dniéster, el Bug). Aparece también en el agua salobre de esta región y por todo el mar Caspio. **Reproducción** abril-mayo, frezando en un nido preparado y posteriormente vigilado por el macho. **Alimento** diversos invertebrados, sobre todo crustáceos. **Importancia** de importancia secundaria para la pesca comercial con red del mar Negro.

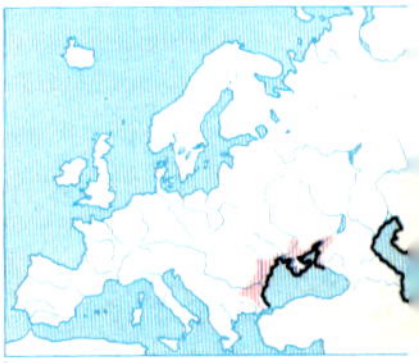

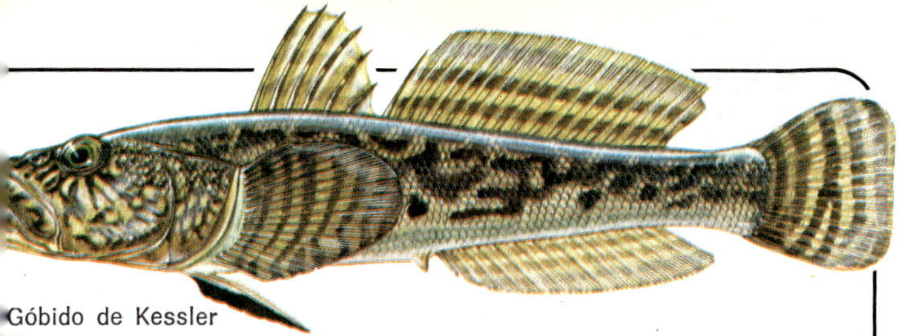

Góbido de Kessler
♀

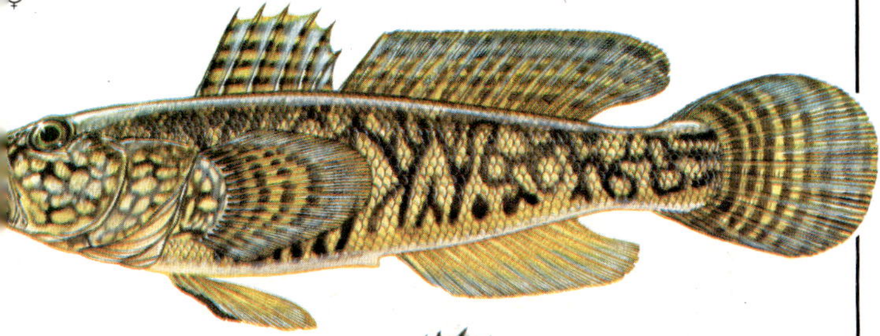

*Gobius cephalarges* ♀

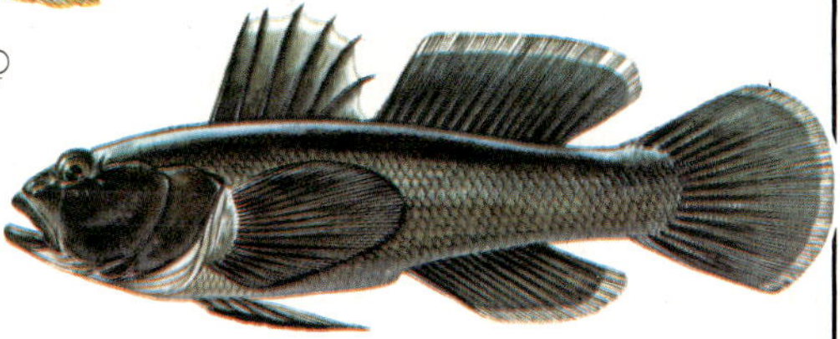

con los colores de reproducción ♂

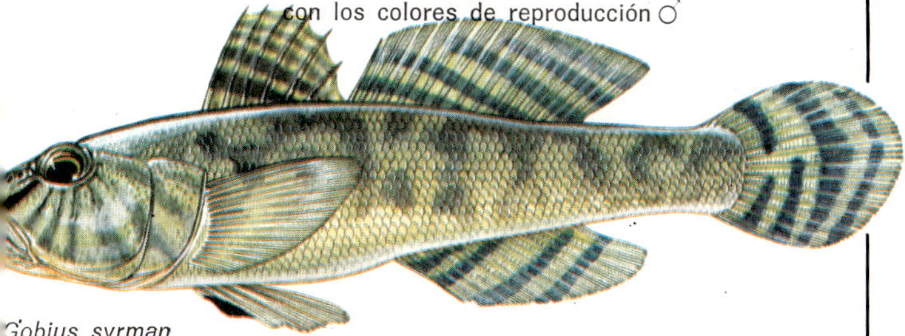

*Gobius syrman*
♀

Góbido corredor ♀

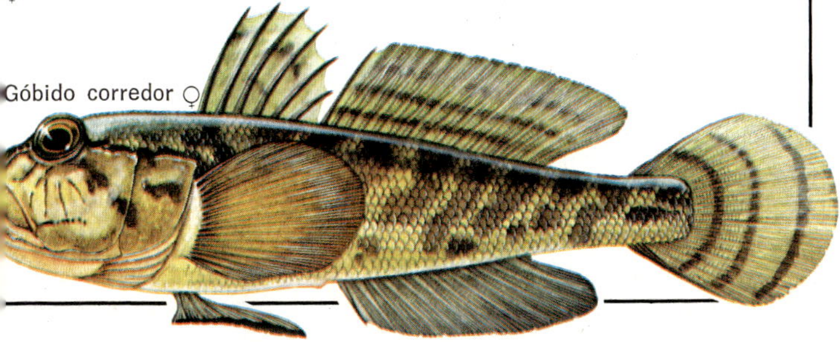

## **Góbido sapo** *Gobius batracocephalus*

Ing.: *toad goby.*

**Tamaño** 25-30 cm; máximo 35 cm. **Caracteres distintivos** 2 aletas dorsales y aletas pélvicas unidas; 65-84 escamas laterales; 8 o más hoyos en sucesión suborbital. **Distribución** se encuentra a lo largo de las costas septentrionales del mar Negro y del mar de Azov inclusive. Aparece en marismas salobres de regiones de estuarios pero sólo de vez en cuando penetra en ríos (p. ej. el Bug, el Dniéper). **Reproducción** marzo-abril, en aguas litorales. Los huevos son puestos en un nido preparado y vigilado por el macho. **Alimento** invertebrados, sobre todo crustáceos y algunos peces pequeños. **Importancia** especie de cierta importancia comercial en las pesquerías con redes del mar Negro.

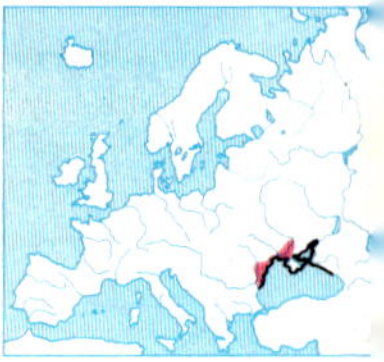

## **Góbido de río** *Gobius fluviatilis*

Ing.: *sand goby.*

**Tamaño** 15-18 cm; máximo 20 cm. **Caracteres distintivos** 2 aletas dorsales (la segunda aleta baja posteriormente) y aletas pélvicas unidas; 58-65 escamas laterales. **Distribución** se encuentra en algunas regiones salobres del mar Negro (mar de Azov inclusive) y del mar Caspio, pero es muy corriente en los ríos más importantes de estas regiones (p. ej. el Danubio, el Dniéster, el Bug). **Reproducción** mayo-julio, frezando en un nido preparado y vigilado por el macho. Las crías maduran al cabo de 2 años. **Alimento** invertebrados, sobre todo crustáceos. **Importancia** de importancia comercial considerable tanto en las regiones del mar Negro como del mar Caspio.

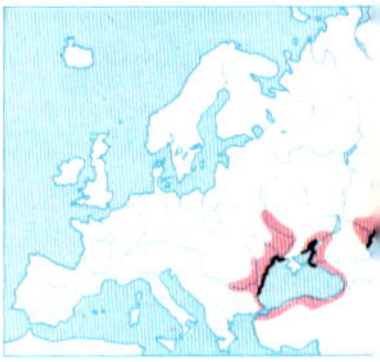

## **Góbido redondo** *Gobius melanostomus*

Ing.: *round goby.*

**Tamaño** 18-22 cm; máximo 25 cm. **Caracteres distintivos** 2 aletas dorsales y aletas pélvicas unidas; aleta anal con 10-13 radios ramificados; 42-58 escamas laterales. **Distribución** se encuentra en los mares Negro y Caspio, y en los cursos bajos de los importantes sistemas fluviales relacionados con ellos (p. ej. el Dniéster, el Volga). **Reproducción** principalmente mayo-julio, pero en algunas regiones puede prolongarse mucho más. Freza tanto en el agua dulce como en el agua salada. Las crías maduran al cabo de 1 año. **Alimento** invertebrados, sobre todo moluscos y crustáceos. **Importancia** especie abundante y de importancia comercial considerable en el mar Negro y en el mar Caspio, y su pesca puede ser vendida fresca o en lata.

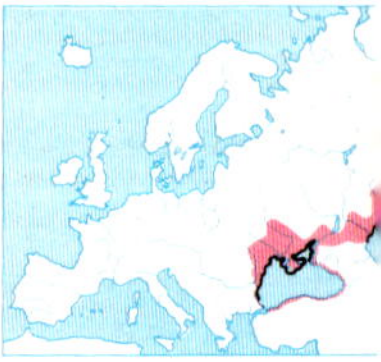

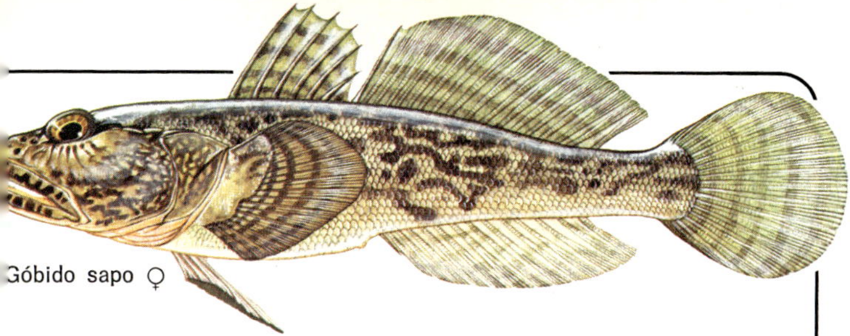

Góbido sapo ♀

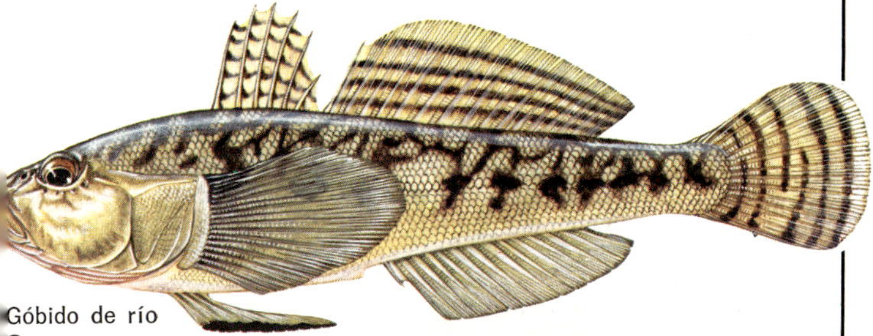

Góbido de río
♀

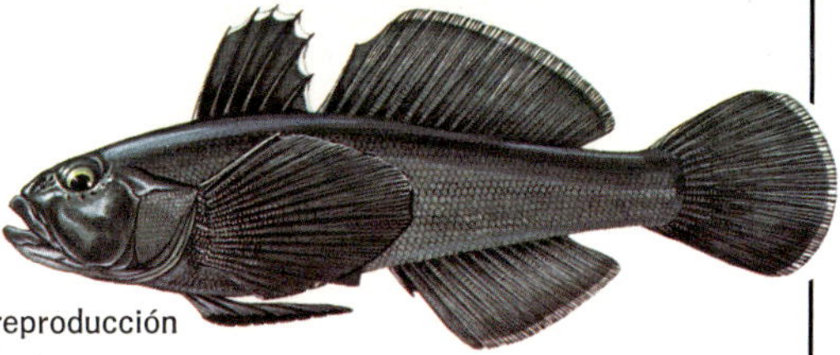

♂ con los colores de reproducción

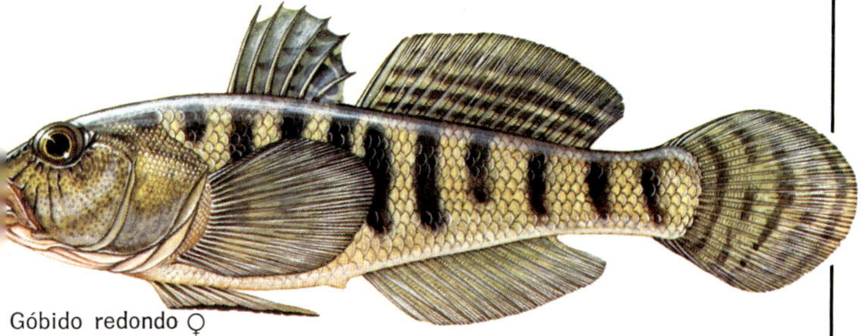

Góbido redondo ♀

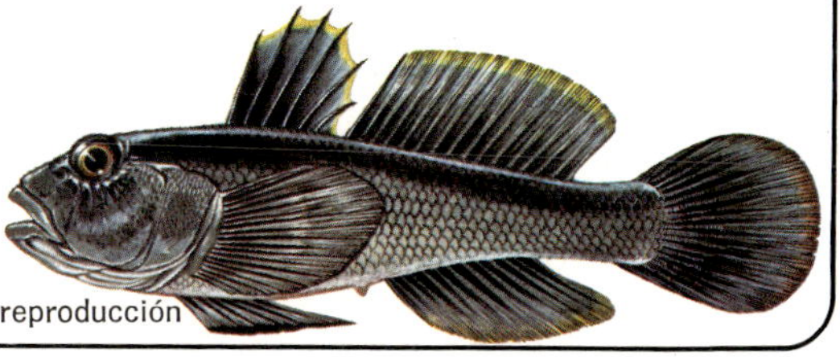

con los colores de reproducción

## Góbido de la hierba *Gobius ophiocephalus*

Ing.: *grass goby.*

**Tamaño** 18-22 cm; máximo 25 cm. **Caracteres distintivos** 2 aletas dorsales y aletas pélvicas unidas; 45-79 escamas laterales; vejiga natatoria presente. **Distribución** se encuentra en las aguas costeras del Mediterráneo septentrional y del mar Negro occidental y oriental (mar de Azov inclusive). Sólo de vez en cuando aparece en el agua dulce y en la salobre. **Reproducción** marzo-abril, frezando en nidos construidos por el macho con restos vegetales, entre la espesa vegetación. **Alimento** invertebrados, sobre todo crustáceos. Algunas veces pequeños peces. **Importancia** de cierta importancia comercial para las pesquerías con red de los mares mencionados.

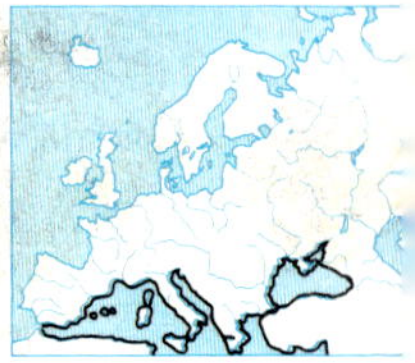

## Góbido de Canestrini
*Pomatoschistus canestrini*

Fr.: *gobie de Canestrini;* Ing.: *Canestrini's goby;* Al.: *Canestrini Grundel.*

**Tamaño** 4-5 cm; máximo 6 cm. **Caracteres distintivos** 2 aletas dorsales y aletas pélvicas unidas; 34-38 escamas laterales; bandas longitudinales en ambas aletas dorsales. **Distribución** se encuentra únicamente en las aguas dulces de Yugoslavia (río Jodro) e Italia. **Reproducción** al parecer se sabe poco de las costumbres reproductoras de esta especie. **Alimento** invertebrados, sobre todo crustáceos y larvas de insectos. **Importancia** de ninguna importancia comercial ni deportiva.

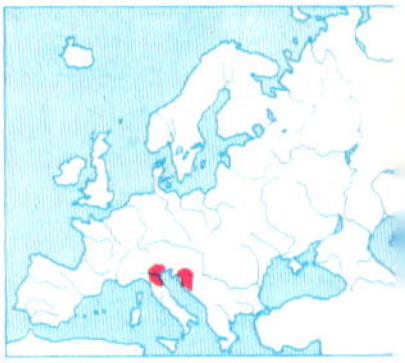

## Góbido del Cáucaso
*Pomatoschistus caucasicus*

Ing.: *Caucasian goby.*

**Tamaño** 2-3 cm; máximo 4 cm. **Caracteres distintivos** 2 aletas dorsales y aletas pélvicas unidas; 30-36 escamas laterales; ninguna banda longitudinal en las aletas dorsales. **Distribución** se encuentra por todas las costas del mar Negro (mar de Azov inclusive) y del mar Caspio, y en estuarios y aguas dulces fácilmente accesibles. **Reproducción** las costumbres de freza de esta especie no se conocen. **Alimento** invertebrados, sobre todo crustáceos, y (en el agua dulce) larvas de insectos. **Importancia** de ninguna importancia comercial ni deportiva.

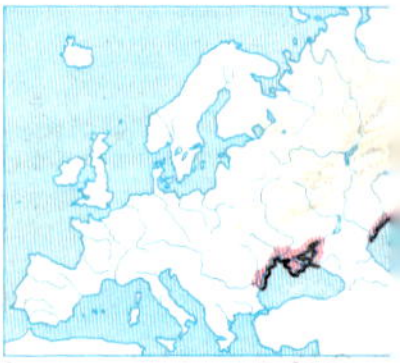

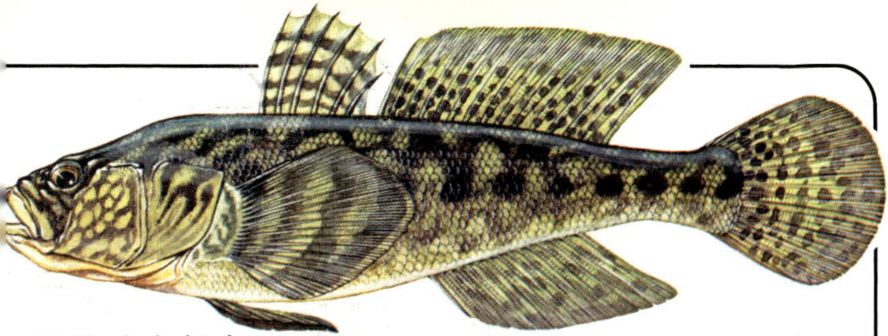

Góbido de la hierba ♀

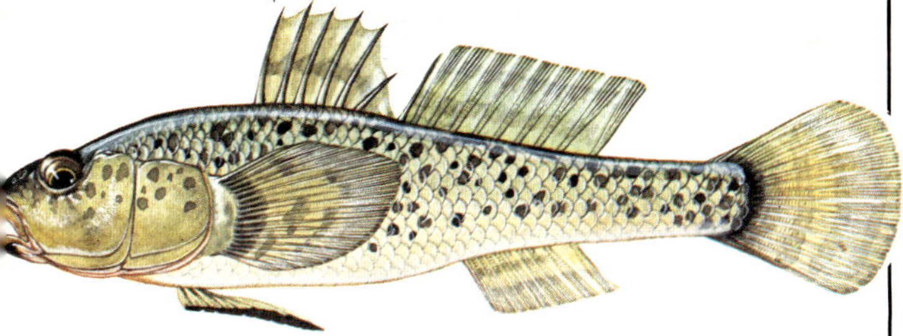

Góbido de Canestrini ♀

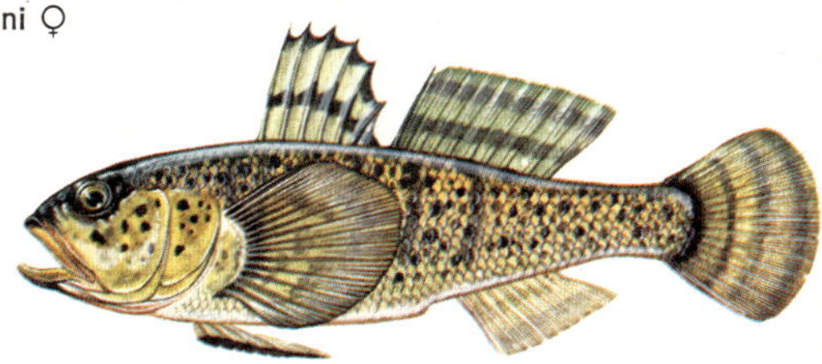

♂

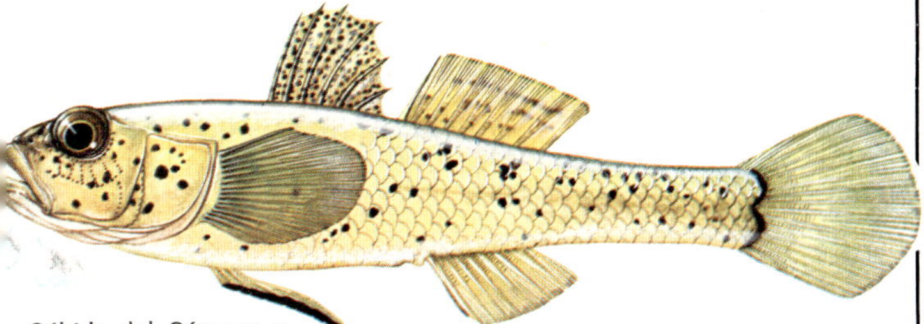

Góbido del Cáucaso ♀

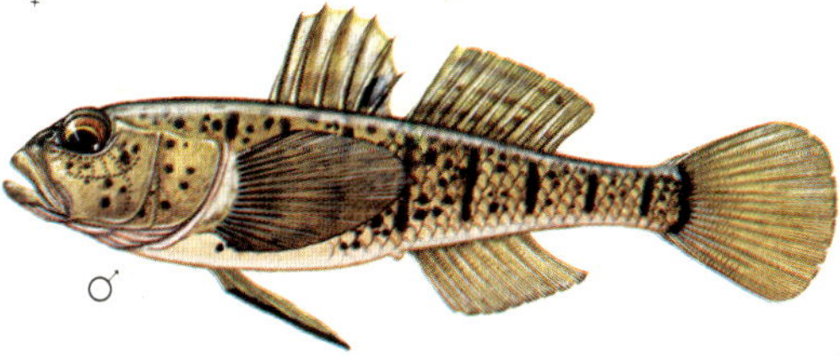

♂

## Góbido de cola larga
*Pomatoschistus longicaudatus*

Ing.: *longtail goby.*

**Tamaño** 3-4 cm; máximo 5 cm. **Caracteres distintivos** 2 aletas dorsales y aletas pélvicas unidas; 36-43 escamas laterales; espacio entre las aletas dorsales aproximadamente igual a la longitud de la primera aleta dorsal. **Distribución** encontrado en las aguas salobres del mar Negro (mar de Azov inclusive) y del mar Caspio, y en los cursos bajos de varios ríos importantes (p. ej. el Dniéper, el Don). **Reproducción** al parecer no se sabe nada de las costumbres reproductoras de esta especie. **Alimento** invertebrados, sobre todo crustáceos. **Importancia** de ninguna importancia comercial ni deportiva.

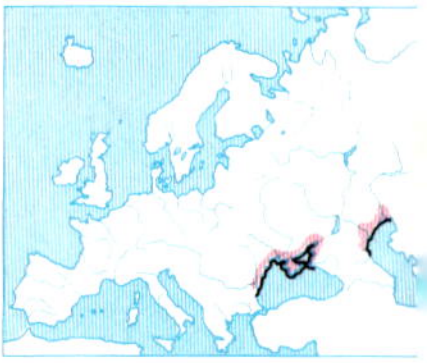

## Góbido común *Pomatoschistus microps*

Ing.: *common goby.*

**Tamaño** 3-6 cm; máximo 7 cm. **Caracteres distintivos** 2 aletas dorsales y aletas pélvicas unidas; 42-52 escamas laterales; espacio entre las aletas dorsales muy inferior a la longitud de la primera aleta dorsal. **Distribución** se encuentra en aguas no muy profundas, con frecuencia salobres, por las costas de Europa comprendidas desde el sur de Noruega hasta los mares Mediterráneo y Negro. Común en estuarios. **Reproducción** abril-septiembre, frezando en un nido desalojado por el macho debajo de una concha o de una piedra. El macho defiende los huevos y ventila el agua que está sobre ellos hasta que hacen eclosión. Estos peces pueden frezar hasta 8 veces durante una sola época reproductora. Las crías maduran al cabo de 1 año, y pocos peces viven más de 2 años. **Alimento** principalmente invertebrados bentónicos, sobre todo crustáceos. **Importancia** de ninguna importancia comercial ni deportiva.

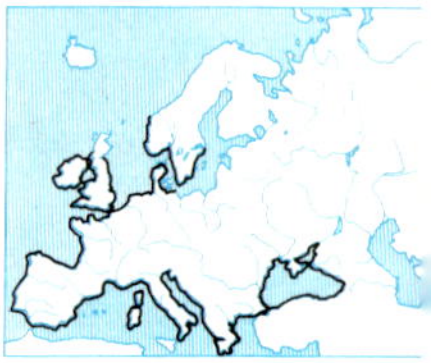

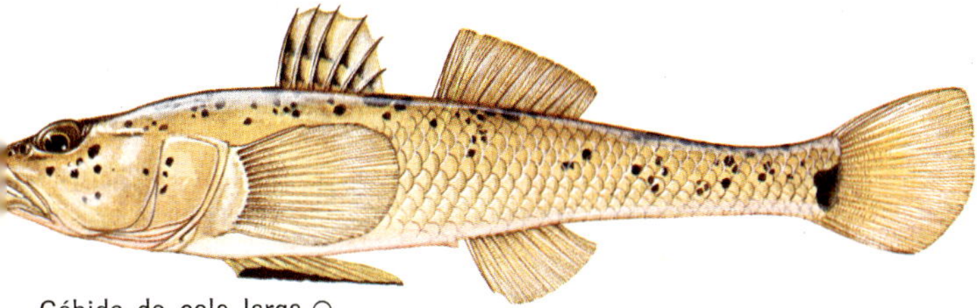

Góbido de cola larga ♀

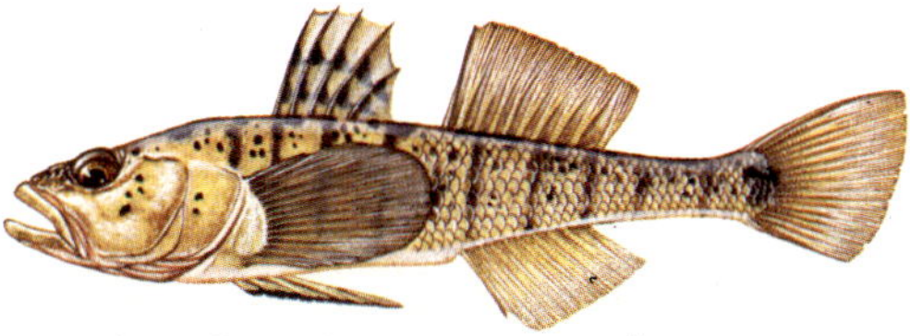

con los colores de reproducción ♂

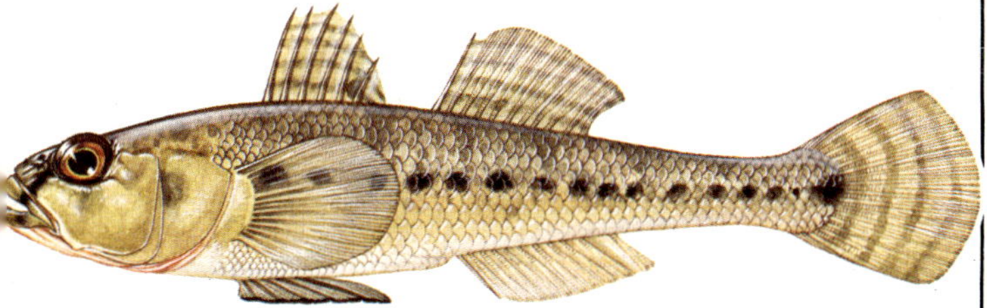

Góbido común ♀

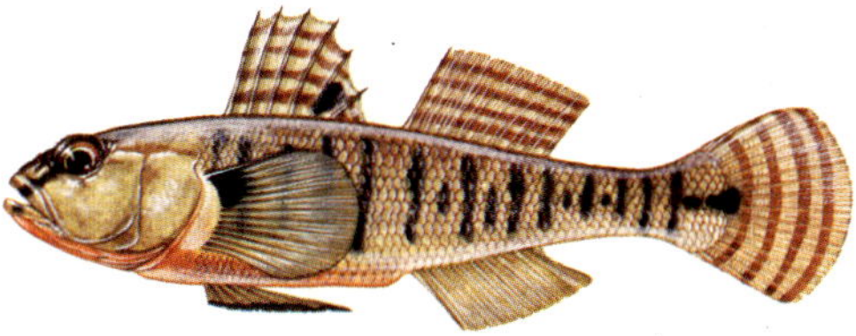

con los colores de reproducción ♂

## Góbido de Berg *Hyrcanogobius bergi*

Ing.: *Berg's goby.*

**Tamaño** 2-3 cm; máximo 3,5 cm; es éste uno de los peces más pequeños de Europa. **Caracteres distintivos** 2 aletas dorsales y aletas pélvicas unidas; más de 30 escamas laterales; 8-9 radios ramificados en la aleta anal. **Distribución** encontrado únicamente al norte del mar Caspio, sobre todo en los estuarios de los ríos Volga, Emba y Ural o cerca de ellos. **Reproducción** julio-septiembre. Sus costumbres reproductoras no se conocen bien. **Alimento** invertebrados, sobre todo crustáceos. **Importancia** de ninguna importancia comercial ni deportiva.

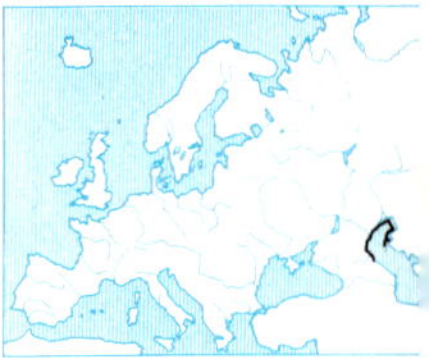

## Relictogóbido *Relictogobius kryzanovskii*

Ing.: *relict goby.*

**Tamaño** 4-6 cm; máximo 7 cm. **Caracteres distintivos** 2 aletas dorsales (la segunda con más de 12 radios ramificados), y aletas pélvicas unidas; 63-72 escamas laterales. **Distribución** se encuentra únicamente en un lago salado situado en el litoral del mar Negro, en la región de Novorossiisk. **Reproducción** se sabe poco de las costumbres reproductoras de esta especie. **Alimento** invertebrados, principalmente crustáceos. **Importancia** de ninguna importancia comercial ni deportiva.

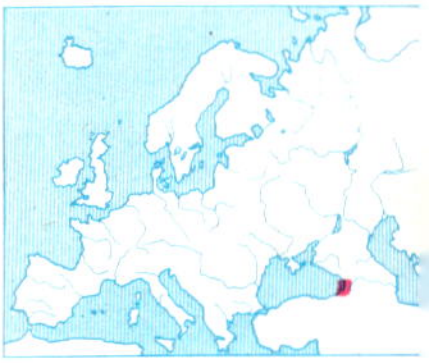

## Góbido del mar Negro
*Proterhorinus marmoratus*

Ing.: *tubenose goby.*

**Tamaño** 5-10 cm; máximo 11 cm. **Caracteres distintivos** 2 aletas dorsales (la segunda con menos de 12 radios ramificados), y aletas pélvicas unidas; 36-48 escamas laterales. **Distribución** se encuentra en las aguas no muy profundas cercanas a la mayor parte de las costas de los mares Negro y Caspio. Común en marismas, en algunos lagos y en los cursos bajos de muchos ríos que desembocan en esos mares (p. ej. el Danubio, el Bug, el Araks). **Reproducción** costumbres reproductoras desconocidas. **Alimento** invertebrados, principalmente crustáceos, y (en el agua dulce) larvas de insectos. **Importancia** de ninguna importancia comercial ni deportiva.

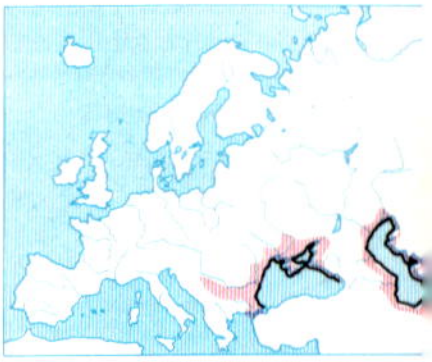

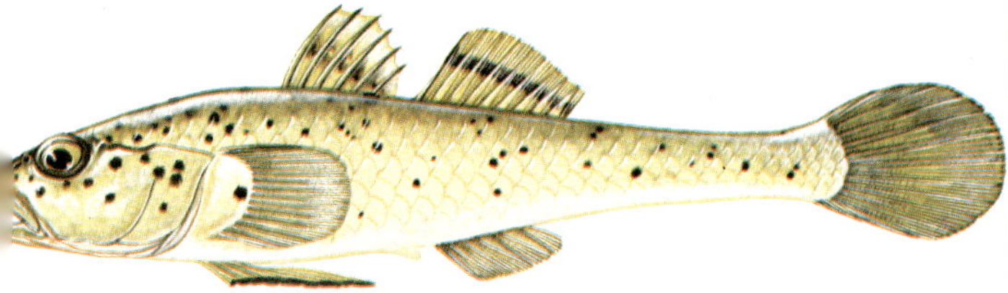

Góbido de Berg ♀

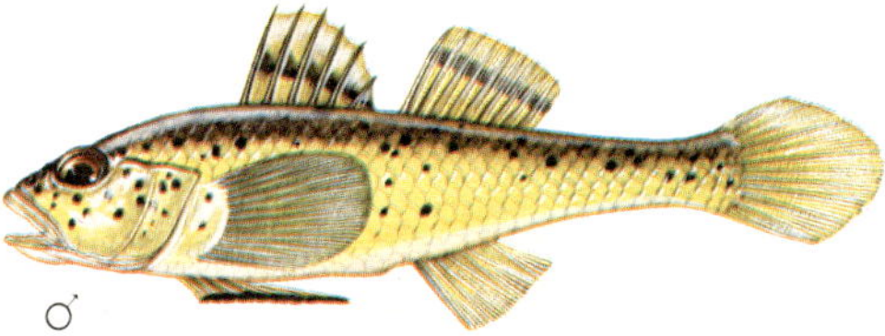

♂

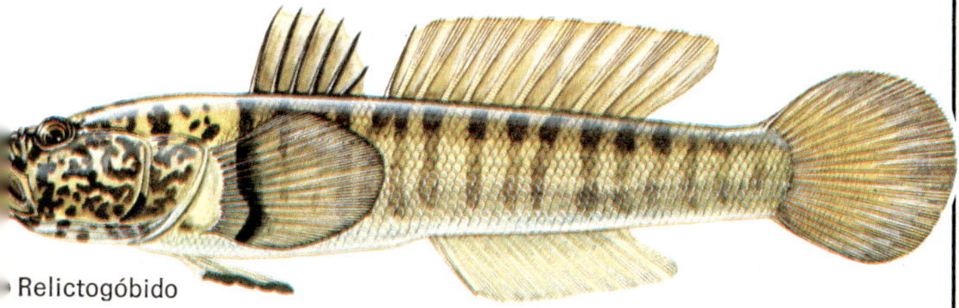

Relictogóbido

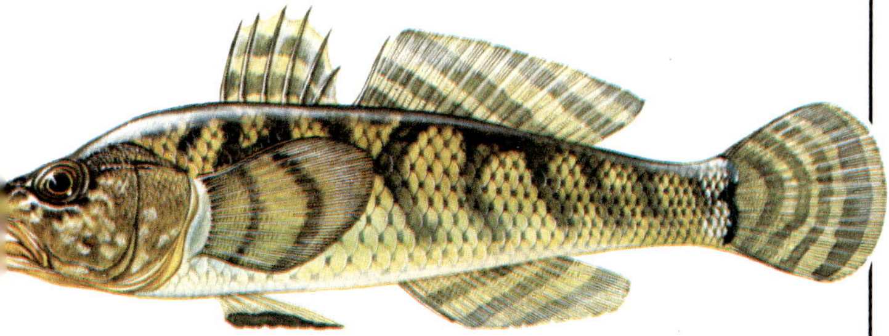

Góbido del mar Negro ♀

## Góbido italiano *Padogobius panizzai*

Ing.: *Panizza's goby.*

**Tamaño** 3-5 cm; máximo 6 cm. **Caracteres distintivos** 2 aletas dorsales (la segunda con 8 radios ramificados), y aletas pélvicas unidas; unas 35 escamas laterales. **Distribución** se encuentra únicamente en el norte de Italia, en ríos cercanos a Venecia (p. ej. el Po) y en los lagos Garda y Mayor. **Reproducción** se sabe poco de la biología reproductora de esta especie. **Alimento** invertebrados, sobre todo crustáceos y larvas de insectos. **Importancia** de ninguna importancia comercial ni deportiva.

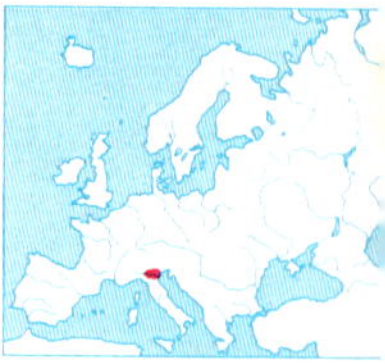

## Góbido italiano negro *Padogobius nigricans*

Ing.: *Italian goby.*

**Tamaño** 4-5 cm; máximo 6 cm. **Caracteres distintivos** 2 aletas dorsales (la segunda con 9 radios ramificados), y aletas pélvicas unidas; unas 40 escamas laterales. **Distribución** se encuentra únicamente al oeste de Italia, en las aguas corrientes más transparentes de las cuencas de los ríos Tíber y Arno. **Reproducción** abril-julio, frezando debajo de las piedras del agua corriente poco profunda. **Alimento** invertebrados, sobre todo larvas de insectos. **Importancia** de ninguna importancia comercial ni deportiva.

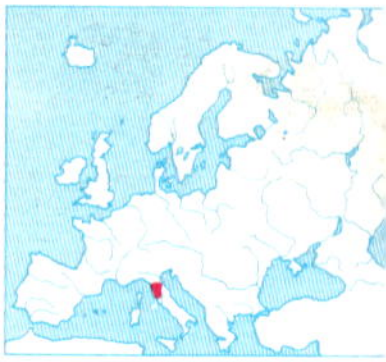

## Góbido del Caspio *Caspiosoma caspium*

Ing.: *Caspian goby.*

**Tamaño** 3-4 cm; máximo 5 cm. **Caracteres distintivos** 2 aletas dorsales y aletas pélvicas unidas; cuerpo completamente desnudo; orificios nasales anteriores producidos dentro de túbulos. **Distribución** se encuentra en las regiones septentrionales del mar Negro (mar de Azov inclusive) y del mar Caspio. Común en los cursos bajos de importantes ríos (p. ej. el Volga, el Don, el Dniéper) de estas regiones. **Reproducción** no se sabe nada sobre las costumbres reproductoras de esta especie. **Alimento** invertebrados, en su mayoría crustáceos, y en el agua dulce, larvas de insectos. **Importancia** de ninguna importancia comercial ni deportiva.

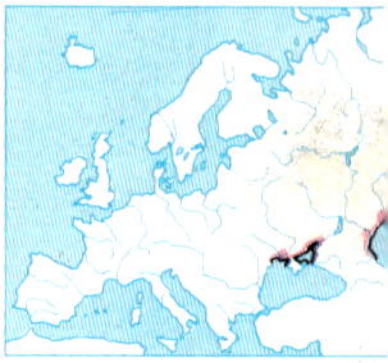

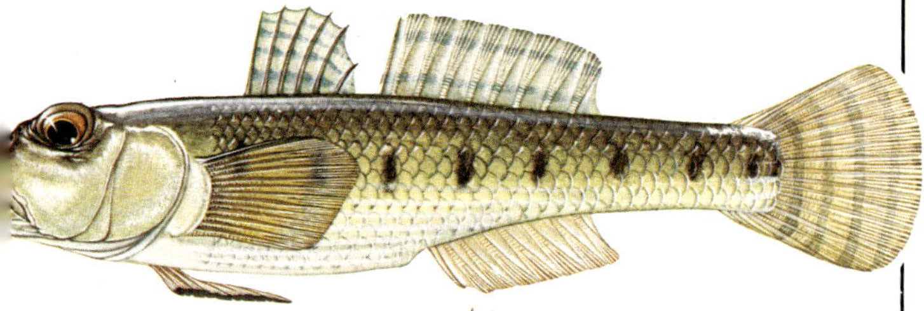

Góbido italiano ♀

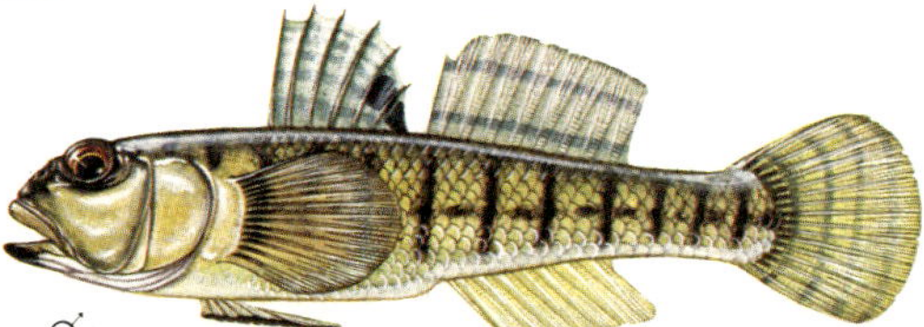

♂

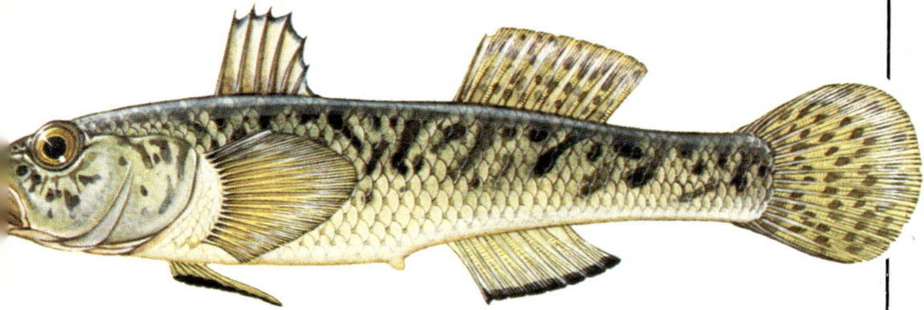

Góbido italiano negro ♀

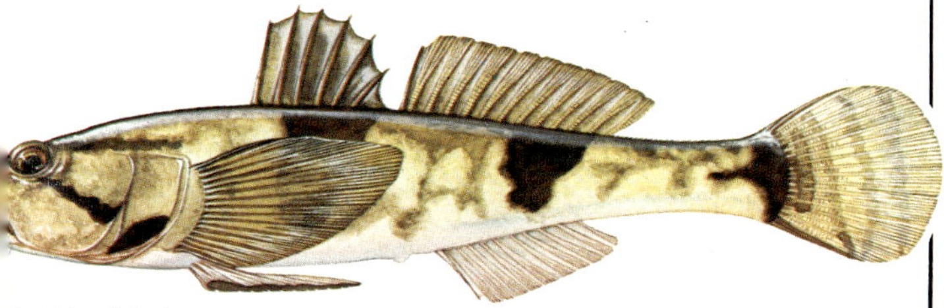

Góbido del Caspio

## Góbido renacuajo del Caspio

*Benthophilus macrocephalus*

Ing.: *Caspian tadpole goby.*

**Tamaño** 5-10 cm. **Caracteres distintivos** 2 aletas dorsales y aletas pélvicas unidas; cuerpo densamente cubierto de gránulos óseos; 22-27 tubérculos en la serie dorsal. **Distribución** se encuentra por todo el mar Caspio y en el mar de Azov, y es común en las lagunas y en los estuarios del Volga y del Kubán. **Reproducción** se sabe poco de las costumbres reproductoras de esta especie. **Alimento** invertebrados, en su mayoría gusanos, moluscos, crustáceos y larvas de insectos. **Importancia** de ninguna significación comercial ni deportiva.

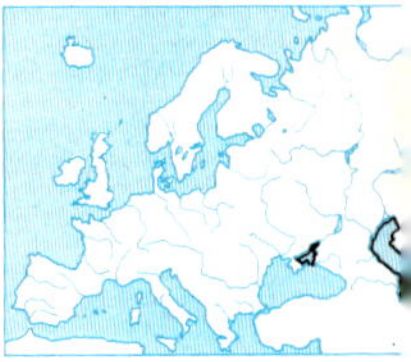

## Góbido renacuajo estrellado

*Benthophilus stellatus*

Ing.: *stellate tadpole goby.*

**Tamaño** 8-12 cm; máximo 14 cm. **Caracteres distintivos** 2 aletas dorsales y aletas pélvicas unidas; gran cantidad de tubérculos dispuestos de modo característico en la cabeza y cuerpo; 3 manchas oscuras en el dorso. **Distribución** encontrado en las regiones de agua salobre del mar Negro, mar de Azov y mar Caspio. Suele encontrarse aguas arriba en ríos de la región del mar Negro (el Danubio, el Dniéper, el Don), pero no penetra en las aguas puras de la cuenca del Caspio. **Reproducción** mayo-junio, después de la cual todos los machos y hembras adultos mueren; la duración completa de la vida de estos peces es exactamente de 1 año. 700-2500 huevos por hembra. **Alimento** invertebrados, sobre todo gusanos y moluscos. **Importancia** de ninguna significación comercial ni deportiva.

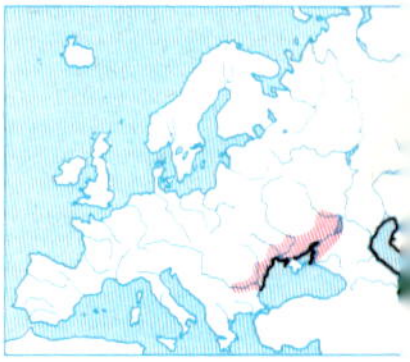

## Góbido renacuajo rayado

*Benthophilus brauneri*

Ing.: *banded tadpole goby.*

**Tamaño** 4-5 cm; máximo 6 cm. **Caracteres distintivos** 2 aletas dorsales y aletas pélvicas unidas; 2 bandas pardo-oscuras alrededor del cuerpo; 2 rayas oblicuas en las mejillas. **Distribución** se encuentra en el mar Caspio y en los cursos bajos del Dniéper y el Bug. **Reproducción** la freza tiene lugar en aguas salobres no muy profundas, pero se sabe poco de sus costumbres reproductoras. **Alimento** invertebrados, sobre todo crustáceos. **Importancia** de ninguna importancia comercial ni deportiva.

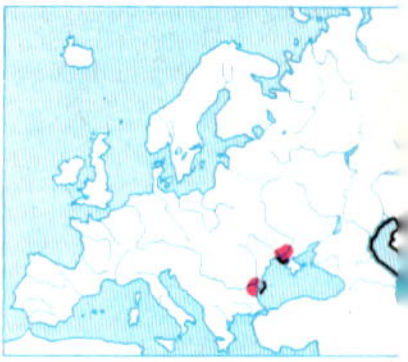

## Góbido renacuajo granuloso

*Benthophilus granulosus*

Ing.: *rough tadpole goby.*

**Tamaño** 3-4 cm; máximo 6 cm. **Caracteres distintivos** 2 aletas dorsales y aletas pélvicas unidas; cuerpo cubierto de gránulos óseos uniformes, pero sin hileras de gránulos mayores. **Distribución** común por todo el mar Caspio y en el estuario del Volga. **Reproducción** no se sabe nada sobre las costumbres reproductoras de esta especie. **Alimento** invertebrados, sobre todo crustáceos, y algunas pequeñas larvas de peces. **Importancia** de ninguna importancia comercial ni deportiva.

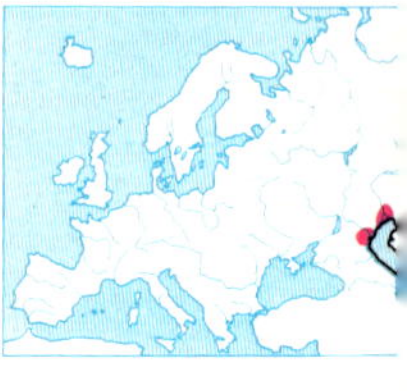

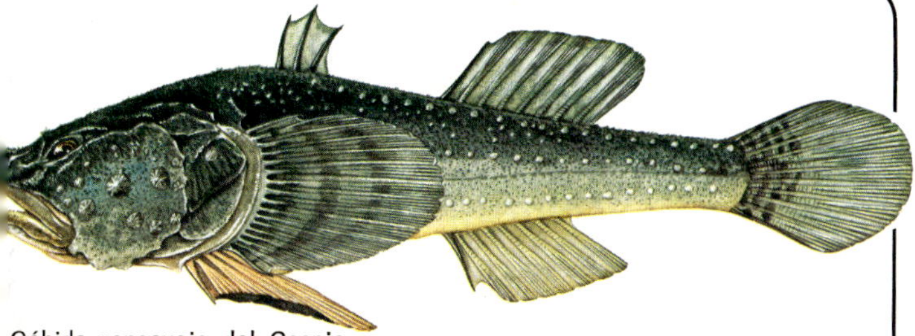

Góbido renacuajo del Caspio ♀

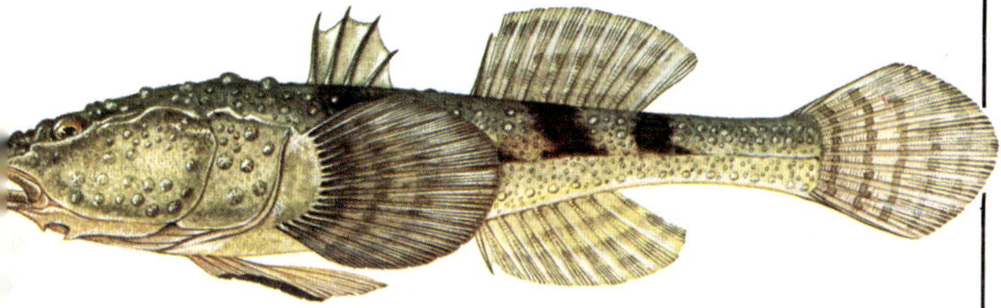

Góbido renacuajo estrellado ♀

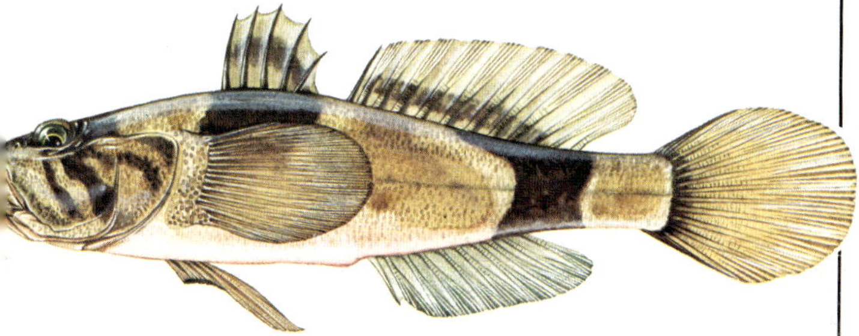

Góbido renacuajo rayado ♀

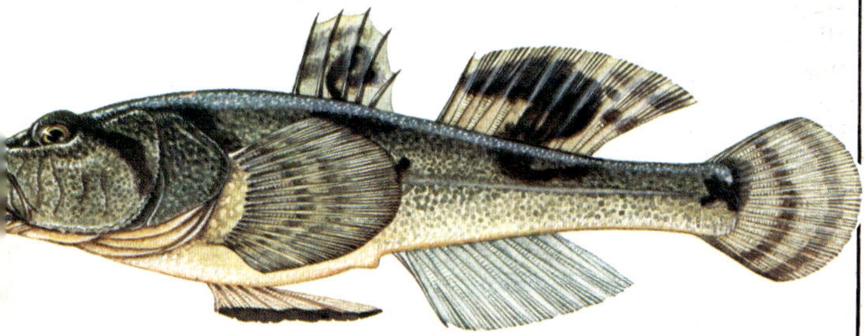

Góbido renacuajo granuloso ♀

## Familia CÓTIDOS

Los Cótidos, o cotos, son básicamente pequeños peces habitantes de fondos acuosos que se encuentran en Europa, Asia y América del Norte. Marinos. Más de 300 especies.

Sólo se encuentran en el agua dulce de Europa.

### Clave para los Cótidos de Europa que se encuentran en el agua dulce

1 Membrana branquiostegal libre de istmo, formando un pliegue; 4 excrecencias amarillas en la cabeza *Myoxocephalus quadricornis*
Membrana branquiostegal unida al istmo; sin pliegue libre; sin excrecencias en la cabeza **2**

2 Línea lateral hasta la aleta caudal; radio pélvico interior no pigmentado mayor que $\frac{1}{2}$ del radio más largo *Cottus gobio*
Línea lateral terminando debajo de la segunda aleta dorsal; radio pélvico interior pigmentado menor que $\frac{1}{2}$ del radio más largo *Cottus poecilopus*

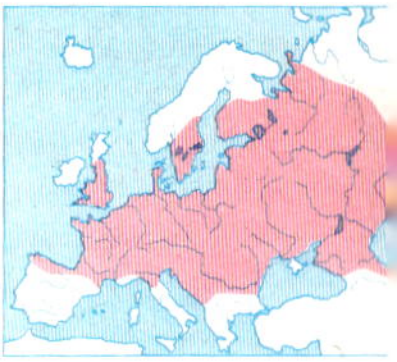

### Coto común *Cottus gobio*

Fr.: *chabot;* It.: *scazzone, ghiozzo;* Ing.: *bullhead;* Al.: *Groppe, Koppe.*

**Tamaño** 10-15 cm; máximo 18 cm. **Caracteres distintivos** línea lateral terminando en la aleta caudal. **Distribución** en ríos pedregosos y en algunos lagos de la mayor parte de Europa, excepto en los extremos norte y sur. **Reproducción** marzo-mayo, frezando en nidos situados debajo de las piedras y defendidos por el macho. Los huevos hacen eclosión a los 20-25 días y las crías maduran a los 2 años; rara vez viven más de 6 años. Unos 100 huevos por hembra. **Alimento** invertebrados, sobre todo larvas de insectos, pero también huevos de peces y pececillos. **Importancia** ninguna.

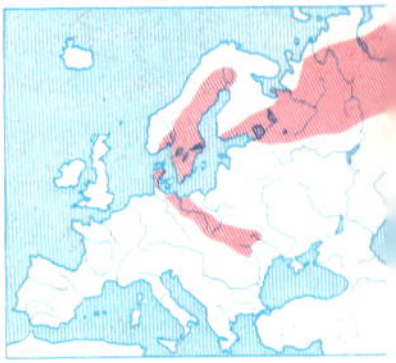

### Coto siberiano *Cottus poecilopus*

Fr.: *chabot de Sibérie;* Ing.: *Siberian bullhead;* Al.: *Sibirische Groppe.*

**Tamaño** 8-10 cm; máximo 13 cm. **Caracteres distintivos** línea lateral terminando debajo de la segunda aleta dorsal. **Distribución** en arroyos pedregosos, ríos y algunos lagos del norte y centro de Europa y norte de Asia. **Reproducción** febrero-abril, frezando en nidos debajo de las piedras. **Alimento** invertebrados y larvas. **Importancia** ninguna.

### Coto de cuatro cuernos
*Myoxocephalus (= Cottus) quadricornis*

Ing.: *fourhorn bullhead;* Al.: *Vierhörniger Seeskorpion.*

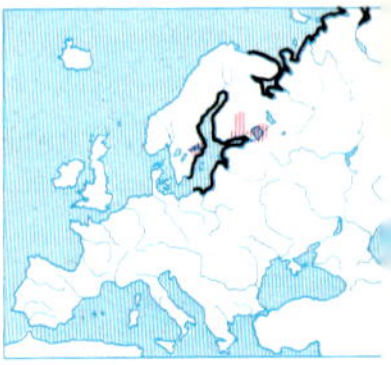

**Tamaño** 10-25 cm; máximo 60 cm. **Caracteres distintivos** 2 pares de excrecencias esponjosas en la cabeza. **Distribución** en el mar y en el agua salada a lo largo de las costas árticas de Europa, Asia y América del Norte. Se encuentra en forma de poblaciones aisladas en grandes lagos (p. ej. el Malarsee). **Reproducción** diciembre-enero, frezando entre las piedras en zonas defendidas por los machos. **Alimento** invertebrados bentónicos, sobre todo crustáceos. **Importancia** de cierta importancia para las pesquerías comarcales.

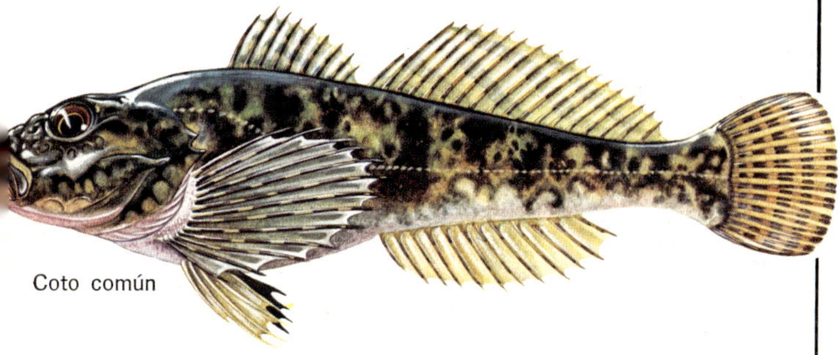

Coto común

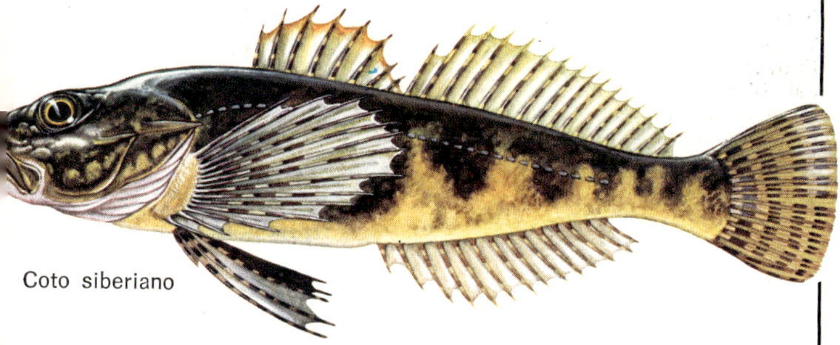

Coto siberiano

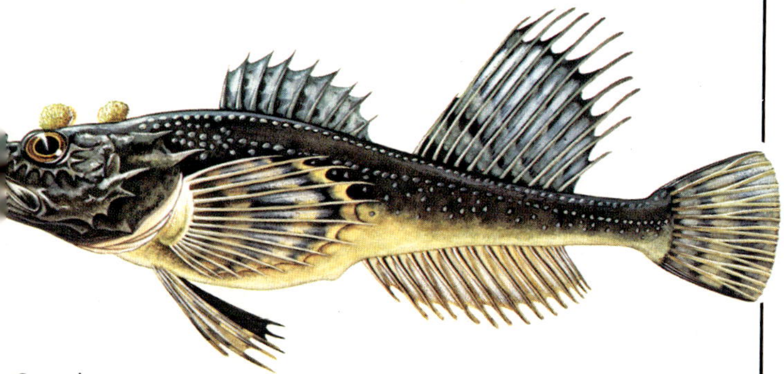

Coto de cuatro cuernos

## Familia PLEURONÉCTIDOS

Los Pleuronéctidos, o peces planos, constituyen una gran familia de peces básicamente marinos que se encuentran en todos los mares del mundo. Existen muchos géneros, aunque sólo 2 de ellos penetran con regularidad en el agua dulce de Europa. Como da a entender su nombre vulgar, estos peces son característicamente aplastados y asimétricos, con los dos ojos al mismo lado (por regla general el derecho, pero hay ejemplares que los tienen al izquierdo).

Sólo se encuentran 2 especies (ambas catadromas) en las aguas dulces de Europa.

### Clave para los Pleuronéctidos de Europa que penetran en el agua dulce

1 Tubérculos óseos presentes en las bases de los radios de las aletas dorsal y anal y en el cuerpo; 15-22 branquispinas branquiales en el primer arco *Platichthys flesus*
Ningún tubérculo óseo en las bases de los radios de las aletas dorsal y anal, en el cuerpo; 10-14 branquispinas branquiales en el primer arco *Llopsetta glacialis*

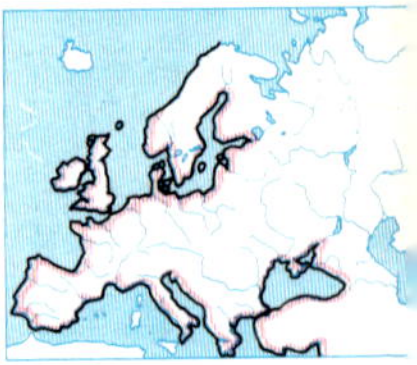

### Platija *Platichthys flesus*

Cat.: *plana;* Fr.: *flet;* It.: *passera;* Ing.: *flounder;* Al.: *Flunder.*

**Tamaño** 20-30 cm; máximo 50 cm. **Caracteres distintivos** aplastado asimétricamente con los dos ojos al mismo lado; tubérculos óseos y plaquitas en el cuerpo; 15-22 branquispinas branquiales en el primer arco. **Distribución** encontrado por todo el litoral europeo desde el océano Ártico hasta los mares Mediterráneo septentrional y Negro. Frecuente también en estuarios, en ríos de tierras bajas y en algunos lagos fácilmente accesibles desde el mar. **Reproducción** febrero-mayo, frezando en mares de agua profunda. Los huevos hacen eclosión a los 4-8 días y las larvas son pelágicas durante unos 50 días antes de hundirse hacia el fondo y desarrollar su forma aplastada. Las crías maduran pasados 3-4 años. 500 000-2 000 000 de huevos por hembra. **Alimento** zooplancton en la etapa joven, invertebrados bentónicos, sobre todo gusanos, moluscos y crustáceos en la adulta. **Importancia** de considerable importancia comercial en muchas regiones costeras arenosas donde se le pesca con trampas y redes de varias clases. Pescado con caña en muchas regiones costeras.

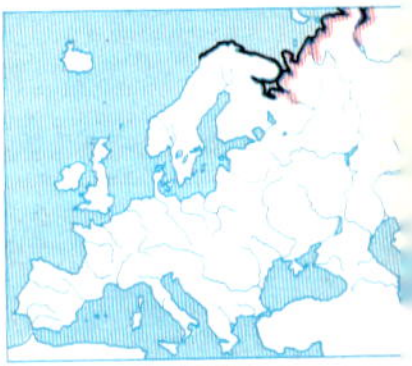

### Platija del Artico *Liopsetta glacialis*

Ing.: *Artic flounder.*

**Tamaño** 15-25 cm; máximo 35 cm. **Caracteres distintivos** aplastado asimétricamente con los dos ojos al mismo lado; ningún tubérculo óseo o plaquitas en el cuerpo; 10-14 branquispinas branquiales en el primer arco. **Distribución** se encuentra únicamente en las aguas costeras del Ártico, en sus estuarios y cursos bajos de algunos ríos. **Reproducción** febrero-mayo, en el mar. **Alimento** invertebrados bentónicos, sobre todo moluscos. **Importancia** para pesquerías costeras con redes.

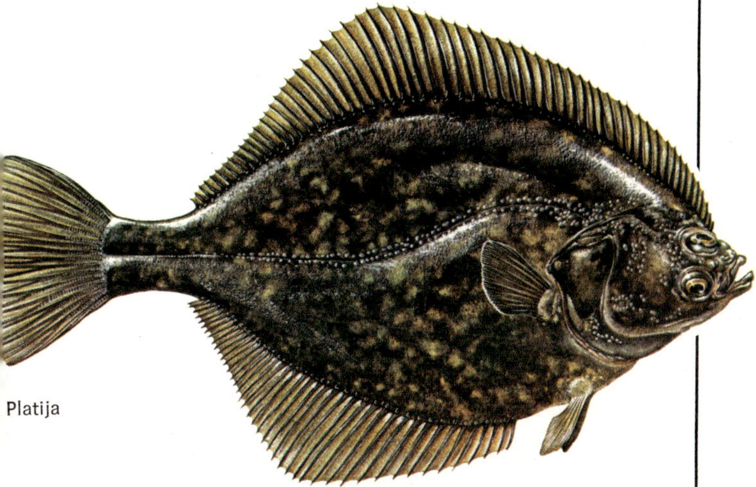

Platija

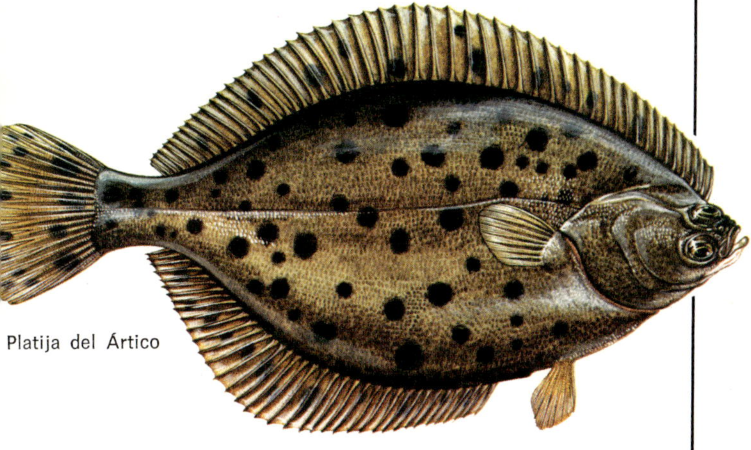

Platija del Ártico

# Curvas edad/longitud de algunas especies representativas

Las curvas de abajo proporcionan la información característica edad/longitud para una especie típica dentro de cada familia de los peces europeos de agua dulce, exceptuando algunos casos donde no existe ninguna información disponible. Además de ofrecer una comparación de los ritmos de crecimiento de estas especies, pueden utilizarse para dar un cálculo de la longitud conociendo sólo la edad, o viceversa. Normalmente se traza el valor conocido (longitud o edad) sobre la curva y el caso desconocido se descifra en el eje correspondiente.

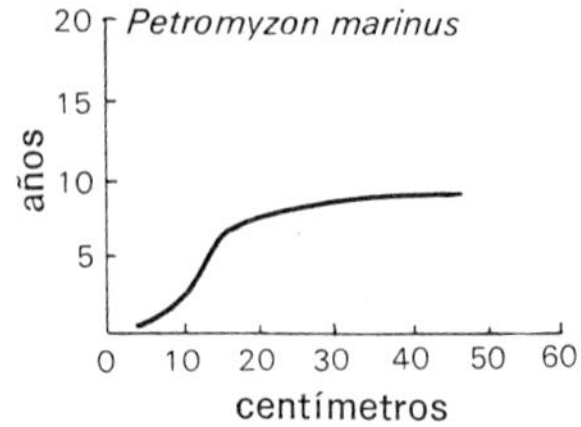


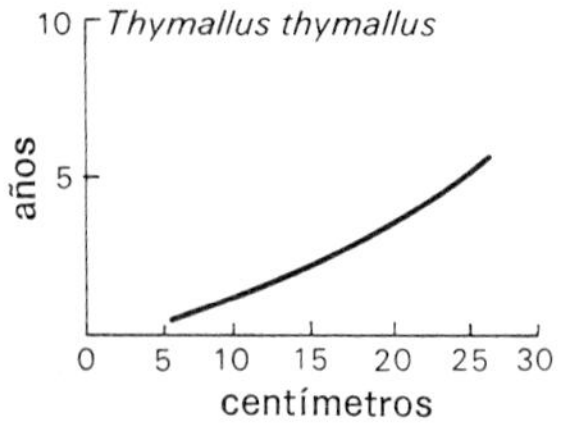


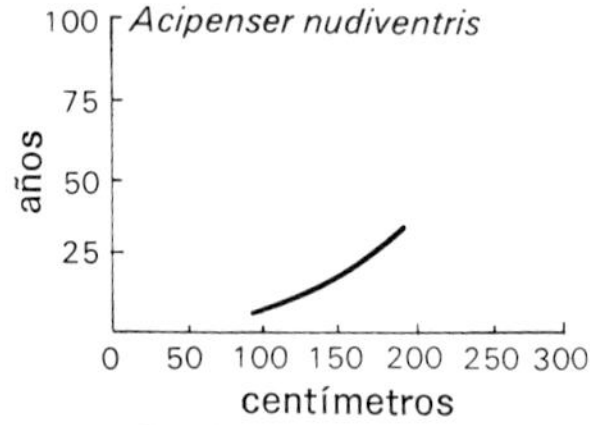


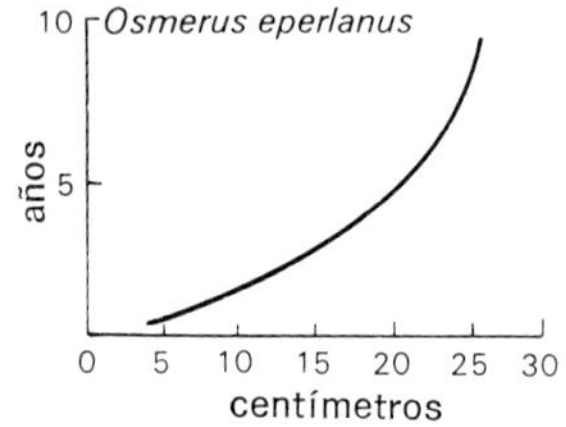


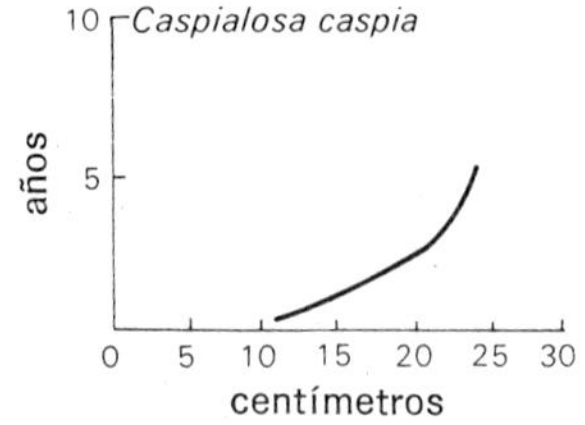


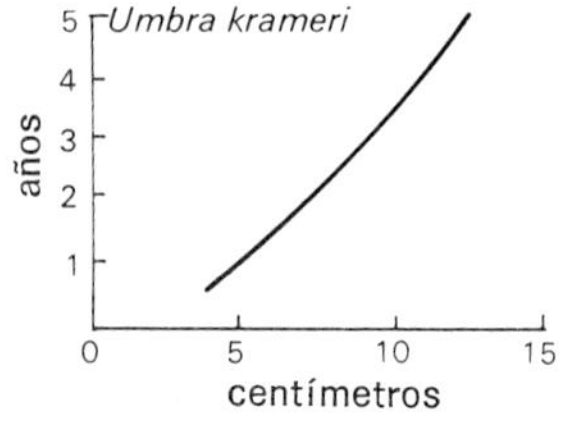


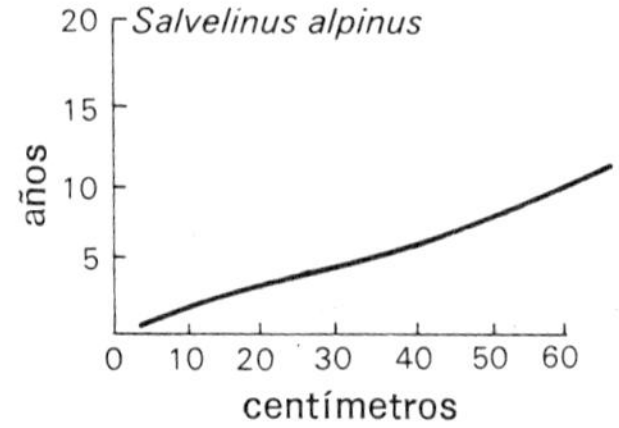


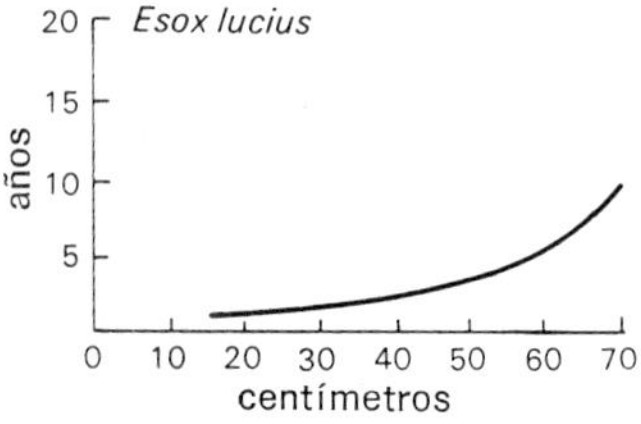


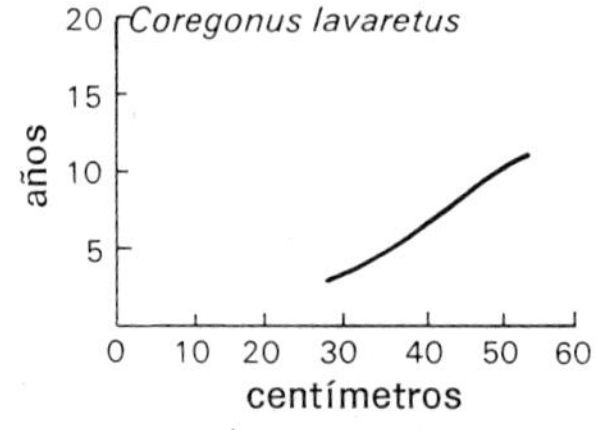


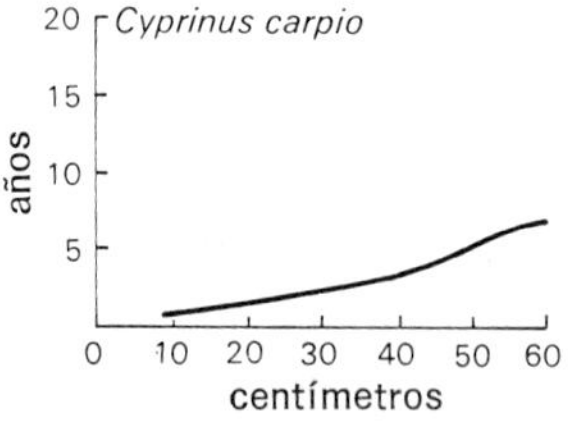

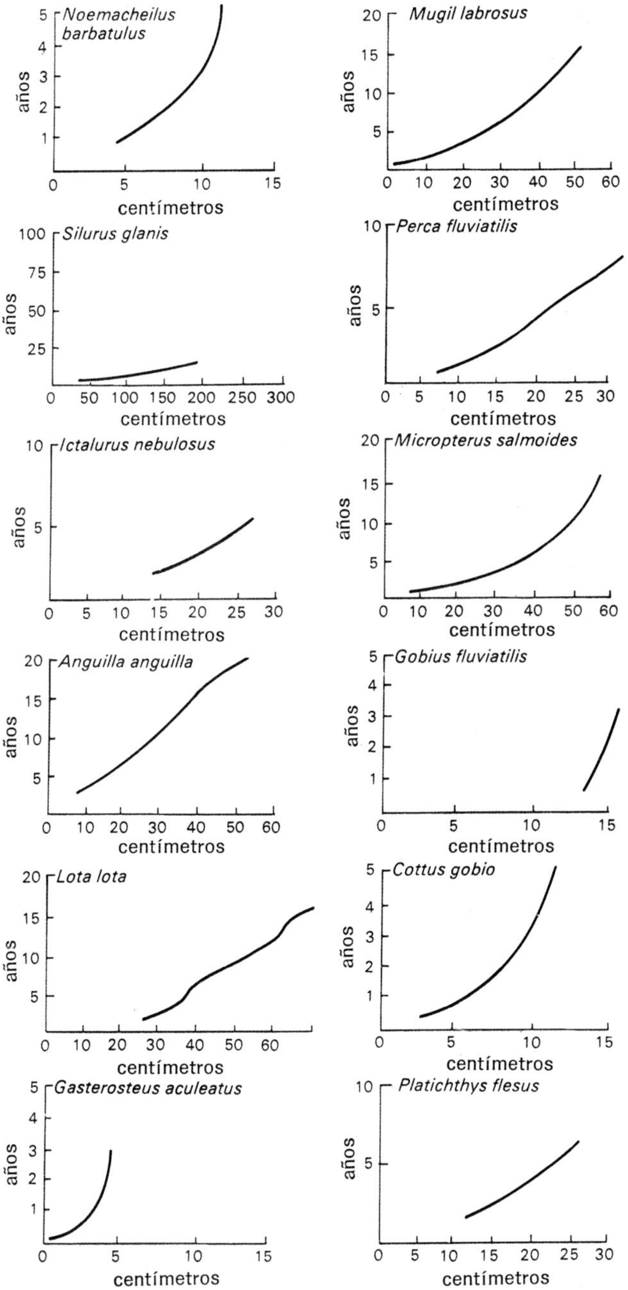
Noemacheilus barbatulus
Mugil labrosus
Silurus glanis
Perca fluviatilis
Ictalurus nebulosus
Micropterus salmoides
Anguilla anguilla
Gobius fluviatilis
Lota lota
Cottus gobio
Gasterosteus aculeatus
Platichthys flesus
años
centímetros

# Bibliografía


Albuquerque, R. M. 1956. Peixes de Portugal e ilhas adjacentes. *Port. Acta biol.*, B, 5, 1-1164.

Banaresch, P., Blanc, M., Gaudet, J. L. & Hureau, J. C. 1971. *European inland water fish: a multilingual catalogue.* Fishing News, London.

Bauch, G. 1953. *Die einheimischen Susswasserfische.* Neumann, Berlín.

Berg, L. 1947. *Classification of fishes both recent and fossil.* Edwards, Ann Arbor.

Berg, L. S. 1962. *Freshwater fishes of the USSR and adjacent countries.* Israel Program of Scientific Translation, Jerusalem.

Bini, G. 1962. *I pesci delle aque interne d'Italia.* Garzanti, Roma.

Von Brandt, A. 1975. *Fish catching methods of the world.* Fishing News Books, Farnham.

Cabo, F. L. 1964. *Los peces de las aguas continentales españolas.* SNPFC, Madrid.

Falkus, H. & Buller, F. 1975. *Freshwater fishing.* MacDonald & Jane, London.

Greenwood, P. H., Miles, R. S., & Patterson, C. 1973. *Interrelationships of fishes.* Academic Press, New York.

Hervey, G. F. & Hems, J. 1973. *A guide to freshwater aquarium fishes.* Hamlyn, London.

Hoar, W. S. & Randall, D. J. 1971. *Fish physiology.* Academic Press, New York.

Huet, M. 1971. *Textbook of fish culture: breeding and cultivation of fish.* Fishing News, London.

Hutchinson, G. E. 1975. *A treatise on limnology.* Wiley, New York.

Innes, W. T. 1959. *Exotic aquarium fishes.* Innes, Philadelphia.

Ladiges, W. & Vogt, D. 1965. *Die Susswasserfische Europas.* Parey, Hamburg.

Lagler, K. F., Bardach, J. E., & Miller, R. R. 1967. *Ichthyology.* Wiley, New York.

Maitland, P. S. 1972. A key to the freshwater fishes of the British Isles with notes on their distribution and ecology. *Sci. Publ. Freshw. Biol. Ass.*, 27, 1-139.

Marshall, N. B. 1965. *The life of fishes.* Weidenfeld & Nicolson, London.

Michaelson, J. 1974. *Tackle angling.* Paul Stanley, London.

Muus, B. J. & Dahlstrom, P. 1975. *Los peces de agua dulce de España y de Europa.* Omega, Barcelona.

Nikolsky, G. V. 1963. *The ecology of fishes.* Academic Press, London.

Norman, J. R. & Greenwood, P. H. 1975. *A history of fishes.* Benn, London.

Perry, F. 1951. *The garden pool.* Collingridge, London.

Pratt, M. M. 1975. *Better angling with simpler science.* Fishing News Books, Farnham.

Reid, G. K. 1961. *Ecology of inland waters and estuaries.* Reinhold, New York.

Rounsefell, G. A. & Everhart, W. H. 1953. *Fishery science: its methods and applications.* Wiley, New York.

Schindler, O. 1957. *Freshwater fishes.* Thames & Hudson, London.

Scott, W. B. & Crossman, E. J. 1973. Freshwater fishes of Canada. *Bull. Fish. Res. Bd. Canada,* 184, 1-966.

Spillman, C. J. 1961. *Poissons d'eau douce.* Lechevalier, Paris.

Sterba, G. 1973. *Freshwater fishes of the world.* Studio Vista, London.

Van Duijn, C. 1967. *Diseases of fishes.* Iliffe, London.

Welch, P. S. 1951. *Limnology.* McGraw-Hill, New York.

Wheeler, A. 1969. *The fishes of the British Isles and north-west Europe.* Macmillan, London.

Willock, C. 1975. *The anglers encyclopedia.* Pelham Books, London.

# Glosario

**aleta adiposa** aleta dorsal posterior sin radios y modificada que se encuentra en los Salmónidos y en algunas otras familias (véase página 91).
**alevín** etapa de salida reciente del huevo de un pez salmónido cuando el saco vitelino todavía sobresale externamente.
**anadromo** que madura en el agua salada pero que emigra al agua dulce para frezar.
**banda lateral** banda de color a lo largo del flanco del cuerpo.
**bentónico** habitante del fondo.
**bífido** bifurcado.
**biota** flora y fauna de una región.
**branquial** de las branquias.
**branquiostegal** de los opérculos.
**bucal** de la boca o de la mejilla.
**catadromo** que madura en el agua dulce pero que emigra al agua salada para frezar.
**cicloide** que tiene un borde libre curvado de modo uniforme (véase fig. 32).
**ciegos pilóricos** pequeñas bolsas de extremos ciegos que se abren en la parte posterior del estómago (véase fig. 43).

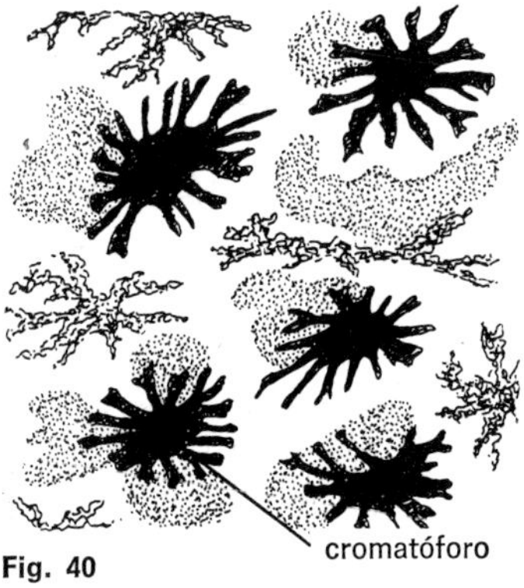

Fig. 40

**círculos** arrugas parecidas a anillos en las escamas de los peces (véase fig. 32).
**crecida** aumento repentino pero transitorio del curso de un río, a menudo debido a una fuerte lluvia.
**cromatóforo** célula pigmentada que puede cambiar de forma para producir un cambio de color (véase fig. 40).
**ctenoide** que tiene un borde parecido a un peine (véase fig. 38).
**cúspide** punto afilado o prominente.
**dentículo** pequeño proceso parecido a un diente.
**dentiforme** parecido a un diente.
**diatomea** especie de alga unicelular con paredes de sílice.
**dicotomo** bifurcado o dividido repetidas veces.
**dorsoventral** prolongándose desde la región dorsal a la ventral.
**emarginado** que tiene un borde escotado.
**epitelial** de un tejido protector o envolvente.
**eritrocito** corpúsculo sanguíneo rojo.
**escudete** estructura ósea parecida a una escama (véase pág. 79).
**eutroficación** que aumenta en riqueza química.
**faríngeo** del esófago, o parte anterior del tubo digestivo.
**fitoplancton** plantas microscópicas (en su mayoría algas) que flotan libremente en el agua.
**fotosíntesis** proceso en las plantas verdes en que, bajo la acción de la luz, los hidratos de carbono son sintetizados a partir del anhídrido carbónico y el agua.
**fimbrios** procesos frágiles del borde como se encuentran en los barbillones de los esturiones.
**fusiforme** que se ahusa progresivamente en ambos extremos.
**gen** unidad de la herencia que se encuentra en las células vivas.

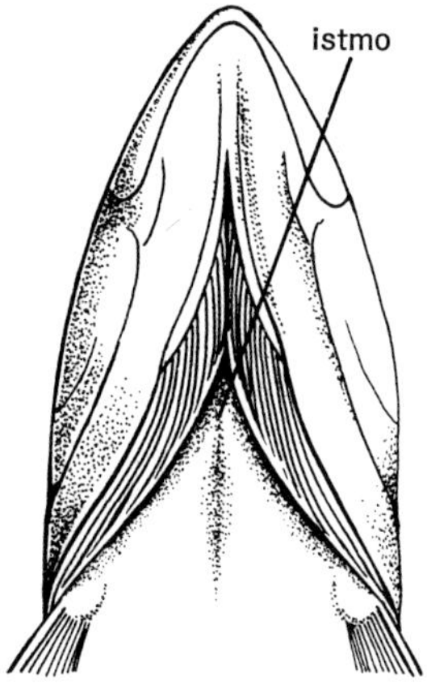

Fig. 41

**heterocerca** aleta de la cola cuyo lóbulo superior es mayor que el inferior, y que contiene una terminación vuelta hacia arriba de la columna vertebral (véase pág. 77).
**holocerca** aleta de la cola cuyos lóbulos superior e inferior son del mismo tamaño (véase pág. 91).
**hioide** hueso que yace en la base de la lengua de los peces.
**inferior** debajo.
**infraoral** debajo de la boca.
**interorbital** entre las órbitas de los ojos.
**istmo** fragmento estrecho de tejido que une dos estructuras mayores (véase fig. 41).
**labial** que alude a las estructuras que forman parte de los labios o de la boca.
**lamela** estructura delgada parecida a una placa.
**lateral** situado a un lado.
**leucocito** corpúsculo sanguíneo incoloro.
**lingual** de la lengua.
**litoral** zona de agua no muy profunda alrededor de las orillas de los lagos y de los mares.
**lobulillo** pequeño lóbulo o saliente de un órgano.
**linfocito** pequeño corpúsculo sanguíneo incoloro.

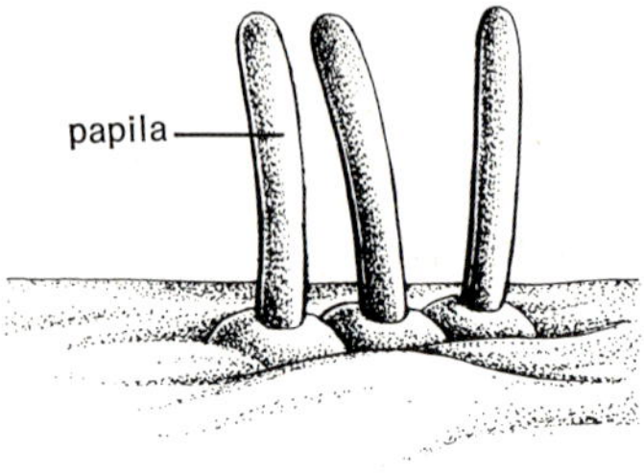


**Fig. 42**

**mandibular** de la mandíbula inferior.
**maxilar** de la mandíbula superior (véase fig. 45).
**mediolateral** a lo largo del centro de un flanco.
**occipital** de la parte posterior de la cabeza.
**opérculo** cubierta branquial (véase fig. 8).
**otolito** partícula calcárea que se encuentra en el oído interno de los peces (véase fig. 10).
**palatino** que se encuentra en la región del paladar (véase fig. 45).
**papila** pequeño saliente de la superficie del cuerpo (véase fig. 42).
**parietal** en los peces, por regla general hace referencia a los huesos pares de la parte superior del cráneo (véase fig. 45).
**«parr»** fase inmadura de un pez salmónido entre la fase de pececillo y la de «smolt», en que presentan una hilera de señales oscuras visibles a lo largo de cada flanco.
**pedúnculo caudal** base de la cola.
**peristalsis** movimiento por medio de sucesivas ondulaciones de contracción muscular.
**plaquita** pequeño disco aplanado.
**postorbital** situado detrás de las órbitas de los ojos.
**preopercular** anterior a la cubierta branquial.

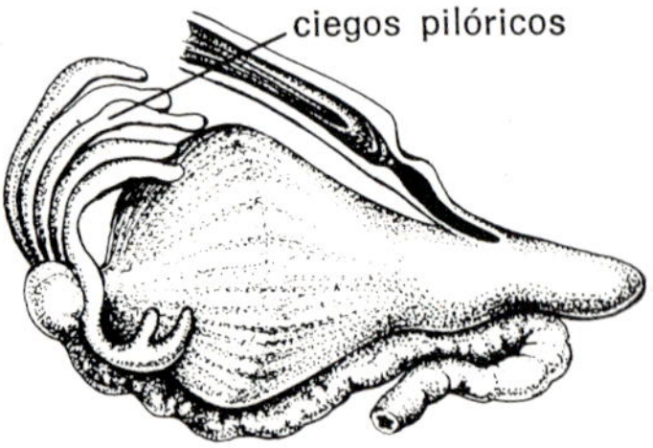


**Fig. 43**

**preorbital** situado delante de las órbitas de los ojos.
**proceso axilar** estructura puntiaguda que se desarrolla a partir de la base de una aleta.
**quillado** que tiene una sola cresta ventral.
**«redd»** hoyo en la grava excavado por un pez salmónido hembra en el que pone sus huevos.
**reserva genética** material hereditario total disponible dentro de una población de animales o plantas.
**«smolt»** fase inmadura de un pez salmónido que sigue a la fase de «parr», y en la que todo el pez llega a ser completamente de color plateado.
**suborbital** situado debajo de las órbitas de los ojos.
**subterminal** situado casi, pero no del todo, en el extremo de una estructura.
**supraoral** situado encima de la boca.
**taxa** grupos concretos en la clasificación de las plantas y de los animales.

**taxonomista** científico interesado en la clasificación de las plantas y de los animales.
**terminal** situado en el extremo de una estructura.
**tricúspide** que tiene tres puntas afiladas.
**trífido** dividido para formar tres lóbulos.
**triserial** dispuesto en tres filas.
**truncado** que termina bruscamente.
**tubérculo** pequeña protuberancia redondeada (véase fig. 44).
**túbulo** cualquier pequeño órgano cilíndrico hueco.
**turbio** turbio con materia suspendida.

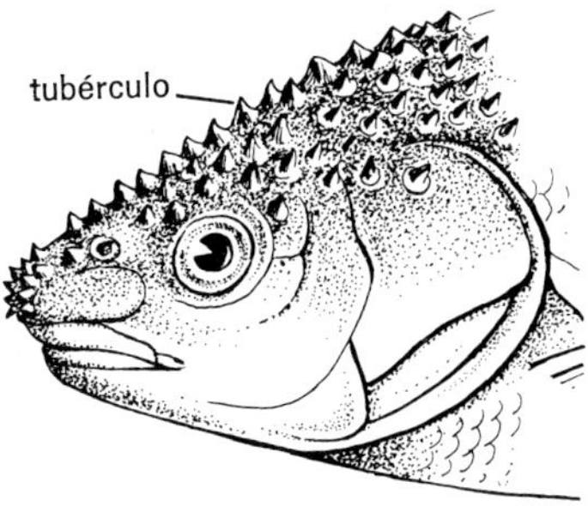


**Fig. 44**

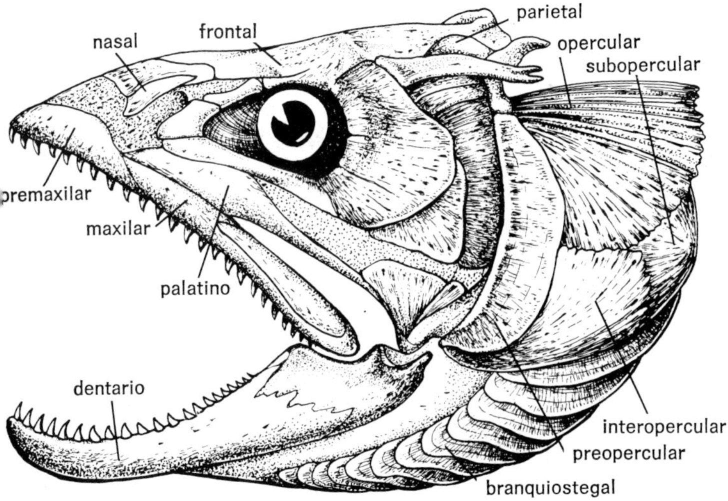


**Fig. 45.** Principales huesos externos de la cabeza de un pez *(Salmo)*.

**unicúspide** que tiene una punta afilada.
**uniserial** dispuesto en una fila.
**vermiculado** señalado con numerosas líneas curvas de color (véase *Salvelinus fontinalis*, pág. 97).
**vómer** hueso de la región nasal (véase fig. 3a).
**zona pelágica** zona del mar abierto lejos de las orillas y del fondo de un lago o mar.
**zooplancton** animales microscópicos que flotan libres en el mar.

# ÍNDICE ALFABÉTICO